Ulla Frei

# Geschlossene Gesellschaft – Saudi-Arabien

Erstausgabe

**Spirit Rainbow Verlag**


ISBN 978-3-940700-48-3



Herstellung: Druck & Verlagshaus Mainz GmbH, Aachen

# Inhalt

# Vorwort

Wie kommt man als deutsche Krankenschwester auf die Idee, in Saudi-Arabien zu arbeiten? In meinem Fall war es eine scheinbar logische Konsequenz aus den vorangegangenen Jahren.

Nach einer Reihe von Berufsjahren als Krankenschwester und Phasen von Burn-out beschloss ich, meine Stelle im Krankenhaus zu reduzieren und nebenher das Abitur zu machen. Das gab mir unglaublichen Auftrieb: Jeden Vormittag mit einer Gruppe von lebenserfahrenen Menschen im Unterricht zu sitzen, die jedoch nichts mit dem Krankenhaus zu tun hatten, war wie Balsam für die Seele. Nach der Spätschicht in der Notaufnahme gab es kein Fernsehen mehr, sondern Hausaufgaben für die Schule. Meine längst verschütteten Englischkenntnisse erfuhren eine Wiederbelebung, auch wenn ich nicht gerade glänzte.

Nach bestandenem Abitur wollte ich mein Englisch weiter verbessern: Die „Trockenübungen" im Unterricht hatten bei mir nur begrenzt dazu getaugt, diese Sprache zu erlernen. Während eines dreiwöchigen Aufenthalts in Sheffield kurz vor der mündlichen Englisch-Abiprüfung traf ich auf eine spanische Englischlehrerin, die mich auf die Idee brachte, meine Sprachfähigkeit durch ein Arbeitsverhältnis in England zu verbessern.

Nachdem ich alles in die Wege geleitet hatte und mich enthusiastisch auf das Wagnis vorbereitete, blieb wenig Zeit für Angst vor der eigenen Courage. Mein Arbeitgeber in Köln gewährte mir ein Jahr unbezahlten Urlaub, ich gab meine Wohnung auf und stellte die Möbel bei einer Freundin unter.

Mit voll bepacktem Auto ging es schließlich auf nach Haywards Heath, einem kleinen Städtchen in West Sussex/Südengland, um dort in einem gerade erst eröffneten orthopädischen Operationszentrum meine neue Stelle anzutreten.

Das Personal dieses Zentrums bestand aus ca. 130 Mitarbeitern, von denen die meisten, so wie ich, gerade erst aus dem Ausland angereist waren. Neben englischen Mitarbeitern, die vornehmlich im Management vertreten waren, gab es außer mir noch vier weitere Deutsche, die jedoch nicht alle in meiner Abteilung arbeiteten. Die anderen Kollegen kamen aus Australien, Neuseeland, Afrika, Indien, Polen und so weiter. Noch nie hatte ich in einem derart multikulturellen Umfeld gearbeitet, noch dazu in einer fremden Sprache.

Das Jahr in England gestaltete sich sehr schwierig: Wir erlebten einen kollektiven Kulturschock, dessen wir uns aber nicht bewusst waren. Es gab viele Reibereien unter den Kollegen, und auch die Einarbeitung in der nagelneuen Einrichtung war mangelhaft organisiert. Dennoch war es eine wertvolle und lehrreiche Zeit, die ich keinesfalls bereue und aus der Freundschaften entstanden sind.

Nach etwa einem halben Jahr begann ich mich zu fragen, wie es nach der Zeit in England weitergehen sollte. Irgendetwas sträubte sich in mir, wie geplant in meine Kölner Notaufnahme zurückzukehren und mich der alten Routine hinzugeben – obwohl ich dort sehr gerne gearbeitet habe.

Ursprünglich war das Abitur nicht an den Wunsch nach einem Studium gebunden gewesen, aber inzwischen hatte ich von einem Studiengang erfahren, der mich sehr interessierte: Wirtschaftspsychologie. Sollte ich mir noch den Stress eines Studiums antun, dann sollte es dieses und nur dieses Fach sein! Immer mehr beschäftige mich der Gedanke an diese Option.

Ich begann, Informationen zu sammeln, mit dem Ergebnis, dass ich aufgrund des Numerus clausus auch nach dem Englandaufenthalt noch mindestens zwei Jahre auf einen Studienplatz würde warten müssen.

Ich hatte nun ein neues Ziel. Ich fand heraus, dass ich zu alt bin, um BAföG für ein Studium zu beziehen. Also dachte ich mir, ich könnte die Wartezeit auf den Studienplatz dazu nutzen, selbst das nötige Kapital zu beschaffen.

In unserem orthopädischen Zentrum in West Sussex lagen oft Pflegefachzeitschriften herum, die viele Inserate von Agenturen enthielten, die Pflegekräfte für weltweiten Einsatz suchten.

Besonders die Stellenausschreibungen für den Mittleren Osten erschienen lukrativ und wurden unter den Kollegen gerne diskutiert.

Für mich war klar, dass ein weiterer Auslandsaufenthalt zielgerecht zwei Jahre dauern sollte und ich danach auf jeden Fall wieder nach Deutschland wollte. Daher war ich sehr dankbar, als mein Kölner Krankenhaus weitere zwei Jahre unbezahlten Urlaub gewährte und mir damit den Rücken freihielt.

Ich bewarb mich auf mehrere Stellen und erhielt letztlich drei Zusagen: Eine auf der britischen Kanalinsel Jersey, eine in Dubai, und zuletzt flatterte die am meisten erhoffte Nachricht ein, dass ich am Kalif Sutari Hospital in Riad, Saudi-Arabiens Hauptstadt, angenommen wurde. Einerseits lockte das mit Abstand höchste Gehalt, andererseits muss ich zugeben, dass es wohl auch der Reiz der Exotik dieses unbekannten Landes war, der mich diese Stelle antreten ließ.

Die Vorbereitung gestaltete sich zäh: Es war nicht einfach, alle erforderlichen Dokumente zu beschaffen, während ich in England lebte, zudem hatte die vermittelnde Agentur in Irland nur eingeschränkt Gelegenheit, in Kontakt mit dem Krankenhaus in Riad zu treten. Während bei uns das Wochenende am Samstag und Sonntag ist, findet es in Saudi-Arabien am Donnerstag und Freitag statt; es gibt also nur drei gemeinsame Werktage.

Die restliche Zeit in England war im Nu vergangen; ich packte meine Siebensachen und fuhr zurück nach Köln. Vier Wochen später sollte es losgehen nach Riad. In der Zwischenzeit gab es noch viel zu erledigen. Der geplante Abreisetag näherte sich, aber noch immer gab es kein Einreisevisum für mich. Ich konnte nicht herausfinden, woran es wirklich haperte, und war frustriert, als es letztlich nicht klappte und meine Anreise auf den nächsten Monat verschoben wurde. Ich saß sprichwörtlich auf gepackten Koffern und wurde jeden Tag nervöser, vor allem, weil die Situation so undurchsichtig für mich war. Alles, was ich inzwischen an Informationen über Saudi-Arabien zusammengetragen hatte, schien sich in dem unerfreulichen Ablauf widerzuspiegeln, und nährte meinen Unmut.

Als auch der zweite Monat sich dem Ende neigte, ohne dass mein Visum ausgestellt wurde, begann ich, Alternativ-Pläne zu schmieden für den Fall, dass erneut nichts aus der Abreise werden würde. Und dann ging plötzlich alles ganz schnell: Ein Anruf auf dem Handy informierte mich darüber, dass es bereits zwei Tage später losgehen sollte! Ich war wie elektrisiert…

Es war klar, dass es aus der Fremde viel zu berichten geben würde. Um meine Familie und Freunde auf dem Laufenden zu halten und nicht für jeden Einzelnen alles wiederholen zu müssen, habe ich immer wieder Berichte geschrieben, die ich als Rundmail verschickt habe.

Dieses Buch basiert auf meinen ausgesendeten E-Mails.

Die Namen aller erwähnten Personen, des Krankenhauses und von speziellen Abteilungen habe ich geändert.

# 1. Es geht los!

### 03.07.2007, 21:15Uhr

In den letzten Tagen und Wochen wurde ich immer häufiger gefragt, wann es denn losgehe nach Saudi-Arabien... Meine Antwort war dann ein resigniertes Achselzucken...

Die vermittelnde Agentur in Irland reagierte auf meine ungeduldigen Nachfragen lediglich mit dem Ratschlag, mich in Geduld zu üben und mich an die arabische Langsamkeit zu gewöhnen. Mein Frust wurde immer größer; immerhin ziehe ich auf einen anderen Kontinent und hätte da doch ganz gerne etwas mehr Vorlaufzeit gehabt, was die Flugdetails (Datum, Zeit, Airline etc.) angeht. Schließlich gibt es eine Menge zu erledigen, bevor es losgeht, und dabei bin ich auf Hilfe angewiesen. Und ich kann nicht erwarten, dass alle Welt in der letzten Minute für mich auf Stand-by steht.

Gestern kam dann der Anruf mit der Nachricht, dass es am Mittwoch, 4. Juli, um 14.55 Uhr vom Flughafen Köln/Bonn losgeht – also gerade mal zwei Tage im Voraus!

Nun bin ich am Rotieren. Gestern habe ich schon meine Klamotten eingelagert: Alles, was aus England mit zurückkam und nicht mit nach Saudi-Arabien kommt; es geht ja jetzt nur mit dem Koffer weiter. Als ich für ein Jahr nach England zog, konnte ich aus all meinen Sachen ein Auto voller Dinge auswählen, die ich mitnehmen wollte. Diesmal geht es für zwei Jahre fort, und ich muss mich auf einen Koffer beschränken.

Mein Auto bringe ich morgen Abend weg, damit es verkauft wird. Ich muss auch zusehen, dass ich morgen das Wohnheimzimmer abgebe, leider habe ich heute keine zuständige Person mehr erreichen können. Ich habe jetzt auch in Erfahrung bringen können, was mich das Übergepäck kosten wird, da ich mit einem monströsen Koffer reise, der deutlich mehr wiegt als 20 Kilo, ich schätze eher ca. 60 Kilo. Jetzt gibt's noch viel zu tun... und nach all der Warterei und vor allem der frustrierenden Ungewissheit bin ich jetzt froh, dass es endlich losgeht!

Groll steckt mir trotzdem in den Eingeweiden; ich vermute, dass mir auch vor Ort oft mit nervtötender Langsamkeit begegnet wird, gepaart mit Arroganz und Gleichgültigkeit. Andererseits freue ich mich auch auf die Herausforderung und bin gespannt auf viele neue Begegnungen.

Der zusätzliche Monat des Wartens, verursacht durch die späte Visumausstellung, bot mir Gelegenheit, mich auszuruhen, viel zu lesen, aber auch nachzudenken und Alternativen zu überlegen. Was, wenn es diesmal wieder nicht geklappt hätte? Noch einen Monat warten? Ich habe mich deshalb bei zwei

Universitäten um einen Studienplatz zum Wintersemester beworben. Eigentlich glaube ich nicht, dass ich derzeit eine Chance habe – aber wer weiß? Für den Fall, dass die Saudis es wieder nicht geregelt bekommen hätten, oder auch, wenn ich vor Ort feststelle, dass ich dort nicht glücklich werde – und dann unerwarteterweise ein Studienplatz vom Himmel fällt – dann bin ich ruck, zuck wieder hier und studiere!

Durch das Jahr in England weiß ich, dass auch – oder vielleicht gerade? – schwierige Erfahrungen eine gute Chance zur persönlichen Weiterentwicklung bieten. Natürlich wird es Kraft kosten, mir diese Möglichkeit bewusst zu machen, wenn ich mal wieder konkrete Situationen durchlebe und -leide, auf die ich wirklich gerne verzichten würde. Aber der positive Effekt macht sich ja bekanntlich meist erst im Nachhinein bemerkbar. Daher wird auch in Saudi-Arabien die Parole lauten: „Wer weiß, wofür es gut ist!“

Sobald es mir möglich ist, werde ich ein Lebenszeichen „aus der Hölle“ geben … und dann in gewohnter Manier immer mal wieder berichten. Ich zähle auf jedes noch so kurze Feedback und moralische Unterstützung!

Liebe Grüße

*von Ulla*

# 2. Alles Saudi oder was?

## 05.07.2007, 23:27 Uhr

Nun bin ich also in Saudi-Arabien. Ich kann es noch gar nicht richtig glauben. Ich bin in seltsam gelassener Stimmung, lasse alles in Ruhe auf mich zukommen.

Die Anreise gestaltete sich etwas stressig. Es fing damit an, dass Turkish Airlines am Kölner Flughafen meinen 65 Kilo schweren Koffer nicht befördern wollte. Ein Gepäckstück darf nicht mehr als 32 Kilo wiegen. Das hätten sie mir ruhig mal sagen können, als ich zwei Tage vorher (direkt nachdem ich erfahren hatte, dass es losgeht, und ich die Airline wusste) anrief, um mich nach den Preisen für Übergepäck zu erkundigen.

Ich musste also samt meinem schweren Gepäck rüber ins andere Terminal, um dort einen zweiten Koffer zu kaufen und umzupacken, das heißt, das Gewicht auf zwei Gepäckstücke zu verteilen. Direkt im Laden packte ich dann in Windeseile um und hoffte, nun einchecken zu können. Einer der Koffer hatte aber immer noch Übergewicht, ich hatte nicht an das Eigengewicht des neuen Koffers gedacht. Wieder hechtete ich mitsamt meiner Last ins andere Terminal, um einen weiteren Koffer zu kaufen. Inzwischen wurde die Zeit wirklich knapp, in der Hektik flog auch noch das Schloss eines der Koffergurte auseinander… Schließlich aber war man zufrieden mit meinem Gepäck und kurz darauf ging es schon los. Ohne ein bisschen „Shoppen" und „Body Exercises" wäre die Wartezeit ja auch unerträglich lang geworden, nicht wahr!

Nach der Zwischenlandung in Istanbul sollte es eigentlich zwei Stunden später weitergehen nach Riad, aber der Flug hatte drei Stunden Verspätung, wobei es keinerlei Information gab und kein Ende abzusehen war. Glücklicherweise traf ich auf eine schwedische Krankenschwester, die ebenso auf den Anschlussflug wartete und das gleiche Ziel hatte wie ich: das Kalif Sutari Hospital (KSH) in Riad! Natürlich hatten wir eine Menge zu reden, so wurde die letztlich fünfstündige Warterei nicht zu lang, obwohl wir müde und hungrig waren.

Um 3.30 Uhr landeten wir letzte Nacht in Riad. Im Flughafen gibt es große Springbrunnen und Wasserfälle – wir hatten nicht übel Lust, direkt reinzuspringen. Nach der langwierigen Pass- und Visumkontrolle musste unser Gepäck noch mal durch einen Sicherheitscheck. Ich war bloß froh, dass ich meine drei Koffer nicht zu öffnen brauchte, allerdings interessierte man sich brennend für mein Handgepäck. Sie fischten meine Milka Lila Herzen, die ich geschenkt bekommen hatte, heraus und begutachteten argwöhnisch die Verpackung, studierten sorgfältig die Zutatenangabe auf der Rückseite und beratschlagten, bis sie sich endlich entschlossen, sie mir zurückzugeben. Wahrscheinlich waren sie unsicher, ob die Pralinen Alkohol enthalten. Ich hätte ihnen ja gerne ein Stück angeboten, wenn es sich nicht um die Gabe eines besonderen Freundes gehandelt hätte.

Wir waren fünf Leute, die für das KSH angereist waren, und wurden direkt im Flughafen von Männern in langen weißen Gewändern, die wie Nachthemden anmuteten, und langen Tüchern auf dem Kopf in ein Büro gebeten, wo man uns einige Zettel in die Hand drückte und unsere Zimmerschlüssel gab. Zusammen mit einigen Repräsentanten des Krankenhauses fuhren wir dann in einem Minibus ca. 45 Kilometer durch Riad zum Kalif Sutari Hospital bzw. der Unterkunft, während es draußen langsam hell wurde. Wir stellten lauter Fragen durcheinander, aber eigentlich waren wir viel zu müde, um überhaupt etwas aufzunehmen. Die männlichen Neuankömmlinge wurden irgendwo an außerhalb liegenden Unterkünften abgesetzt; die Compounds (Wohnanlagen) direkt auf dem Krankenhausgelände sind weiblichen Mitarbeitern vorbehalten.

Zu meinem Entsetzen erfuhr ich, dass ich, entgegen der Information, die ich vorher erhalten hatte, immer eine schwarze, körperbedeckende Abaya tragen müsse, sobald ich das Krankenhausgelände verlasse, die Haare hingegen meist unbedeckt lassen könne. Nun muss ich mir also bald mal so einen komischen Umhang besorgen, huuh! Nur wenn die Mutawas, die Religionspolizisten, auftauchen, sollte man tunlichst auch die Haare bedecken, da man sonst unter Arrest gestellt werden und je nach Situation ihrer Willkür ausgesetzt sein könnte.

Innerhalb des Krankenhauses, des umgebenden Geländes und der Compounds kann ich mich in angemessener westlicher Kleidung bewegen. Der Compound (α-Complex), in welchem ich untergebracht bin, ist ein großes kreisförmiges Gebäude, in dessen Mitte draußen ein Garten und ein ca. 20 Meter langer Swimmingpool liegen. Der Pool kann rund um die Uhr genutzt werden und liegt ca. 15 Meter von meinem Fenster im Erdgeschoss entfernt – paradiesische Aussichten für mich, auch spätabends nach einem stressigen Dienst noch ein paar Bahnen ziehen zu können! Die Straßen um den Compound scheinen mir auch sehr geeignet zu sein, ein paar Runden mit Inlineskates zu drehen, was auch erlaubt ist. Es gibt in dem ummauerten und streng bewachten Krankenhausgelände auch eine Bankfiliale, einen Park, ein paar Geschäfte, Tennisplätze, Minisupermarkt und einen Social Club, der neben weiteren Geschäften auch Bowlingbahnen, Fitnessgeräte und ein Restaurant bietet. Alle Sporteinrichtungen können wir kostenlos benutzen. In den Geschäften und im Social Club gehen auch Männer ein und aus, aber die Wohn-Compounds und Poolbereiche sind männerfrei …

Im Compound kann man sich leicht verlaufen, auf jeder Etage gibt es lange Korridore in alle Richtungen und alles sieht irgendwie gleich aus. Auf jeder Etage gibt es mindestens zwei Wäscheräume mit jeweils mehreren Waschmaschinen und Trocknern zur freien Benutzung. Mein Appartement liegt im Erdgeschoss und ich teile es mit Katri, einer ebenfalls gerade angereisten Kollegin aus Finnland. Wir haben jeder unser eigenes Zimmer (ca. 15 Quadratmeter groß, mit 140 Zentimeter breiten Betten), welches jeweils in einen angegliederten Zwischenraum, ähnlich einem begehbaren Kleiderschrank, führt und am anderen Ende in ein geräumiges Badezimmer mit Badewanne mündet.

Leider sind die Zimmer sehr dunkel, im Innern des Doppelfensterglases sind Jalousien installiert, die sich nicht hochziehen lassen; lediglich die Lamellen lassen sich auf- und zudrehen. Aber auch das Mauerwerk dieses verwinkelten Baus nimmt sehr viel Licht weg; aus manchen Fenstern in den oberen Stockwerken sieht man fast nur auf gegenüberliegende Mauern. Zudem sind die Fenster ziemlich weit ins Mauerwerk zurückgesetzt. Man kann sie übrigens nur einen Spaltbreit öffnen, was ohnehin sinnlos wäre, da dann sofort die enorme Hitze von draußen eindringen würde. Natürlich ist das Appartement voll klimatisiert. Gemeinsam mit Katri benutze ich ein Wohnzimmer mit Couchecke und Fernseher und halboffen angegliederter Küche, in der von Töpfen, Geschirr, Elektrogeräten inklusive Mikrowelle bis hin zu Geschirrtüchern (die genauso wie Handtücher und Bettzeug bereitgestellt werden) alles vorhanden ist. Uns Neuankömmlinge hat man sogar mit Nahrungsmitteln versorgt: Es gab Brot, Butter, Marmelade, Käse, Wasser, Saft, Salz, Dosensuppe, Instantkaffee, Cornflakes usw., jeweils zweifach mit je einem namentlich zugeordneten Begrüßungszettel.

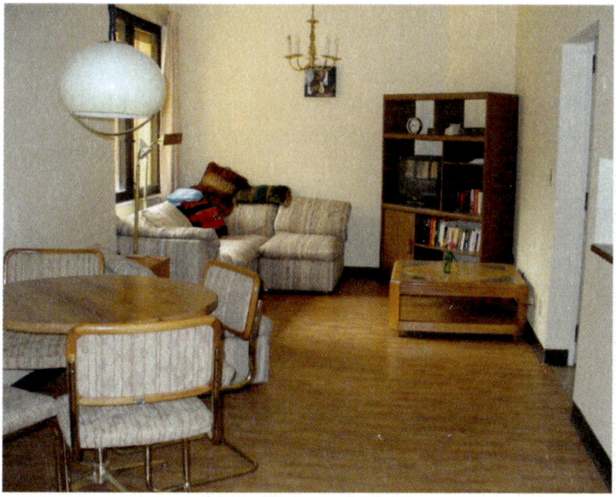

*Das gemeinsame Wohnzimmer in unserem Appartement*

Leider gibt es in allen Frauenunterkünften nur 110 Volt Strom; in den Compounds der Männer, die außerhalb des Geländes liegen, gibt's 220 Volt! Mein Fön säuselt also nur vor sich hin und das Aufladen vom Handy dauert ewig. Ich frage mich, inwieweit ich meinen Laptop ans Laufen kriege, sobald ich meinen eigenen Internetanschluss im Zimmer habe!

Dann gibt's noch zwei Abstellkammern mit Staubsauger, Bügeleisen und -brett usw., nicht schlecht also, was die Ausstattung angeht – und das alles, ohne Miete dafür zu bezahlen. Im Erdgeschoss gibt es einen großen Freizeitbereich für alle, mit zehn Computerplätzen (freier Internetzugang rund um die

Uhr; von dort schreibe ich gerade), Billardtisch, Sitzgruppen mit Tischen/Stühlen, Couchecken mit Bücherregalen, einer Küche und Toiletten.

Dass es im Moment sowohl am Pool als auch hier im Computerbereich so ruhig ist, mag vielleicht daran liegen, dass jetzt Wochenende ist (Donnerstag und Freitag ist Wochenende in Saudi-Arabien). Mal sehen, ob es nächste Woche betriebsamer wird. Heute sind uns jedenfalls kaum Leute begegnet.

Nachdem wir direkt nach der Ankunft ein bisschen herumgeführt worden waren und dann endlich unsere Appartements betreten und Katri und ich uns geeinigt hatten, wer welches Zimmer bekommt, habe ich erstmal meine Koffer ausgepackt. Ich wollte unbedingt sehen, ob alles heil angekommen war.

Eine wohltuende Dusche in meinem eigenen Badezimmer verhalf mir zu etwas Entspannung und ich habe erstmal ein paar Stunden geschlafen. Um 13.30 Uhr (wir sind der deutschen Zeit im Sommer nur eine Stunde voraus) bin ich dann wieder aufgestanden. Zusammen mit Katri, die auch etwas Schlaf getankt hatte, habe ich erstmal ein paar Brote verdrückt und Wach-auf-Kaffee getrunken, und danach sind wir neugierig losgezogen, um das Gelände zu erkunden, und haben dabei all die oben schon erwähnten Dinge entdeckt. Kama, die Schwedin, mit der ich ja schon am Flughafen in der Türkei Bekanntschaft gemacht hatte, schloss sich uns an. Sobald wir aus Gebäuden herauskamen, schlug uns eine enorme Hitze entgegen (wie wenn man einen heißen Backofen aufmacht!), die sich allerdings gut aushalten ließ, da die Luftfeuchtigkeit gering war.

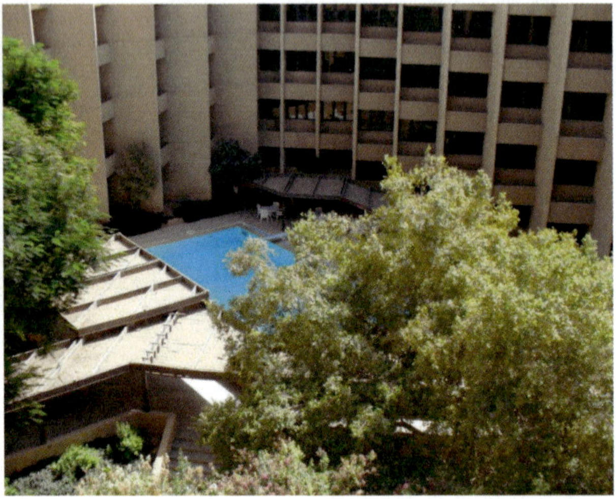

α-Complex (mein Wohncompound)

Am Abend haben wir den Swimmingpool getestet; da es um 18 Uhr schon dunkel wird, waren die Unterwasserlampen an und wir fühlten uns wie im Urlaub in einer Hotelanlage. Um den Pool herum gibt es Liegen, sowohl unter freiem Himmel als auch unter Vordächern, und es gibt einen kleinen Seiteneingang ins Haus, der direkt in einen Bereich mit Umkleiden, Spinden, Toiletten und Duschen führt.

Was kann ich noch erzählen? Der Garten in und um den Compound ist recht hübsch bepflanzt, es gibt blühende Büsche, Grünpflanzen, Bäume und Rasenflächen. Diese überleben jedoch nur dank einer flächendeckenden Gießanlage, die mehrmals am Tag eingeschaltet wird. Zu meiner Freude laufen hier auch Katzen herum! Es gibt noch andere Compounds, aber ich weiß noch nicht, wo die genau sind oder wie man sie erreicht. Irgendwo soll es auch einen Pool in olympischer Größe (50 Meter?) geben, den sich Männer und Frauen mittels geregelter Zeiten teilen. Das Krankenhaus habe ich nur aus der Entfernung gesehen; ich wüsste jetzt allerdings nicht, wie ich dahin komme, auch wenn es nur ca. fünf Fußminuten weit sein soll. Egal, es gibt ohnehin noch viel zu entdecken. Nächste Woche muss ich ein Bankkonto einrichten, saudisches Geld besorgen, eine Abaya kaufen. Dann kann die Entdeckungsreise außerhalb des Geländes weitergehen. Mein Arbeitgeber muss sich darum kümmern, dass wir alle ein Arbeitsvisum beziehungsweise eine Arbeitserlaubnis bekommen, da unser derzeitiges Visum nur drei Monate lang gilt.

Ich bin gespannt auf den Einführungskurs ab Samstag; ich schätze, wir werden ca. 60 Leute sein (Pflegekräfte und anderes Klinikpersonal). Der Stundenplan erinnert mich sehr an die Einführung in England, ich blicke dem Inhalt daher gelassen entgegen. Auch die sprachliche Barriere ist nicht mehr so groß; spätestens heute habe ich mich ja wieder gründlich und erstaunlich mühelos auf Englisch eingequatscht – mit Katri aus Finnland und Kama aus Schweden!

Und dann? Mal sehen, wie Krankenpflege in Saudi-Arabien stattfindet! Momentan bin ich innerlich so ruhig, dass ich mich selbst wundere. Der große Koller kommt bestimmt früh genug …

Soweit der Lagebericht. Der erste Tag in Saudi-Arabien – oder besser gesagt, in einem glücklicherweise wohlabgeschotteten Wohnkomplex in Saudi-Arabien – geht zur Neige und ich hoffe, ich finde gleich mein Appartement wieder.

Viele Grüße aus Riad!

*von Ulla*

# 3. Abaya-Jagd

**13.07.2007, 02:24 Uhr**

Eine Woche in Riad voller Informationen und Erlebnisse liegt hinter mir. Letzten Samstag startete eine dreitägige Grundeinführung. Wie ich schon angenommen hatte, waren wir ca. 50 oder 60 Leute – Pflegepersonal, Ärzte, Krankengymnasten, Diätassistenten usw. Entgegen meiner Erwartung waren so gut wie keine Amerikaner dabei, dafür Leute aus Schweden, Finnland, Irland, England, den Philippinen, Thailand, Indien, Australien, Jordanien, Libanon usw., auch Saudi-Arabien – und ich als einzige Deutsche. Nach dem Anschlag auf das World Trade Center in den USA sind sehr viele Amerikaner hier verschwunden, wurde mir erzählt.
Wir wurden mit Infos regelrecht zugeschüttet. Wir gaben Passfotos ab und erhielten bereits am nächsten Tag vorläufige Dienstausweise; die endgültigen gibt's nächste Woche. Dann wird man uns auch Blut abnehmen, denn obwohl wir alle einen aktuellen HIV-Test brauchten, um überhaupt einreisen zu können, werden wir noch mal getestet. Dieser hier durchgeführte Test ist die Voraussetzung, um die endgültige Arbeitserlaubnis, die „Iqama", zu bekommen. Sobald wir diese erhalten, werden unsere Reisepässe eingesammelt und nur im Austausch gegen die Iqama für Ausreisen wieder herausgegeben.

Um ein Bankkonto einzurichten, braucht man die Iqama. Das dauert also noch ein bisschen. Bezahlt werden wir entsprechend der Monate im Hijra-Kalender. Dieser berechnet sich nach dem Mond, keine Ahnung, wie genau …

Auch die genauen Zeiten der fünf täglichen Gebete berechnen sich nach dem Mond. Wir haben einen Plan für die kommenden Monate bekommen mit den genauen Gebetszeiten, da fast alle Läden (die ansonsten meist 24 Stunden geöffnet sind) dann jeweils ca. eine halbe Stunde lang schließen. Muslimische Männer gehen zum Gebet in die Moschee oder in Gebetsräume, die in allen größeren Einrichtungen zu finden sind, auch in unserem Hospital.

Unser erstes Gehalt wird es per Scheck geben, da es mit der Einrichtung der Konten noch etwas dauert. Zumindest habe ich Euro-Bargeld umtauschen können in der Al-Raji-Bank auf dem Gelände, in der alle Angestellten arabisch gekleidete Männer sind (mit langen weißen Gewändern und weißen oder rot-weiß gemusterten großen Tüchern auf dem Kopf). Der Geldautomat im Eingangsbereich akzeptiert nur Maestro Card (keine EC), daher bin ich froh, dass ich noch mein Konto in England habe und zur Not Geld von dort abheben kann.

Die ersten Gänge durchs Gelände, vor allem am und im Krankenhaus, wirkten sehr befremdlich auf mich. Die vielen völlig verhüllten Frauen (in schwarzen Abayas, mit schwarzen Kopfbedeckungen, die meisten mit verhülltem Gesicht und häufig sogar zugedeckten Augen!) wirken erschreckend und einschüchternd. Das Fehlen ihrer äußeren Individualität, diese schwarz-düstere Gleichheit, lässt sie anonym erscheinen. Die meisten Männer sind gekleidet wie die erwähnten Bankangestellten.

Die Dienstkleidung für Ärzte und Pflegepersonal ist weiß, jedoch tragen viele muslimische Angestellte dazu ihre gewohnte Kopfbekleidung. So laufen manche arabische Ärzte mit ihrem Tuch auf dem Kopf herum und Krankenschwestern mit schwarzem Kopftuch oder sogar Gesichtsverschleierung. Von andersgläubigem/westlichem Personal wird dies zum Glück nicht erwartet.

Aufgrund des ganzjährig heißen Klimas gibt es keine Heizung in den Gebäuden, dafür aber Klimaanlagen, die übertrieben kalt eingestellt sind. Während der langen Vorträge frieren wir daher oft und seit dem zweiten Tag erscheinen die meisten von uns in warmen Jacken und Schals. Trotzdem haben sich viele bereits eine Erkältung zugezogen; kein Wunder bei Raumtemperaturen von ca. 17–19 Grad und kaltem Gebläse! Offenbar sehen sich unsere Ansprechpartner nicht imstande, etwas daran zu ändern, und scheinen sich selbst kein bisschen daran zu stören.

Um nicht ständig solch extremen Temperaturunterschieden ausgesetzt zu sein, sobald man rein- oder rausgeht, haben Katri und ich beschlossen, wenigstens die Klimaanlage in unserem Appartement auszuschalten (bzw. niedrigste Stufe, auf 90 Grad Fahrenheit). Zum einen spüren wir dadurch, dass wir nun in einem heißen Land sind, zum anderen wachen wir morgens nicht mehr völlig unterkühlt und mit vom kalten Gebläse geschwollenen Nasenschleimhäuten auf. Nach ein paar durchschwitzten Nächten haben wir uns nun auf 80 Grad Fahrenheit geeinigt; damit ist es immer noch deutlich wärmer als draußen auf dem Korridor, aber es lässt sich gut damit leben.

Hauptanliegen unseres neuen Arbeitgebers ist es, uns „The Way of KSH“ (Kalif Sutari Hospital) näher zu bringen, der in zahlreichen Policys festgelegt ist und zu dem auch der Dress Code gehört. Demnach sind Jeans und kurze Shorts sowohl für Männer als auch für Frauen absolut „haram“ (= tabu, schlecht, inakzeptabel). Konservative, bedeckende Kleidung in unauffälligen Farben ist angesagt. Für Frauen ist außerhalb des Betriebsgeländes das Tragen einer Abaya Pflicht; das ist landesweites Gesetz und gilt für einheimische wie für ausländische Frauen gleichermaßen.

In Saudi-Arabien wird ein unglaublicher Aufwand für eine strikte Geschlechtertrennung betrieben. Sowohl die Personalkantine als auch die Patienten-Wartezonen sind getrennt, sogar bei McDonald's in der Stadt gibt es separate Eingänge/abgetrennte Bereiche für Single-Männer und für Familien (als Single-Frau darf man die Family Section betreten). Frauen dürfen nicht einmal mit männlichen Kollegen in die Stadt oder zum Essen gehen. Die Mutawas, die Religionswächter, könnten dies als Grund für Verhaftung und Arrest nehmen.

Eines ist mir hier schnell aufgefallen: dass ich noch selten so viele hässliche

Männer gesehen habe, sei es in den endlos langen Gängen des Krankenhauses, unter den Neuankömmlingen aus aller Welt oder in der Stadt. Komischerweise sitzen im Restaurant im Kegelcenter hier auf dem Gelände Männer und Frauen gemischt – der einzige Ort, an dem ich das bisher gesehen habe – keine Ahnung, warum es dort geht – das müsste doch absolut „haram“, tabu sein!

Überrascht war ich über das vorherrschende Thema der „Saudization“. Dieser Begriff taucht häufig auf. Es geht darum, dass Saudi-Arabien massiv daran arbeitet, eigene Fachkräfte in allen Bereichen auszubilden, um langfristig den enormen Ausländeranteil an Arbeitskräften zu verringern. Auf uns bezogen heißt das, dass wir die bislang noch wenigen saudischen Krankenschwestern unterstützen sollen. Wir wurden darauf aufmerksam gemacht, dass diese meist aus anderen Teilen des Landes angereist sind und daher – wie wir – einen Kulturschock erleben; dass sie oft Probleme mit der englischen Sprache haben, ihre Berufsausbildung nicht westlichem Standard entspricht und sie deshalb unserer Unterstützung bedürfen. Auch ihr kultureller Hintergrund mag sie in der Ausübung von Krankenpflege vor große Probleme stellen, zum Beispiel wenn es um Körperberührungen (vor allem Intimpflege) oder die Akzeptanz der Familie bezüglich ihrer Berufstätigkeit geht.

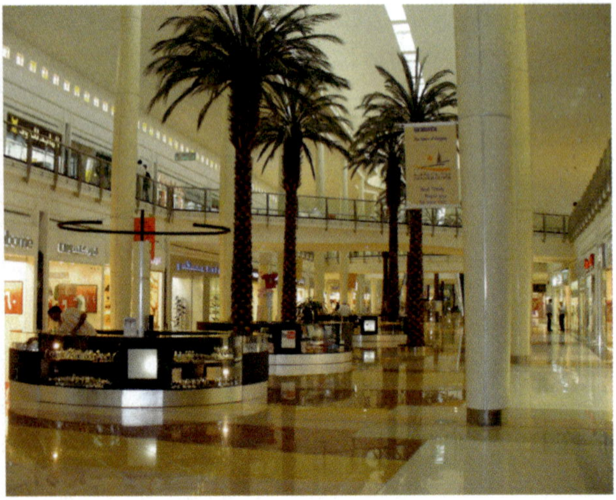

*Moderne Shopping-Mall in Riad*

Für die weiblichen Mitarbeiter in den Compounds gibt es einen Busfahrplan. Jeden Tag geht es zu bestimmten Zeiten zu unterschiedlichen Shopping-Malls in verschiedenen Stadtteilen. In der Regel hat man dann 90 Minuten Zeit zum Einkaufen, bevor es wieder zurückgeht. Man kann sich aber auch ein Taxi nehmen und auf eigene Faust losfahren. Allerdings wurde uns empfohlen, uns nie allein außerhalb des Geländes zu bewegen. Auch sollten wir besser nicht freitags (der hiesige „Sonntag“) nach Dirah (Downtown) fahren, da dort öffentlich Dieben die Hand abgehackt und Verbrechern der Kopf abgeschlagen wird.

Am dritten Tag stand für uns Neulinge eine kollektive Shopping-Tour außerhalb des offiziellen Fahrplans auf dem Programm. Ich brauchte also ganz dringend eine Abaya! In den kleinen Läden auf dem Gelände hatte ich nichts Rechtes finden können, was gepasst hätte, daher war ich froh, als mir eine

Einführungs-Dozentin spontan eine Abaya auslieh. Ich hätte sonst nicht mitfahren können.

In einem Minibus ging es los, und das zu Riads Rushhour! Alte Schrottkarren findet man auf den Straßen eher wenige; beliebte Automarken sind BMW, Mercedes, Chrysler, VW Bora, aber auch viele Toyota (v. a. Geländewagen und Pick-up). Die normalen Verkehrsstraßen sind mindestens drei- oder vierspurig, gefahren wird wie der Henker; wenn Platz ist, werden aus eigentlich vier auch ganz spontan fünf „Spuren" gemacht, dabei wird natürlich viel gehupt. Frauen dürfen in Saudi-Arabien nicht Auto fahren, daher hat man es im Verkehr ausschließlich mit Männern zu tun – angesichts der sehr jungen Bevölkerung also primär mit den „jungen Wilden"!

Das Einkaufszentrum, welches unser Ziel war, besteht aus vielen aneinandergereihten Läden, die einen riesigen Supermarkt umsäumen. Ich hatte zwar einen Einkaufszettel vorbereitet, um angesichts der neuen Umgebung und vielen Ablenkungen nicht zu vergessen, was ich dringend brauchte, aber ich hatte keine Chance, in diesem überdimensionalen Markt alles zu finden. Wir hatten nur eine Stunde Zeit, bis wir wieder zurückgefahren wurden. Ich musste auch noch zusehen, dass ich eine eigene Abaya auftreibe! Schließlich fand ich ein entsprechendes Geschäft, probierte hastig ein paar Modelle an, zog sie einfach über die, die ich gerade trug (Umkleiden gibt es in Saudi-Arabien nicht, und die mitgebrachte Abaya hätte ich nicht mitten im Laden ausziehen dürfen), aber entweder waren sie zu lang, zu eng an den Ärmelabschlüssen oder waren mir zu üppig mit Stickereien oder Strasskitsch verziert. So eilte ich unverrichteter Dinge zum vereinbarten Treffpunkt zurück.

Zu saudischen Supermärkten lässt sich sagen, dass die Auswahl recht groß ist und man viele bekannte Marken findet. Die Preise für Grundnahrungsmittel sind sehr günstig, für Markenprodukte niedriger als in Deutschland. 1 Euro entspricht derzeit 5,17 SAR (Saudi-Arabian Rials). Wirklich billig sind zum Beispiel Getränkedosen (auch an Automaten, wie sie hier in der Computerzone meiner Unterkunft stehen oder auch in der Stadt oder in Restaurants, Imbissstuben usw.). Eine Dose Pepsi, Coca Cola oder Fanta, die je 355 ml enthält, kostet meist 1 Rial, also ca. 20 Eurocent. Auch Getränke wie purer Kokosnusssaft mit Fruchtstücken oder Mangosaft gibt's in Dosen. Brot, Milch, Gemüse und Obst gibt es ebenfalls für kleines Geld. Eher europäisch sind die Preise bei Marken-Körperpflegeartikeln und auch die früher hier wohl sehr günstig zu erstehenden Elektrogeräte holen in den letzten Jahren preislich auf. Spirituosen gibt es offiziell nicht zu kaufen, der Verzehr ist verboten; allerdings gibt es in manchen Supermärkten Bier, ich weiß aber nicht, ob und wie viel Alkohol es enthält. Zigaretten gibt es hingegen in Hülle und Fülle – und kaum einen Araber, der nicht raucht!

Am nächsten Tag hatten wir frei und Zeit zum Verschnaufen. Einige waren erst sehr kurzfristig angereist und litten noch unter einem Jetlag; außerdem gab es viele Dinge zu erledigen. Ich hatte angefragt, ob es möglich sei, die Jalousien, die in die Fensterdoppelverglasung in unserem Appartement eingebaut sind, hochziehen zu lassen. Prompt riefen mittags die Jungs von der Maintenance an und standen kurz darauf vor der Tür. Wie schön, wenigstens auf diesem Wege Männerbesuch empfangen zu dürfen. Nur leider waren auch diese Kerle keine Schönlinge ... Mit großem Aufwand schraubten sie die Fenster auseinander, um die innen liegenden Jalousien hochzuziehen und zu fixieren. Ich nutzte die Gelegenheit, um die Scheiben von innen zu putzen. Und siehe da – auf einmal sind unsere Zimmer viel heller und freundlicher! Die Bauweise nimmt trotzdem noch viel Tageslicht weg. Jedenfalls war es eine lohnende, wenn auch schweißtreibende Aktion, da wir bei geöffneten Fenstern hantierten und draußen satte 45 Grad Celsius herrschten. Hier wird es im Sommer bis zu 50 Grad heiß.

Auf dem Gelände wird gerade ein neues Frauenpersonalhaus fertiggestellt mit 440 Single-Appartements. Ich bin schon mal schnuppern gegangen und habe mir von den Bauarbeitern das Gebäude zeigen lassen. Die Appartements sind ca. 38 Quadratmeter groß und enthalten eine kleine Küche, ein Badezimmer und sogar einen winzigen Balkon! Das Haus ist zehnstöckig und viereckig gebaut; im Innenhof ist ein großer, mindestens 25 Meter langer Swimmingpool, der jetzt noch leer ist. In vielen Wohneinheiten stehen schon Möbel, allerdings noch verpackt. Es dauert also nicht mehr lange, bis das Haus bewohnt werden kann. Natürlich habe ich mich umgehend für ein solches Appartement beworben. Mal sehen, ob ich in ein paar Monaten eine Chance bekomme. Bis dahin oder falls es gar nicht klappt, bin ich aber auch mit meiner jetzigen Unterkunft zufrieden.

Am frühen Abend bin ich zu Fuß losgezogen – ich musste schließlich dringend eine eigene Abaya besorgen! Ich hatte gehört, dass es unweit des Krankenhausgeländes einen großen Supermarkt und mehrere kleine Läden gibt. Ich zog mich also bis auf die Unterwäsche aus, schlüpfte in die geliehene Abaya und marschierte wohlgemut aus dem großen Seitenportal des Geländes hinaus in die große weite saudische Welt. Die meisten Frauen tragen unter der Abaya normale Oberbekleidung, aber das ist mir definitiv zu warm – und es sieht ja keiner, was man darunter trägt – oder eben nicht trägt! Es wurde schon dunkel, als ich auf dem Bürgersteig die Straße entlanglief. Eigentlich ist der Supermarkt nicht sehr weit weg, eine Herausforderung ist der Weg trotzdem. Davon abgesehen, dass allein das Laufen (vor allem auf dem Rückweg mit Einkäufen) bei diesen hohen Temperaturen – die hier im Sommer auch nach Einbruch der Dunkelheit nur geringfügig abfallen – sehr anstrengend ist, heißt das Verkehrssystem Fußgänger nicht gerade willkommen. In diesem Land wird ohnehin nicht viel zu Fuß gegangen, daher gibt es an kleineren Straßenüberquerungen keine Fußgängerampeln und die Gehsteige sind sehr eng und oft nur provisorisch oder sogar verbaut. Um also Straßen oder Abfahrten zu überqueren, muss man eine kleine Lücke im Verkehr abwarten und dann rennen. An manchen Stellen sind sogar verblasste orangefarbene Zebrastreifen zu erkennen, aber es sieht nicht so aus, als ob ihre Bedeutung irgendeinem Autofahrer bekannt wäre. An den mehrspurigen Straßenkreuzungen gibt es denn doch Ampeln. Aber Vorsicht: Im selben Moment, wenn sie für die Fußgänger auf Rot umspringen, schalten sie für die Autos auf Grün – und die zögern keine Sekunde, loszufahren. Gelbphasen gibt's hier nicht.

Heil am Supermarkt angekommen, war gerade Prayertime, ich musste also erst warten, bis wieder geöffnet wurde. Die restlichen Dinge von meiner Einkaufsliste konnte ich endlich erstehen, bloß keine Abaya. Mit voll bepacktem Rucksack und zusätzlichem Beutel über der Schulter zog ich wieder gen Hospital – um, dort angekommen, vor verschlossenen Toren zu stehen! Das große Haupttor für Autos und auch die beiden Seiteneingänge für Fußgänger waren abgeschlossen und die Wärterhäuschen auf beiden Seiten dunkel und verlassen. Ich sah mich schon die Nacht auf der Straße verbringen, als ich im Gelände ein paar Wachmänner herumschlendern sah. Ich rief also durch das Tor, um auf mich aufmerksam zu machen. Einer schaute auch zu mir herüber und antwortete etwas, aber der Verkehr hinter mir war so laut, dass ich nichts verstand. Ich rief also erneut, aber diesmal zuckte der Mann nur mit den Schultern und beschloss, mich fortan zu ignorieren. Na schön, also blieb mir nichts anderes übrig, als die Tore genauer zu inspizieren. Der Teil für die Autos schien mir unüberwindlich mit seinem Design aus glatten, vertikalen, dicht aneinander liegenden Stangen. Aber das Fußgängertor… ja, das könnte ich schaffen! Zwar ist es recht hoch, aber das Metallgitter lässt hier und da – wenn auch in recht großen Abständen – die Möglichkeit, mit dem Fuß hineinzusteigen. Die Herausforderung war, die Kletterei mit Plateau-Schlappen, bodenlanger wallender Abaya, schwerem Rucksack und Schulterbeutel (mit Eiern drin!) zu schaffen. Die Abaya konnte ich dummerweise nicht ausziehen, da ich ja quasi nichts drunter trug! Egal, es musste gehen. Es war zwar ein ziemlich akrobatischer Akt, vor allem oben am Wendepunkt, aber ich habe es geschafft. Ich weiß nicht, ob die bass erstaunten Wachmänner je so eine Show geboten bekommen haben. Hoch erhobenen Hauptes, mit schwarz verdreckten Händen, etwas zitternden Knien, aber heilen Eiern in der Tasche

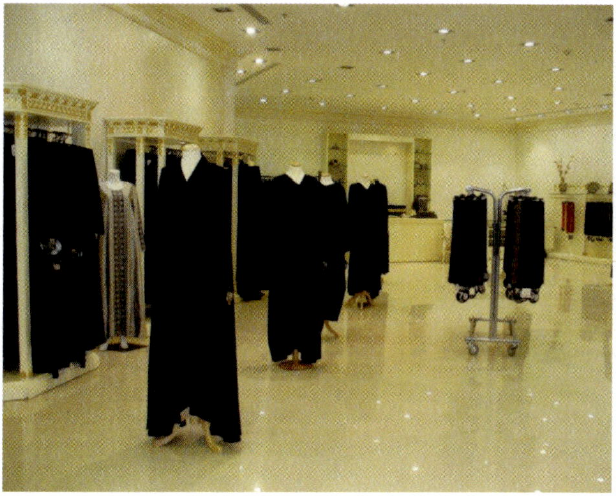

*Abaya-Geschäft*

bin ich an ihnen vorbeistolziert, schnurstracks zu meinem Compound. Dass ich mitten durch die laufenden Bewässerungsanlagen musste, mit denen zu nächtlicher Stunde allem, was hier grün ist, Leben eingehaucht wird, machte dann auch nichts mehr aus; es war eher eine willkommene Erfrischung!

Katri hatte schon bange auf mich gewartet und hörte ungläubig meine Story an. Später haben wir Tränen gelacht, als uns in den Sinn kam, dass möglicherweise nur wieder Prayertime war und das Tor in diesem Fall kurz darauf wieder geöffnet worden wäre. Später erfuhr ich aber, dass das Tor tatsächlich um 21 Uhr geschlossen wird, allerdings der große Main Entrance 24 Stunden geöffnet sei. Erstens hatte ich aber geglaubt, ich hätte es mit dem Haupttor zu tun gehabt, weil es so riesig ist, zweitens liegt die wirkliche Haupteinfahrt weit entfernt am anderen Ende des Geländes, sodass ich auch im Nachhinein sehr zufrieden mit meiner „Abkürzung" bin.

Inzwischen hat der elftägige Nursing Orientation Course angefangen (in den ersten drei Tagen der Einführung waren die Neuankömmlinge aller Berufsgruppen zusammen gewesen, nun wird das Pflegepersonal gesondert eingewiesen).

Ich habe mir überlegt, dass es vielleicht doch besser ist, mir eine saudische Handynummer zuzulegen. Also bin ich in der Mittagspause in den Social Club gegangen, hab dem Vertreter von Saudi Arabian Telekom meinen vorläufigen Dienstausweis vorgelegt und wollte eine SIM-Karte haben. Leider verstand der weiß-benachthemdete Mann kein Englisch. Ich wandte mich an den Rezeptionisten; dieser sprach hervorragend Englisch, aber kein Wort Arabisch. Schließlich fand ich doch noch jemanden, der übersetzen konnte. Ich bekam meine SIM-Karte, aber um sie zu aktivieren, wurde mein Reisepass benötigt. Nach Feierabend holte ich diesen aus meinem Zimmer, aber weil die Zeit knapp geworden war, zog ich kurzerhand meine Inlineskates an, machte einen Knoten hinten und vorne in die Abaya, damit ich nicht über sie stolpere – und los ging es! Ich muss ausgesehen haben wie Batman auf Rädern – mir begegneten erstaunte und belustigte Blicke. Meist schaute ich jedoch nicht direkt in die Gesichter, da ich niemanden provozieren wollte. Auch Mr. Saudi Telekom schien hocherfreut über meinen Aufzug. Und jetzt konnte er auch die SIM-Karte freischalten.

Gestern Abend habe ich meine Jagd auf eine eigene Abaya fortgesetzt. Diesmal bin ich mit dem regulären 20-Uhr-Frauenbus nach Dirah gefahren. Dirah ist das ehemalige Stadtzentrum von Riad, quasi die Altstadt. Heute ist es eher der Stadtteil für Bewohner, die in bescheideneren Verhältnissen leben. Es gibt zwar auch hier riesige protzige Gebäude, aber die Märkte dazwischen sind schmuddelig und die Atmosphäre etwas bedrohlich. Es geht sehr konservativ zu; ich habe keine einzige Frau ohne Kopfbedeckung und nur sehr wenige ohne Gesichtsverschleierung gesehen. Da ich bislang keinen der allseits gefürchteten Mutawas gesehen habe und es immer noch so heiß draußen war, ließ ich den Schal in der Tasche, den Katri mir mitgegeben hatte – immer besorgt um mich wegen meiner wagemutigen Art! Der Markt war ein wahres Abaya-Paradies und endlich fand ich ein akzeptables Exemplar samt Schal. Außer vielen neugierigen Blicken gab es zum Glück keinen Ärger wegen meiner unbedeckten Haare.

Tagsüber gab es gestern im Orientation Course wieder Informationen in Hülle und Fülle, aber jetzt ist Wochenende (heute Donnerstag und morgen Freitag). Allerdings gibt es massenhaft „Hausaufgaben": Nächste Woche schreiben wir zwei Prüfungen: Pharmakologie und Wund-Management. Zu beiden Themen haben wir dicke Skripte zum Durcharbeiten bekommen. Wer die Prüfungen nicht schafft, kann den nächsten Flieger nach Hause nehmen. Den halben Tag habe ich heute mit Katri Pharmakologie gebüffelt und Kalkulationen durchgerechnet, bis uns die Köpfe qualmten, den Rest des Tages haben wir uns am Pool geaalt…

Wir hatten gestern auch Arabisch-Unterricht, aber ich schätze, dass die meisten – wie ich – dafür momentan keinen Kopf haben. Es ist einfach zu viel auf einmal. Der Lehrer wird wohl beim nächsten Mal enttäuscht sein. Egal. Wir haben Bücher bekommen, die ich sehr hilfreich finde. Sobald ich dazu komme, werde ich ein paar Brocken lernen; da die Mehrheit der Patienten kein Englisch kann, wird es von Vorteil sein, wenigstens ein paar Grundlagen zu beherrschen. Aber alles zu seiner Zeit.

Momentan schraube ich einen Gang zurück. Ich merke, wie müde ich bin, weil so viel Neues sehr anstrengend ist und das ungewohnte Klima erschöpfend wirkt. Ich versuche, ausreichend zu schlafen, mich vorwiegend in meinem direkten Umfeld zu bewegen und mich auf die anstehenden Aufgaben zu konzentrieren. Schließlich bin ich hergekommen, um einen Job zu machen, und muss vielen Anforderungen gerecht werden. Die weitere Umgebung kann ich noch früh genug erforschen; vorerst gibt es hier „am Platz" noch genug zu entdecken und zu tun. Ich glaube, dass ich hier viel erleben und Spaß haben werde. Stimmungsmäßig geht es mir nach wie vor unerwartet gut und ich freue mich auf jeden neuen Tag!

Und wenn ich gleich im Dunkeln zurück zu meinem Appartement gehe, draußen am einladenden Pool mit der Unterwasserbeleuchtung vorbei, und die Hitze auf meiner Haut spüre, dann fühlt es sich an, als wandle ich in einem Mittsommernachtstraum…

Liebe Grüße aus 1001 Nacht

*von Ulla*

# 4. The Way of Kalif Sutari Hospital (KSH)

## 22.07.2007, 21:06 Uhr

Mir qualmt der Kopf…

Aber nicht von der Hitze, sondern der Fülle von Informationen. Zwei Wochen Einführungsveranstaltung liegen nun hinter mir; wir haben alle draußen im heißen Wüstensand Feuer gelöscht (Feuerschutzübung), weiterhin ein paar Brocken Arabisch gelernt, für den Pharmakologie-Test gebüffelt und diesen bestanden (ich jedenfalls), umfangreiche Hausaufgaben gemacht, vor allem für den anstehenden Kurs in Basic Life Support, und vieles mehr. Wir bekamen Fortbildungen, die das Leben und die Kultur Saudi-Arabiens betreffen, und verbrachten etliche Stunden im Computer-Labor, um mit dem hier verwendeten Computerprogramm (PowerChart) vertraut zu werden. Außerdem stellten sich etliche Abteilungen vor und erklärten ihre Funktion (Pharmacy, Risk Management, Health Education, Home Health Care, Radiology usw.).

Natürlich durften die vielen Policys („The Way of Kalif Sutari Hospital") nicht fehlen und es gab reichlich Fortbildungen bezüglich allgemeiner beruflicher Tätigkeiten (intravenöse Medikamentengabe, Verabreichung von Sondenkost usw.), die uns zwar allen vertraut sind, jedoch zusätzlich mit den spezifischen hiesigen Regelungen gewürzt sind.

Nebenbei standen noch viele Erledigungen an, zum Beispiel Impfungen komplettieren, Blutergebnisse abholen und sich damit endlich für die Iqama (Arbeitserlaubnis) bewerben, Passfotos machen lassen, Dienstkleidung anprobieren – abändern lassen – abholen usw. Eine ganze Menge also; die einstündige Mittagspause kann so bei den zum Teil weiten Wegen innerhalb des Gebäudes und auf dem riesigen Gelände ziemlich kurz werden.

Die Qualität des Einführungsprogramms ist um ein Vielfaches besser, als ich es in England erlebt habe. Vieles fällt mir jetzt auch leichter, weil ich Dinge/Vorgehensweisen usw. nun entweder aus England oder Deutschland kenne und ich außerdem die englische Sprache inzwischen viel besser beherrsche.

Viel unternommen hat in der Freizeit bislang niemand; zu erschöpfend sind das ungewohnte Klima, das neue Umfeld, das anstrengende Einführungsprogramm. Daher ist es besser, morgens ausgeschlafen zu erscheinen und nicht zu vergessen, viel zu trinken. Sowohl die Klimaanlage drinnen als auch die trockene Hitze draußen lassen einen unmerklich austrocknen. Wenn man sich müde fühlt, leichten Kopfschmerz verspürt, die Laune in den Keller sinkt, die Glieder schwer werden, die Konzentration nachlässt – und einem dann auffällt, dass man seit einigen Stunden nicht auf der Toilette war, obwohl man für seine gewohnten Verhältnisse genug getrunken hat, dann weiß man, dass man sich hier auf ein anderes Trinkniveau einzustellen hat. Nach einem zusätzlichen Liter Wasser ist die Welt dann wieder in Ordnung.

Meine körperliche Kondition ist auch nicht wie gewohnt. Wird es einen Abend mal spät (was ich normalerweise recht mühelos kompensieren kann), so merke ich hier, dass der ganze nächste Tag zur Qual wird. Dementsprechend bemühe ich mich, wie viele Kollegen auch, ein paar Gänge zurückzuschalten, und lasse es eher langsam angehen.

Ein klein wenig Umgebungerkunden musste aber sein! So bin ich letztes Wochenende (Donnerstag/Freitag) mit dem Krankenhausbus in die Stadt gefahren und habe mir das Kingdom Centre angesehen. Fasziniert hat mich dieser riesige, schmale, komplett verspiegelte Turm, weil er alle anderen Gebäude der Stadt überragt und eine außergewöhnliche Form hat. Am oberen Ende sind nur die beiden äußeren Gebäudeseiten hochgezogen, die durch eine geschlossene Fußgängerbrücke (Skybridge) verbunden sind. Ich bin mit dem Aufzug innerhalb weniger Sekunden ins 77. Stockwerk gefahren. Dort kaufte ich das Ticket zur Skybridge und bestieg einen zweiten Aufzug, der mich in die 99. Etage beförderte. Der Ausblick von dort oben auf Riad ist atemberaubend, zumal die Fensterscheiben nicht vertikal, sondern schräg verlaufen, sodass man, wenn man sich leicht vorbeugt, unten durch die Gebäude-„Öse" auf die andere Seite schauen kann! In den untersten drei Etagen ist eine Shopping-Mall untergebracht, wobei die dritte Etage die Besonderheit hat, dass sie ausschließlich von weiblichen Kunden betreten werden darf. Die oberen Stockwerke beherbergen sowohl Büros als auch Wohnungen.

Ich finde, die Saudis betreiben die Geschlechtertrennung nur halbherzig. Zum Beispiel können in vielen Geschäften Männer und Frauen gemeinsam einkaufen, nur an der Kasse wird dann in „female" und „male" getrennt. Ebenso an Schnellimbiss-Ständen. Da gibt's dann extra Trennwände, wo sich Frauen und Männer separat anstellen, aber sitzen können sie dann in der „Family Section" zusammen. Nur Single-Männer sitzen separat – muss ich das verstehen?

An jedem Wohnkomplex des Krankenhauses sind Wachen postiert, mit aufgestellten Gewehren, meist hinter einem Wall von Sandsäcken und Betonblockaden, und das, obwohl doch alles so friedlich erscheint. Aber in der Vergangenheit hat es wohl Schießereien und Überfälle gegeben, daher bin ich ganz froh um die Bewachung. Nächste Woche werde ich mich bei der Deutschen Botschaft im Diplomatic Quarter registrieren lassen; im Fall einer Evakuierung oder sonstiger Notfälle kann das von Vorteil sein.

Katri meinte kürzlich, dass ich es trotz absolutem Männerverbot in unserem Compound bemerkenswert häufig schaffe, Männer in unser Appartement zu „lotsen"! Erst waren es die Jungs, die uns die Fenster auseinandergeschraubt haben (um die Jalousien hochzuziehen), dann habe ich mehrmals Hausutensilien beantragt oder beanstandet, die dann jeweils von Männern geliefert wurden –

ja, und vorgestern, das war bis jetzt das Originellste von allem – stand plötzlich die Fire Brigade mit zwei Leuten in unserer Küche! Offensichtlich hatte es aus meiner Pfanne beim Braten etwas zu sehr gequalmt und dadurch den Rauchmelder aktiviert, allerdings ohne hörbaren Alarm. So waren wir sehr erstaunt über den unerwarteten Besuch. Belustigt von der komischen Situation wollten wir die beiden spontan zum Essen dabehalten, aber ich glaube, sie haben sich nicht getraut, unserer Einladung nachzukommen. Jedenfalls wissen wir jetzt, dass der Feueralarm hier tadellos funktioniert! Mal sehen, wer als nächstes aufmarschiert in unserem „männerfreien" Haus.

Die täglich zweimalig (8 Uhr und 20 Uhr) abfahrenden Shopping-Busse, die vom Krankenhaus ausschließlich für weibliche Mitarbeiter eingesetzt werden, steuern nach einem festen Plan verschiedene Shopping-Malls, aber auch überdimensionale Supermärkte und sogar Ikea an. Nach der Ankunft am Einkaufsziel hat man 90 Minuten Zeit zum Einkaufen. Allerdings beginnt oft gerade die Prayertime und alle Läden werden geschlossen. Dann lungert man erstmal 30 Minuten draußen herum, bevor man mit dem Einkauf beginnen kann.

Ich habe es auch schon umgekehrt erlebt: Ich stand im Supermarkt, als die Hälfte der Beleuchtung ausging und die Prayertime begann. Man kann dann zwar in Ruhe weiter einkaufen, aber die Kassen sind nicht besetzt; man ist quasi eingesperrt. Mit dem Bezahlen muss man warten, bis die Gebetszeit zu Ende

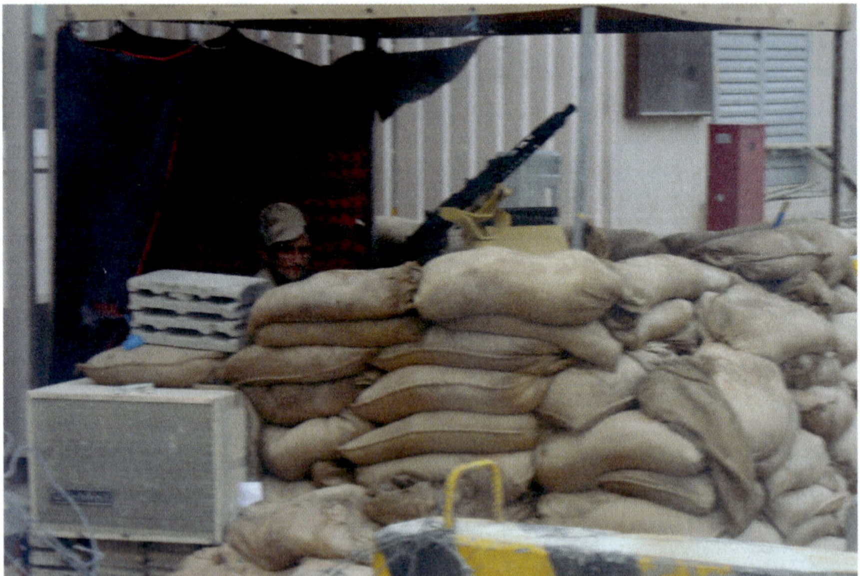

*Bewaffneter Wachposten an einem der Compounds*

ist und die Verkäufer an die Kassen zurückgekehrt sind. Dort haben sich in der Zwischenzeit oft schon lange Schlangen gebildet von Einkäufern, die endlich raus wollen.

Insgesamt geht es mir unerwartet gut und ich stelle jeden Tag aufs Neue fest, dass das schwierige Jahr in England die denkbar beste Vorbereitung für Saudi-Arabien war. Ich wusste es doch: Für irgendwas musste die schwere Zeit dort gut gewesen sein! So zufrieden, wie ich seit meiner Ankunft hier bin, war ich lange nicht mehr. Ich freue mich auf jeden neuen Tag, auch wenn noch viel Herausforderndes vor mir liegt.

Ab morgen werden die neuen Pflegekräfte in kleinere Gruppen aufgeteilt: Es geht für eine Woche zusammen mit verschiedenen Clinical Instructors in sogenannte Skills-Labore. Dort heißt es, mit den Gegebenheiten/Erfordernissen des jeweiligen Einsatzortes vertraut zu werden und sein Können unter Beweis zu stellen. Am 28. Juli fange ich dann endlich an, auf der Station zu arbeiten. Während der dreimonatigen Probezeit muss ich noch etliche bereichsspezifische Kurse (in meinem Fall Orthopädie/Plastische Chirurgie) und Prüfungen absolvieren. Diese muss ich außerhalb der regulären 44-Stunden-Wochenarbeitszeit besuchen, allerdings wird mir diese Zeit als Überstunden vergütet. Ich werde also gut beschäftigt sein! Dass ich hier vor Arbeitsantritt meine beruflichen Kenntnisse dermaßen unter Beweis stellen muss, kenne ich schon von England; somit bereitet es mir keine Kopfschmerzen mehr.

Übrigens wird man hier entsprechend seiner Staatsbürgerschaft bezahlt. Saudische Angestellte bekommen am meisten, dicht gefolgt von USA und Kanada. Europa ist mit Australien gleichgestellt. Deutlich weniger bekommen Afrikaner. Mitarbeiter aus dem Libanon erhalten gerade mal die Hälfte meines Gehalts, und ganz unten auf der Liste stehen die Kollegen aus Indien und den Philippinen. Angeblich sind die Gehälter nach den Lebensunterhaltskosten in den jeweiligen Gebieten/Ländern berechnet. Gerecht oder ungerecht? Ich weiß es nicht.

Ich habe mich gewundert, dass ich hier nirgends einen Briefkasten gesehen habe, in den man Post einwerfen könnte, auch kein Postamt. Es gibt auch keine Briefkästen an den Häusern. Keine Straßennamen. Keine Adressen! Nur sehr große Verkehrsstraßen haben Namen, aber es gibt keine Hausnummern. Das ist wirklich typisch „High-Context-Culture"! Alles wird erklärt und umschrieben, aber kaum etwas im Detail benannt. Trotzdem funktioniert es irgendwie.

Nachts sind es draußen immer noch 33 Grad Celsius, in unserem Appartement dagegen sind es durchgängig 29 Grad (wir könnten es auch kühler stellen, wollen es aber nicht, weil wir schon den ganzen Tag bei den Schulungen in unterkühlten Räumen frieren müssen). Aus dem Kaltwasserhahn kommt 34 Grad warmes Wasser und tagsüber waren es heute 42 Grad im Schatten. Allerdings ist die Hitze sehr trocken, sodass es recht angenehm ist und man kaum schwitzt. Es ist nur anstrengend, wenn man längere Strecken zu Fuß zurücklegen muss.

Was noch? Die Saudis essen nur mit der rechten Hand, da die linke als unrein gilt. Tatsächlich kann man das bei vielen beobachten, aber es gibt auch Moslems, die weniger darauf achten. Manche laufen sogar in Jeans herum, obwohl das eigentlich „haram", verboten, ist. Aber die Saudis beziehungsweise Moslems sind eben auch nur Menschen und so findet sich auch die Religionsausübung/-interpretation in unterschiedlicher Ausprägung. Vor allem zwischen der älteren und jüngeren Generation gibt es diesbezüglich viele Konflikte. Die Jugend ist halt überall auf der Welt verdorben …

Dadurch, dass dieses Land jeden Einwohner zwingt, sich seiner Religion anzuschließen – zumindest äußerlich (beispielsweise durch das Tragen einer Abaya) –, macht es sie meiner Meinung nach zur Farce. In manchen Botschaften, zum Beispiel der englischen, finden heimlich christliche Gottesdienste statt, was eigentlich streng verboten und daher entsprechend riskant ist. Die Einfuhr von Bibeln ist ebenfalls untersagt.

Die Wasserversorgung wird in Saudi-Arabien hauptsächlich durch Meerwasser, welches durch Entsalzungsanlagen aufwendig aufbereitet wird, sichergestellt. Es wird auch Grundwasser genutzt, welches sich aber schnell erschöpft und deshalb nur einen geringen Prozentsatz des Trinkwassers ausmacht. Grundsätzlich wird man hier angehalten, sparsam mit Wasser umzugehen.

Tja, nicht viel Neues diesmal … ich denke, es wird interessanter, wenn ich mich etwas mehr aus meinem behüteten Nest (= Krankenhausgelände) hinausbewege; aber auch, wenn ich mit meiner Arbeit auf Station beginne!

Liebe Grüße

*von Ulla*

# 5. Krankenpflege in Saudi-Arabien

## 05.08.2007, 16:02 Uhr

Nach insgesamt drei Wochen Einführungsveranstaltungen voller Informationen, Kurse, Erledigungen, Tests, Impfungen u.v.m. ging es am 28. Juli endlich auf Station! Meine Station – U2 – verfügt über 34 Betten (ausschließlich Einzelzimmer), 26 davon orthopädisch und acht plastisch-chirurgisch. Meine Anleiterin, die mich ca. zwei Wochen lang einarbeiten wird, heißt Tessy und kommt – wie auch sechs oder sieben andere aus dem Team – aus Südafrika.

Es wird in zwei Schichten gearbeitet: Tagdienst 7.00–19.30 Uhr und Nachtdienst 19.00–7.30 Uhr. Im Tagdienst sind acht bis zehn Pflegekräfte im Dienst, nachts sechs. Im Vergleich zu Deutschland eine traumhafte Besetzung! Außerdem gibt es viel Hilfspersonal: ein oder zwei Pflegeassistenten, eine Sekretärin (nur im Tagdienst, allerdings auch 12 Stunden). Das Essen wird von Küchenpersonal geliefert und verteilt/abgeräumt. Die Essenstabletts sind aus Styropor und werden nach einmaligem Gebrauch – wie so vieles hier! – weggeschmissen. Dann gibt es ein ganzes Team von Reinigungspersonal, welches die Stationsflure und Zimmer putzt, aber auch die Grundreinigung und Aufrüstung nach Entlassung eines Patienten übernimmt (inklusive Bett auswaschen, neu beziehen usw.). Sie leeren auch die Wäschesäcke und sorgen überall für Ordnung. Dann gibt es noch Transportleute, die Patienten im Bett zum OP/Röntgen oder sonstigen Untersuchungen bringen. Die gehören direkt zu den jeweiligen Abteilungen. Wenn also ein Patient zum Röntgen muss oder in den OP, dann rufen wir dort an und sie werden abgeholt. Das Labor hat sogar eigenes Personal für die Blutentnahmen (da träumt jeder deutsche Krankenhaus-Arzt von!). Der Arzt gibt einfach die benötigten Laboruntersuchungen in den Computer ein. Im Labor werden daraufhin automatisch die entsprechenden Aufkleber für die Blutröhrchen und der Laborschein ausgedruckt nebst der gewünschten Untersuchungszeit. Das Laborpersonal macht regelmäßig seine Runden über die Stationen und nimmt entsprechend das Blut ab. Sonstige Labormaterialien (Abstriche usw.) werden zweistündlich abgeholt, außerdem ist das ganze Haus mit einem Rohrpostsystem ausgestattet.

Sobald es Probleme mit einem intravenösen Zugang gibt (zentral oder peripher) oder ein solcher zu legen ist, vor allem bei Kindern, ruft man die IV-Nurse, die dann kommt und sich darum kümmert. Ebenso gibt es spezielle Ernährungsfachkräfte, die künstliche Ernährung über Magensonden überwachen. Apothekenpersonal sorgt für die Auffüllung von Medikamenten (das ist ein interessantes Thema für sich; mehr dazu in der nächsten Mail). Und natürlich gibt es wie auch in Deutschland Physiotherapeuten und Diätberater.

Auf meiner Station wird allerdings niemand vollständig intravenös oder über Magensonde ernährt. Überhaupt scheine ich eine der harmloseren Stationen erwischt zu haben, es geht recht entspannt zu. Bei so viel Hilfspersonal mag man sich ohnehin fragen, was denn die Krankenschwester noch zu tun hat. Jede examinierte Pflegekraft hat vier bis fünf Patienten zu betreuen. Die Leitung der laufenden Schicht legt auf einer großen Tafel im Voraus fest, wer in der nächsten Schicht welchen Patienten betreut. Wenn man zum Dienst kommt, sieht man also direkt, was auf einen zukommt. Man bekommt die Übergabe seiner Patienten dann von der bisher betreuenden Pflegekraft (also meist von verschiedenen Kollegen) und braucht sich nicht – wie in Deutschland und England üblich – die Übergabe für die ganze Station anzuhören.

Nachdem man sich mit den Krankenakten vertraut gemacht hat, begibt man sich auf einen Rundgang durch die zugewiesenen Zimmer. Jede Schicht (Tag und Nacht) beginnt mit einer kompletten körperlichen Untersuchung der Patienten von Kopf bis Fuß. Die Untersuchung umfasst eine Fontanellen-Überprüfung, Augen, Ohren, Mund/Zahn-Check, Abtasten des Kopfes nach Beulen und Absuchen nach Läusen, Lymphknoten-Abtasten, Pulstasten an 12 verschiedenen Stellen, Beurteilung der Haut und Dokumentation jeglicher Auffälligkeiten (Narben, Rötungen, Wunden, Flecken, Reaktionen, aber auch Trockenheit, Farbe, Temperatur usw.). Herz, Lunge und Unterbauch werden mit dem Stethoskop abgehört, die Stärke der Extremitäten und auch einige Reflexe geprüft. Der Dokumentationsbogen für diese täglichen Erhebungen fragt sogar nach der Farbe des Urins und dem Zustand der Genitalien, aber glücklicherweise kann man da auch N/A (= not applicable) ankreuzen. Natürlich werden bei dieser Gelegenheit auch die Vitalzeichen (Blutdruck, Puls, Temperatur, Sauerstoffsättigung, Atemfrequenz) gemessen.

Die Untersuchung, die wir bei einer Neuaufnahme machen, ist noch umfassender. Die Ärzte führen später zusätzlich ihre eigenen Untersuchungen durch. Jeder Neuzugang wird zudem unter die Dusche geschickt, um sich mit einem antibakteriellen Duschgel von Kopf bis Fuß zu waschen. Danach müssen die Patienten Krankenhauskleidung anziehen; eigene Kleidung ist nicht gestattet. Sie bekommen ein Set mit Zahnbürste, Seife, Kamm usw., auch eine Waschschüssel, Kanne mit Eiswasser und Becher, was nach der Entlassung alles weggeschmissen wird. Jedes Zimmer ist mit Dusche und WC ausgestattet. Neben dem – zwar elektrischen, aber ansonsten recht veralteten – Krankenbett gibt es noch einen ausklappbaren Sessel im Zimmer. Dieser dient dem „Sitter“ (pflegender Familienangehöriger) als Bett.

In Saudi-Arabien wird jeder Patient während seines Krankenhausaufenthaltes von einem „Sitter“ begleitet; meist ist das ein Familienangehöriger. Er leistet dem Kranken Beistand, macht ihm Anreichungen, ist oft auch bei der Pflege behilflich und natürlich rund um die Uhr da. Oft lösen die Sitter sich mit anderen Angehörigen ab. Ihre Mahlzeiten bekommen sie vom Krankenhaus. Eigentlich ist nur ein Sitter pro Patient gestattet, aber manchmal finde ich noch eine weitere Person auf dem Fußboden vor. An der Zimmerdecke zeigt ein Pfeil die Richtung nach Mekka an, damit sich die Moslems beim Beten in die richtige Richtung wenden können. Koran und Gebetsteppich gehören ebenfalls zum Inventar jedes Zimmers.

Der Sozialdienst befragt die Patienten nach ihrer Herkunft und den häuslichen Umständen. So erfahren wir, ob sie in einem Haus oder in einer Baracke oder gar einem Zelt leben; ob sie lesen und schreiben können (wenn nicht, dann unterschreiben sie Einverständniserklärungen mit einem Fingerabdruck), ob sie mit dem Auto oder dem Flugzeug gekommen sind; wie die Einkommensverhältnisse sind (in Fällen von Armut übernimmt das Krankenhaus die Kosten für An- und Abreise, auch per Flugzeug).

Hausärzte gibt es nicht (nur vereinzelte Praxen, die mit Pflegekräften besetzt sind), daher bekommen viele Patienten einen ambulanten Nachsorgetermin einige Wochen nach der Entlassung. Die Ambulanzen in unserem Krankenhaus, die nach Fachabteilungen aufgeteilt sind, haben daher viel zu tun; insgesamt werden dort täglich ca. 1500 ambulante Patienten behandelt. Gemessen an der Bettenzahl unseres Krankenhauses, die bei etwa 750 liegt, ist das eine enorme Leistung.

Derzeit wird versucht, eine Art häuslichen Pflegedienst zu etablieren. Ich war natürlich neugierig, ob es zu diesem Zweck eine Sondererlaubnis für die Krankenschwestern gibt, Auto zu fahren. Da ich früher selbst nebenbei in der häuslichen Pflege gearbeitet habe, hätte ich es interessant gefunden, auch hier mal in diesen Bereich hineinzuschnuppern. Leider wird jedoch keine Ausnahme gemacht. Auch aus Sicherheitsgründen wird immer zu zweit – also mit männlichem Fahrer – gefahren. Vorrangig werden Palliativ-Patienten (meist Krebspatienten im Endstadium) zu Hause versorgt.

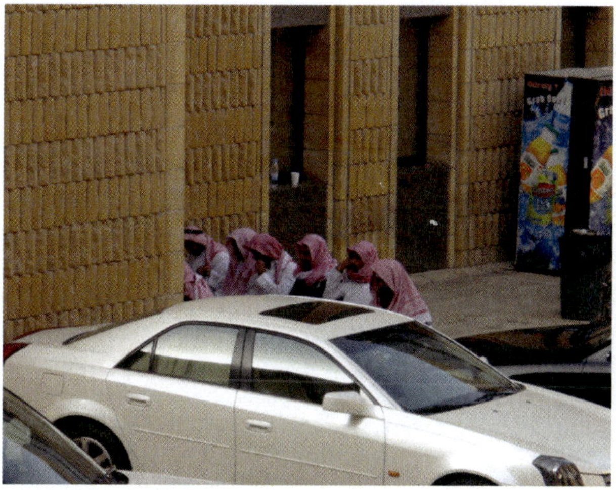

*Blick aus dem Dienstzimmer von U2: Vor dem Emergencyroom versammeln sich häufig Männer zum Gebet*

Der Rettungsdienst ist ein Thema für sich. Grundsätzlich fahren ein Rettungsassistent und ein Rettungstechniker (was immer das ist) zusammen mit dem Krankenwagen raus. Ärzte sind in den Rettungsdienst nicht involviert. Da hier nur große Verkehrsstraßen Namen haben und diese ausschließlich auf der Landkarte stehen – das heißt, es gibt keine Straßenschilder – und die kleineren Straßen gar keine Namen haben, sind die Retter darauf angewiesen, markante Punkte genannt zu bekommen (zum Beispiel ein bekanntes Gebäude oder Landschaftsmerkmal), und hoffen, dass dort jemand auf sie wartet, der sie weiterlotst. Die strenge muslimische Regel, dass ein fremder Mann eine Frau nicht anfassen darf, findet im Rettungsdienst glücklicherweise eine Ausnahme. Allerdings scheint die offizielle Notrufnummer (997) nicht besonders vertrauenswürdig zu sein. Man riet uns dringend davon ab, diese Nummer und auch die Polizeirufnummer (998) zu wählen, da man nie wisse, wer daraufhin kommt. Offenbar besteht die Gefahr, dass weitere, unlautere Personen/Organisationen ebenfalls mit diesen Nummern vernetzt sind. Stattdessen empfiehlt man uns, im Notfall den krankenhauseigenen Rettungsdienst zu rufen. Dieser ist allerdings in erster Linie mit regulären Krankentransporten (Patienten abholen oder nach Hause bringen) beschäftigt.

Katri, die in der Notaufnahme arbeitet, ist verwundert, dass bisher kein einziger Patient mit dem Krankenwagen ankam. Selbst nach schweren Verkehrsunfällen kommen die Patienten fast immer in Privatautos. Die medizinische Erstversorgung findet also fast ausschließlich im Krankenhaus statt. Manchmal fahren Familien ihre kranken Angehörigen mehrere Stunden bis zu uns, obwohl es auf der Strecke noch andere Krankenhäuser gibt. Kürzlich ist jemand – nach mehrstündiger Autofahrt – noch in der Notaufnahme gestorben, und das ist wohl keine Seltenheit. Die Notaufnahme ist von den Ambulanzen getrennt und teilt sich in V.I.P. und normalen Bereich. Während in Deutschland eher sozial schwache Menschen wegen Lappalien ins Krankenhaus gehen, ist es hier genau umgekehrt – obwohl die Krankenversorgung Staatsangelegenheit und daher für die Patienten kostenfrei ist. Für Nichtigkeiten kreuzen hier eher die reichen Scheichs auf, wenn sie ein Kratzen im Hals oder lästiges Schnüpfli plagt. Es gibt sogar extra Stationen für die V.I.P.s und ich bin froh, dass ich dort nicht arbeiten muss. Sie ignorieren häufig Krankenhausregelungen und rauchen auch in Zimmern mit Sauerstoffanschlüssen …

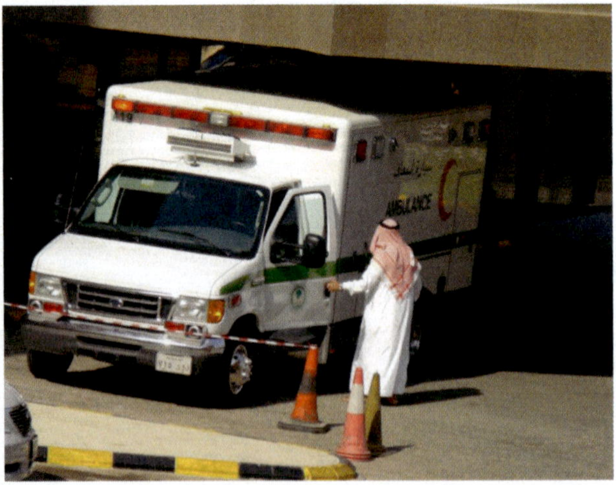

*Krankenwagen vor dem Eingang zum Emergencyroom*

In Saudi-Arabien gibt es ein hohes Aufkommen von „Krebs", außerdem von Missbildungen (vor allem Klumpfüße), Glasknochenkrankheit, Typ 2 Diabetes und geistigen Retardierungen. Für einige dieser Erkrankungen wird als Ursache bzw. genetische Voraussetzung die hohe Inzest-Rate diskutiert. Um Familien-Vermögen zusammenzuhalten, aber auch aus traditionellen Gründen werden auch heute noch sehr oft Cousins und Cousinen 1. Grades miteinander verheiratet; in Einzelfällen sogar Bruder und Schwester. Ich dachte erst, der Eindruck des hohen Karzinomvorkommens könnte etwas verfälscht sein, weil wir schließlich unter anderem eine Spezialklinik für Karzinome mit angeschlossenem Forschungszentrum sind. Inzwischen habe ich erfahren und gelesen, dass die Zahlen tatsächlich im ganzen Land überdurchschnittlich hoch sind.

So brauche ich mich also nicht zu wundern, dass selbst auf U2, meiner orthopädischen Station, sehr viele Tumorpatienten liegen und somit einen Schwerpunkt für onkologische Orthopädie bilden. Worauf ich überhaupt nicht gefasst war, ist der hohe Anteil von Kindern auf der Station. Ich war von einer reinen Erwachsenenstation ausgegangen und habe keinerlei Erfahrungen mit Kindern im stationären Bereich. Davon abgesehen, dass ich zuletzt vor zehn Jahren auf einer normalen Station gearbeitet habe (bzw. erst in England wieder, nach Jahren auf Intensivstation und Notaufnahme in Deutschland), muss ich mich jetzt zusätzlich auf unbekanntes Terrain begeben und mich mit der Behandlung von Kindern auseinandersetzen. Fast alle Stationen sind hier gemischt und behandeln oft sogar mehr Kinder als Erwachsene. So wie ich hatten die meisten Neuankömmlinge nichts davon gewusst und waren zunächst entsprechend verunsichert. Wir müssen deshalb einen Kurs in Pädiatrie (Kinderheilkunde) belegen; allerdings bin ich skeptisch, ob so ein Ein-bis-Zweitageskurs das ersetzt, was in Deutschland eine gesonderte Berufsausbildung erfordert. Auch in dieser Hinsicht bin ich froh, dass auf meiner Station nicht die heftigsten Fälle versorgt werden. Ich werde das schon irgendwie hinkriegen...

In unserem Krankenhaus sterben monatlich durchschnittlich 60 Kinder, die Zahl für die Erwachsenen ist mir unbekannt. Die Selbstverständlichkeit des Todes ist in der arabischen Kultur tief verankert und findet daher enorme Akzeptanz. Nur selten wird ein Todesfall laut beweint; meist wird er – zumindest äußerlich – einfach hingenommen. Dass die Menschen hier aber den Verlust von Angehörigen ausschließlich als gottgegeben betrachten, respektive die Betroffenen selbst keine Angst vor dem Sterben haben, kann ich nicht glauben, auch wenn meine Anleiterin Tessy mir das so erzählt hat. Ich bekam diese Auskünfte, als ich mich wunderte, dass hier überhaupt keine psychologische Betreuung angeboten wird. Wenn die Menschen hier angeblich so im Frieden sind mit dem Sterben, warum gehen sie dann überhaupt zur Behandlung ins Krankenhaus? Ganz so einfach ist es also nicht und kein Mensch besteht nur aus seiner Kultur.

Ich sehe allerdings auch, dass der enge Familienverbund und das „Sitter-System" sicherlich die beste denkbare psychologische Unterstützung darstellen und das Sterben von Kindern und jungen Leuten bei dieser Häufigkeit eine andere Akzeptanz findet als an Orten mit anderem kulturellen Hintergrund.

Bis jetzt ist die Einarbeitung auf Station gut verlaufen; mit Tessy verstehe ich mich prima und ich fühle mich schon recht selbstständig. Das vorangegangene Jahr in England erweist sich immer wieder als die beste Vorbereitung auf diese neue Herausforderung hier in Saudi-Arabien, sowohl sprachlich als auch arbeitstechnisch. Viele Vorgehensweisen kenne ich nun entweder aus Deutschland oder England, kann also auf ein breiteres Spektrum zurückgreifen. Noch wichtiger ist aber, dass ich bereits in England gelernt habe, Andersartigkeiten sowohl in der Arbeitsweise als auch im multikulturellen Team zu akzeptieren und damit umzugehen. So hart die Zeit in England war, ich habe dort viel gelernt, was mir hier jetzt von beträchtlichem Vorteil ist und mir ein nahezu stressfreies Einleben ermöglicht. Gute Ratgeber waren sicherlich auch die zwei Bücher über interkulturelle Kommunikation, die ich während der zwei Monate Wartezeit in Köln gelesen habe. Sie haben mir zum einen nachträglich die Augen geöffnet hinsichtlich meines Erlebens in England und zum anderen wertvolle Hinweise für Saudi-Arabien geliefert. Ich war mir zum Beispiel gar nicht bewusst, dass ich in England einen Kulturschock vom Feinsten erlebt hatte – so wie er im Buche steht! Hier in Saudi-Arabien hat man im Rahmen der Einführungsveranstaltungen sogar eine Stunde diesem Thema gewidmet und die klassischen Symptome benannt. Es ist hilfreich, sich mit dieser Thematik vertraut zu machen, da es eine Menge Frust erspart und sich das persönliche Erleben viel besser verstehen und steuern lässt.

So kommt es also, dass ich die Station jedes Mal happy und mit einem breiten Grinsen verlasse; stolz und zufrieden über den geleisteten Dienst nach Hause gehe und außerdem offen bin für Andersartigkeiten. Ich weiß nicht, wann ich das letzte Mal so lange am Stück gut gelaunt war und mich so ausgeglichen gefühlt habe.

Da ich mich momentan voll auf meine Einarbeitung konzentriere, bin ich nicht viel herumgekommen. Nach den Zwölfeinhalb-Stunden-Diensten bin ich ziemlich platt, weil es so viel zu lernen und sich einzugewöhnen gibt. Deshalb ist auch dieser Bericht so medizinisch und sachlich ausgefallen und der nächste wird es vielleicht auch. Ich hoffe aber, dass es mir gelungen ist, einigermaßen allgemeinverständlich zu berichten. Ach ja, noch so viel: Auch wenn die Beschreibung des gesamten Tages-Arbeitsablaufs den Rahmen dieser Mail gesprengt hätte, muss ich erwähnen, dass trotz des vielen Hilfspersonals noch genug Arbeit für mich übrig bleibt!

Liebe Grüße

*von Ulla*

# 6. Von Erschöpfung und Eiskaffee

## 23.08.2007, 18:18 Uhr

Vorgestern hatte ich einen kleinen Breakdown im Dienst. Es war nicht so, dass mich etwas Spezielles entsetzt oder mich jemand schlecht behandelt hätte. Ich merkte bloß, dass ich total erschöpft war, vermehrt Fehler machte und mich beim besten Willen nicht konzentrieren konnte. Es war einfach alles zu viel gewesen: Zuerst drei Tage Dienst von je 12,5 Stunden; in der Einarbeitungszeit heißt das nonstop volle Konzentration, dazu so viel Input, das kostet unglaublich viel Energie. Nach nur einem freien Tag fand der ganztägige BLS-Kurs (Basic Life Support) mit abschließenden Prüfungen statt, und dann folgten wieder drei Dienste. Das ging über meine Kräfte. Die Einarbeitung auf Station folgt einem umfangreichen Protokoll, welches meine Anleiterin Tessy täglich mit mir abarbeiten und dokumentieren muss. Sie wollte mir gerade etwas erklären, als ich plötzlich spürte, dass ich heulen musste, wollte aber nicht vor ihr in Tränen ausbrechen. Zum Glück merkte sie, was los war, als ich ihr sagte, sie solle es mir ein andermal erklären, ich könne mich einfach nicht konzentrieren, nichts mehr aufnehmen und ich sei total erschöpft. Als sie mich nach Hause schicken wollte, lehnte ich jedoch ab.

Ich habe mich lediglich ein paar Minuten auf die Toilette zurückgezogen, wo ich mich dann nicht mehr halten konnte. Am liebsten hätte ich laut losgeschluchzt, weil ich so viel inneren Druck verspürte, der nach Erleichterung drängte. Da die Toiletten jedoch nur mit dünnen Wänden abgetrennt sind, erlaubte ich mir nur ein lautloses Weinen. Eigentlich habe ich mich gar nicht schlecht gefühlt, daher war ich selbst etwas verwirrt über diesen Ausbruch. Es hatte sich so viel aufgestaut: die letzten Monate in England, der Umzug zurück nach Deutschland, die aufwändige Vorbereitung für Saudi-Arabien, die nervenaufreibende Warterei in Köln, dann die umfangreiche Einarbeitung hier, die ganzen Kurse und Tests, die Arbeit, die Kollegen, das Klima, die fremde Kultur, die neue Wohnsituation... das musste scheinbar alles mal raus. Es war kein Kummer, der mir die Tränen in die Augen trieb, sondern es war wie ein Überdruckventil. Ich habe mir ein paar Minuten Zeit genommen, mir danach das Gesicht gewaschen und bin wieder zurückgegangen. Den Dienst habe ich irgendwie zu Ende gebracht, aber ich fühlte mich unsagbar erschöpft.

Gestern Morgen fühlte ich mich dann überraschend fit und der Dienst fing gut an. Mein letzter Tag unter Anleitung, jedoch ohne Tessy. Ich wurde einer sehr netten, energiegeladenen philippinischen Schwester, die rumwuselt ohne Ende, aber ungern Arbeit abgibt, anvertraut. Nach einer Weile gelang es mir, mich auf ihre Art einzustellen, und ich begnügte mich damit, ihr zuzuarbeiten, anstatt die Primärverantwortung zu übernehmen. Ich hatte sowieso weder Plan noch Überblick und merkte doch schnell wieder, wie erschöpft ich war und dass ich keine Power mehr hatte.

Am späten Vormittag überreichte mir Irene Feldhaus, die Head Nurse auf U2, einen Abholzettel vom Mailroom und ich wusste direkt, das muss das Überlebenspaket sein, welches meine Schwester für mich aus Deutschland losgeschickt hatte; einen Vorrat an Eiskaffeepulver und meinem Lieblingsmüsli – da diese hier nicht erhältlich sind. Ich bin etwas eher in die Mittagspause gegangen, um das fast 20 Kilo schwere Paket abzuholen. Der Mailroom liegt im Untergeschoss des Krankenhauses und ist so eine Art Postamt. Leider hatte man dort keinen Trolley für mich und so habe ich das Paket eigenhändig nach Hause geschleppt. Ich sah sofort, dass der ganze Karton in Eiskaffeepulver paniert war; offensichtlich hatten einige Verpackungen den Transport nicht heil überstanden. Obwohl man auf dem Postweg offenbar extra Klebefolie (mit saudischem Muster) drumgeklebt hatte, kam das Pulver aus allen Ecken. Durch die Glut der Mittagshitze kämpfte ich mich den Weg zu meinem Compound durch, wobei ein heißer Wind wehte und mir das süße Pulver in die Augen blies und es überall auf meiner verschwitzten Haut kleben blieb… bäh! In meinem Appartement angekommen, war ich zu erschöpft, um das Paket zu öffnen; ich ahnte sowieso, dass mich eine Riesensauerei erwartet, wenn ich es aufmache. Ich hab nur schnell geduscht (keine Zeit zum Haarewaschen) und neue Dienstsachen angezogen, weil alles voll von dem Pulver war. Nachdem ich viel getrunken, ein Brot gegessen und mich zehn Minuten aufs Bett gelegt hatte, war die Mittagspause vorbei und ich musste zurückeilen. Am liebsten hätte ich auf Station angerufen und mich für den Rest des Tages krankgemeldet, so platt hab ich mich gefühlt – und das will bei mir was heißen.

Ich hab mich tapfer mit meinem nach Eiskaffee duftenden Haar durch den restlichen Dienst gequält, in der Hoffnung, dass keine Katastrophen passieren. Kurz vor dem ersehnten Feierabend sollte ich dann aber eine Notfallaufnahme übernehmen. Ich dachte wirklich, ich breche zusammen, und wollte ablehnen, aber meine schwachen Einwände wurden ignoriert und mir blieb nichts anderes übrig… irgendwie habe ich auch das noch – mehr schlecht als recht – hingekriegt. Der Patient war ein Mitarbeiter des Königshauses und vor zwei Monaten in Paris am Bauch operiert worden und jetzt kam er wegen akuter Beschwerden und sollte notoperiert werden.

Nach dem Dienst habe ich mich nach Hause geschleppt, noch mal geduscht und etwas gegessen, mit Katri geredet und auf der Couch relaxt, bevor ich mich aufraffen konnte, der Sauerei in dem Paket entgegenzusehen. Der Karton sah nicht aus, als sei er an der Grenze oder anderswo geöffnet worden; das hätte sich auch erübrigt, da der Inhalt ohnehin an der Außenseite klebte. Meine Schwester hatte in einer E-Mail schon gescherzt, sie würde extra dick oben drauf schreiben, dass das Paket ausschließlich Schweinefleisch und Alkohol enthält, um den Grenzbeamten lästige Kontrollarbeit zu ersparen, haha! Tatsächlich musste sie beim Versenden eine Auflistung des Inhalts auf Englisch und Wertnachweise (Kassenbons) abgeben, alles in dreifacher Ausführung.

Es hat mich zwei Stunden gekostet, die zum Glück unversehrten Müslitüten und kleine beigelegte Überraschungen halbwegs zu reinigen und von den aufgeplatzten Pulverdosen zu retten, was ging. Ein Highlight während dieser ermüdenden Aktion war, als ich einen handgeschriebenen lieben Brief meiner Mutter aus dem Pulver zog… Ich war sehr gerührt. Nachdem alles im Schrank verstaut, der Karton entsorgt und die Küche geputzt war, ging es noch mal unter die Dusche, weil ich schon wieder von oben bis unten braun bepudert war.

Heute geht es mir erstaunlich gut. Ich habe lange ausgeschlafen, nur ziemlichen Muskelkater von der Paketschlepperei gestern… Zum Frühstück gab's leckeres Müsli und Eiskaffee ☺. Katri und ich haben in Ruhe gequatscht und viel gelacht, das tat so gut. Während meiner Superaktion gestern Abend war sie in den Computerbereich unseres Compounds verschwunden (was ja sonst mein bevorzugtes Ressort ist), so hatte ich beim Öffnen des Paketes und meinen unterschiedlichen Gefühlsanwandlungen etwas Privatsphäre genießen dürfen.

Obwohl bis auf die Knochen erschöpft, bin ich in bester Stimmung. Leider habe ich nur zwei Tage frei, dabei könnte ich jetzt prima drei oder vier Tage gebrauchen, um mich zu erholen. Da die süße Zeit der Anleitung nun vorbei ist, werde ich ab jetzt alleinverantwortlich arbeiten. Das wird sehr anstrengend werden, da ich die gleiche Anzahl an Patienten bekommen werde wie die anderen, obwohl ich mich noch nicht so gut auskenne und vieles länger dauert.

Neulich zum Beispiel wurde ein neunjähriger Junge vom Aufwachraum zurückgebracht, der unter Vollnarkose eine Kernspintomografie bekommen hatte. Die Kollegin nuschelte nur eine kurze Übergabe und verschwand. Als ich die Akte des Jungen nicht finden konnte, rief ich im Aufwachraum an, um zu fragen, ob sie vielleicht dort liegen geblieben sei. Ich wurde zweimal weitergereicht und wiederholte jedes Mal langsam und deutlich mein Anliegen. Erst der dritte Mitarbeiter sagte mir dann, dass dies der Aufwachraum für den OP sei und das Kernspin einen eigenen Aufwachraum habe. Woher sollte ich das wissen? Zumindest von der Bettenzahl her ist das Krankenhaus nicht so groß, dass ich auf die Idee gekommen wäre, dass eine diagnostische Abteilung einen eigenen Aufwachraum haben könnte, zudem war auf unserer Telefonliste nur eine einzige Nummer für „Aufwachraum" aufgelistet.

Es kostet also eine Menge extra Zeit und Energie, solche Dinge zu regeln. Ein anderes Mal hatte ich den Anordnungsbogen für die Entlassungsmedikamente eines Patienten an die Pharmacy (Hausapotheke) gefaxt und wartete endlos auf die Lieferung, bis ich erfuhr, dass ich den Zettel an die separate „Entlassungs-Pharmacy" hätte faxen müssen. Passieren mehrere solcher Dinge an einem Tag, entsteht ein erheblicher Zeitverzug im Arbeitsablauf, der viel Stress erzeugt. Noch dazu muss man negative Reaktionen von Mitarbeitern anderer Abteilungen aushalten, die nicht wissen, dass man neu ist. Und wenn man dann zu viele Dienste hintereinander hat und total erschöpft ist, dann stößt man bald an seine Grenzen.

Deshalb hätte ich jetzt gerne etwas länger frei. Ohne Anleiter, der einem mal schnell noch unter die Arme greift oder etwas erklärt, kann man leicht ins Schwimmen kommen. Manchmal denke ich, ich packe es nicht. So viele Procedere, so dermaßen viele Abkürzungen, so viel Papierkram und Computerdokumentation, so viel so viel so viel … und dann noch die ganzen anstehenden Fortbildungen. Letzte Woche habe ich mir schon das Lernmaterial für alle noch anstehenden Kurse besorgt; pro Kurs ist das ein ca. 40–70 Seiten umfassendes DIN A4-Skript, mit Hausaufgaben, die zu Kursbeginn abgegeben werden müssen. Die meisten der jeweils eintägigen Kurse schließen am Ende mit einem umfangreichen Test ab.

Na ja, ich werde das schon alles irgendwie schaffen, aber es ist sehr herausfordernd. Mit den Kollegen ist es auch nicht immer einfach. Manchmal höre ich während der Frühstückspause ausschließlich südafrikanischen, philippinischen oder arabischen Unterhaltungen zu. Es ist ja schon hart, dass ich niemanden habe, mit dem ich auf Deutsch reden kann, aber wenn dann nicht einmal jemand auf Englisch mit mir spricht, dann fühle ich mich mitunter sehr isoliert. Es kostet mich oft viel Kraft, das nicht persönlich zu nehmen. Die Kollegen denken einfach nicht darüber nach. Verständlicherweise bilden sie Cliquen mit ihren Landsleuten und genießen den Plausch in ihrer Heimatsprache. Ich würde ja das gleiche tun, wenn ich die Gelegenheit dazu hätte!

Wenn ich Kollegen beobachte und im Gespräch mit ihnen erfahre, was das Leben als ausländischer Angestellter in Saudi-Arabien langfristig (Monate, Jahre) bedeutet und welchen Effekt die vorgegebene Lebensform und die dadurch verursachte Einsamkeit auf die Mitarbeiter und das Betriebsklima hat, bekomme ich ein ungutes Gefühl. Aber ich bin trotzdem entschlossen, das Beste daraus zu machen. Ich konzentriere mich weiterhin auf meine Einarbeitung und ruhe mich in der Freizeit so gut wie möglich aus, um Kraft zu schöpfen für den nächsten Dienst und die ganzen Kurse. Schließlich bin ich in erster Linie hier, um einen Job zu machen. Bis ich mal spürbar aufatmen kann, werden ein paar Monate vergangen sein, und dann sehe ich weiter. Schritt für Schritt. Ich gehe einfach weiter und weiter. Dann vielleicht ein Urlaub, um mal aufzuatmen, und dann mit neuer Energie weiter. Stelle ich irgendwann fest, dass es mir hier längerfristig nicht gut geht, kann ich immer noch eine Entscheidung treffen. Also versuche ich, mich nicht verrückt machen zu lassen, sondern mit voller Kraft voraus meinen Weg zu gehen.

Kala aus Schweden ist völlig verzweifelt und ich denke, sie wird entweder aufgeben oder versuchen, die Abteilung zu wechseln. Sie ist enttäuscht von der medizinischen und organisatorischen Qualität auf der Kardiologie-Station und das Betriebsklima ist furchtbar; sie wird sogar von Ärzten angebrüllt. Das sollten sie mit mir mal versuchen... im Zurückbrüllen bin ich gut! Ihre Mitbewohnerin, die im OP arbeitet, hat letzte Woche gekündigt und kehrt nächste Woche nach England zurück. Sie ist bei mehreren Tests durchgefallen und fühlt sich überfordert.

Katri ist grundsätzlich happy im Emergencyroom, so wie ich auf der Station. Sie ist nur genauso erschöpft wie ich und an ihrem Limit, weil es so viel ist. Wenn dann noch Stress mit einzelnen Arbeitskollegen oder Mitbewohnern entsteht, so wie bei einigen der anderen Neuankömmlinge, dann kann die Gesamtsituation schnell eskalieren. Deshalb sind Katri und ich froh, dass wir gut miteinander auskommen. Für eine enge Freundschaft sind wir vielleicht zu unterschiedlich, aber wir sind ein gutes Gespann, was das gemeinsame Wohnen angeht, und haben daher keinen Stress in unserer Freizeit. Ich hoffe, dass in den nächsten Wochen nichts in die Quere kommt, was mich aus der Fassung bringt und verzweifeln lässt, denn meine Kraftreserven sind nahezu verbraucht.

Es ist schwer zu beschreiben, was eigentlich so herausfordernd an der ganzen Sache ist. Aber wer es nicht versteht, soll es einfach mal nachmachen: die Vorbereitung, die nicht enden wollenden Formalitäten, das Herkommen, die Einwirkung von so viel Fremdem, das viele Über-den-Schatten-Springen. Geh zum Beispiel mal auf eine völlig verhüllte Frau zu, die kein Wort Englisch spricht und mach ihr klar, dass du eine komplette körperliche Untersuchung an ihr vornehmen musst. Und das in Anwesenheit ihres streng blickenden Ehemanns im langen Gewand und ein paar kleinen Kindern, die man nicht aus dem Zimmer schicken kann. Oder nimm einem Elternpaar das drei Monate alte Baby ab und untersuche es, obwohl du überhaupt keine Erfahrung damit hast. Man hat dir zwar auf die Schnelle ein paar Stunden Pädiatrie angedeihen lassen, aber in der Praxis hast du so etwas noch nie gemacht. Die besorgten Eltern schauen dir genau auf die Finger und erwarten ein souveränes Auftreten. Solche und ähnliche Situationen erfordern viel Courage und Energie.

Einem kanadischen Anästhesisten fiel meine aufgeschlossene Freundlichkeit auf und er vermutete daraufhin, dass ich wohl neu sein müsse. Auf meine Nachfrage hin meinte er, dass in diesem Krankenhaus wohl niemand wirklich glücklich sei und er sich sicher sei, dass auch mein Lächeln in spätestens zwei Monaten verschwunden sein würde. Dieses Gespräch hat mir später noch zu denken gegeben und ich habe mit Tessy darüber gesprochen. Sie bestätigte die Aussage des Anästhesisten und erklärte es damit, dass so viele Mitarbeiter hier fern der Heimat leben und durch den sehr eingrenzenden Lebensstil unter Einsamkeit leiden. Die „Westler" (Mitarbeiter aus Europa, Australien, USA) vermissen in erster Linie ihren freien Lebensstil, während viele Kollegen asiatischer Herkunft, aber auch aus afrikanischen und anderen arabischen Ländern, eher ihre Familien vermissen, von denen sie über Jahre hinweg getrennt leben.

Obwohl wir uns innerhalb des gesamten Krankenhausgeländes offiziell in westlicher Kleidung bewegen können, ziehen sich die meisten Mitarbeiterinnen entweder eine Abaya über oder gehen in Dienstkleidung, wenn sie zur Bank müssen. Als ich in normaler Zivilkleidung die Al-Raji-Bankfiliale betrat, um ein Konto zu eröffnen, bemerkte ich schnell, dass ich die einzige westlich gekleidete Kundin war. Ich hatte alle erforderlichen Dokumente zur Einrichtung des Kontos mitgebracht: ein siebenseitiges, sorgfältig ausgefülltes Formular, – übrigens ohne Durchschlag für den Kunden –, beglaubigte Kopien meiner Iqama (Arbeitserlaubnis) und des Reisepasses sowie ein Beschäftigungs-Certificate meines Arbeitgebers mit Gehaltsangabe. Der Bankangestellte im weißen Gewand tippte die Informationen vom Formular in den Computer und füllte einige Sequenzen aus, die ich frei gelassen hatte. Unter anderem brauchte er angeblich zwingend meine Handynummer, die ich aber nicht angeben wollte. Daraufhin holte er den Manager, der nach minutenlanger Diskussion schließlich einwilligte, das Konto auch ohne meine Handynummer zu eröffnen. Als ich dann aber von einem längeren Text, der sowohl in Englisch als auch in Arabisch abgedruckt war, auch den arabischen Teil unterschreiben sollte, war es mit meiner Geduld zu Ende. Meiner Meinung nach muss es genügen, die englische Version zu unterschreiben, und das hatte ich bereits getan. Niemand kann von mir verlangen, dass ich einen arabischen Text unterschreibe, den ich nicht lesen kann! Auch wenn sie mir versichern, dass es der gleiche Text ist wie der englische. Der Manager wurde erneut geholt und gemeinsam versuchten sie, mir klarzumachen, dass ich ohne diese zweite Unterschrift unter dem arabischen Text kein Konto eröffnen könne. Daraufhin ließen sie mich einfach allein am Schreibtisch sitzen und kehrten nicht mehr zurück, bis ich irgendwann unverrichteter Dinge die Bank verließ. Die Papiere ließ ich einfach liegen.

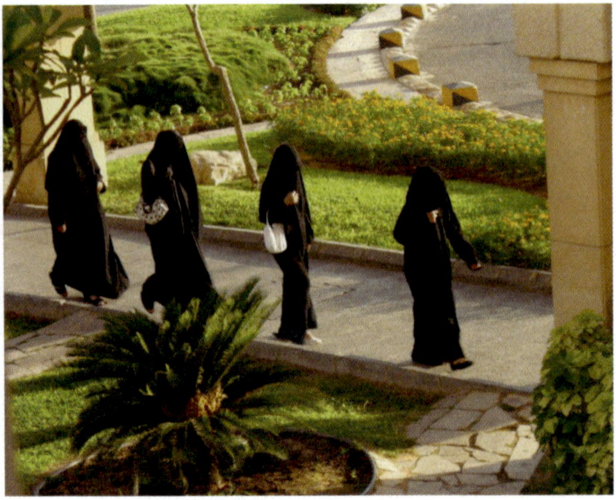

*Heimlich aus dem Fenster fotografiert: Vier völlig verschleierte Frauen nähern sich dem Klinikeingang*

In den letzten Wochen waren mir seitens des Krankenhauses schon unzählige Dokumente und Formulare zur Unterschrift vorgelegt worden, die zwar auf Englisch waren, aber die ich nur widerwillig unterschrieb, weil mir keine Zeit zum Durchlesen gewährt wurde. Mir fehlte aber die Energie, mich dagegen aufzulehnen; zudem war mir klar, dass ich sie, wenn ich hier arbeiten will, sowieso unterschreiben muss. Ich hatte also ohnehin keine Wahl. Mein Unmut darüber hatte in der Al-Raji-Bank wahrscheinlich seinen Höhepunkt erreicht und dazu geführt, dass ich auf stur schaltete.

Noch habe ich genug Bargeld für die nächsten zwei oder drei Monate, da ich mein letztes Gehalt in Form eines Barschecks erhalten hatte. Ich habe also Zeit, mir zu überlegen, wie ich ein Bankkonto eröffnen kann. Als ich Irene, meiner Head Nurse, die Story erzählte, versprach sie mir, mit einem Freund zu reden, der im Vorstand dieser Bank sitzt. Mal sehen, was dabei herauskommt. Da sich auch andere über ähnliche Schwierigkeiten aufregen, ist es wohl an der Zeit, der Bank klarzumachen, dass sie viele Kunden verliert, wenn sie ihr Gebaren nicht ändert. Kürzlich bekam eine Kollegin dort einen 500-Rial-Schein (etwa 100 Euro) Falschgeld ausgezahlt, hat es aber erst zu Hause gemerkt. Nun traut sie sich nicht, es zu reklamieren, weil sie nicht beweisen kann, dass sie das Geld von der Bank bekommen hat – und auf Besitz von Falschgeld stehen hohe Strafen.

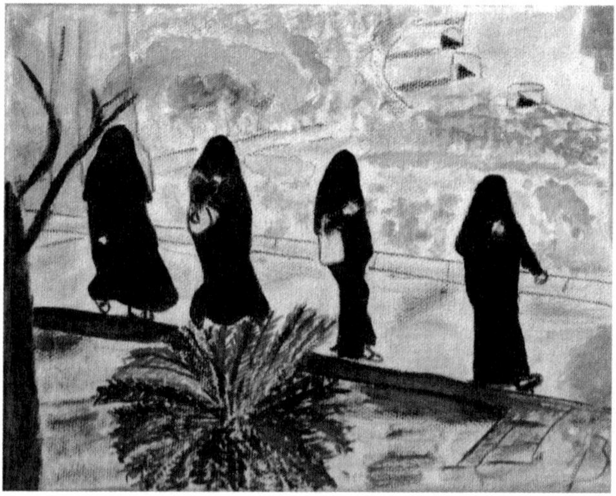

*Die „Vier Frauen", gemalt von der Kölner Künstlerin Kerstin Hadjadji*

Falls Irene nichts für mich erreichen kann, werde ich wohl eines Tages tief Luft holen, in die Bank rennen, alles unterschreiben, was die Gangster von mir verlangen, dabei ihr hämisches Grinsen ertragen, weil sie mich kleingekriegt haben – und dann ganz schnell wieder raus, bevor ich explodiere. Auf Dauer brauche ich das Konto, um mein Gehalt zu bekommen, und auch, um Überweisungen zu machen etc. Ich gehe davon aus, dass andere Banken in Riad nicht besser sind, außerdem sind sie schwerer erreichbar, daher bin ich quasi auf die Bankfiliale hier auf dem Gelände angewiesen. Ich vermute, dass sich die Bankangestellten sowohl durch meine westliche Kleidung als auch mein selbstbewusstes Auftreten provoziert gefühlt hatten. Ihre Missbilligung würden sie niemals offen zeigen, aber es mag der Grund dafür gewesen sein, mir Steine in den Weg zu legen. Ich ahne langsam, wie solche „Verstöße" gegen hiesige Gepflogenheiten geahndet werden. Es ist also Vorsicht geboten.

Mit „Vitamin B" lässt sich in diesem Land allerdings viel machen, so hoffe ich in diesem Fall noch auf Irene. Wenn jemand die richtigen Leute kennt, werden die unumstößlichsten Regeln zunichte, das habe ich hier schon mehrfach erlebt. Zugegeben, nicht nur hier ☺

Es ist halt ein komisches Land, in dessen Städten – als künstlich angelegte Oasen aus der Wüste gestampft – das ganze Leben so künstlich ist wie die Oasen selbst. Künstliche Freundlichkeit, künstliche Ehrlichkeit, künstliche Religion, künstlicher Reichtum … der scheinbar zu verdecken sucht, dass es sich in Wahrheit um ein Entwicklungsland merkwürdiger Güte handelt. Zur Schau gestellte Moral und propagierte feste Regeln ändern sich mit jeder individuellen Situation. Bald beginnt hier der Fastenmonat Ramadan. Moslems fasten dann den ganzen Tag; auch Trinken ist nicht erlaubt. Ich bin gespannt, wie das geht. Aber ich bin sicher, dass auch hier wieder Abstriche zugunsten des persönlichen Wohls gemacht werden.

Ich bin Gast in diesem Lande und beobachte all diese Eigenheiten; mal neugierig interessiert, mal verachtend, mal erstaunt. Viele Umstände betreffen mich als ausländische Angestellte nur in eingeschränktem Maße, außerdem ist es nur ein kleiner Teil meines Lebens, den ich hier verbringe. Früher oder später kehre ich in die Kultur zurück, in der meine Wurzeln liegen und in der ich mich ganz anders bewegen kann. Insofern kann ich die Zeit hier als Abenteuer und – hoffentlich wertvolle – Erfahrung betrachten.

Bis bald wieder.

*Ulla*

# 7. Code Amber und blaue Babys

## 07.09.2007, 15:34 Uhr

Eine meiner wenigen saudischen Kolleginnen ist seit kurzem verheiratet und mit dem Arrangement ihrer Ehe und der saudischen Kultur überhaupt absolut glücklich und zufrieden. Mit ihren 25 Jahren ist Anoud – für hiesige Verhältnisse – sehr selbstbewusst und gebildet. Von anderen saudischen Krankenschwestern hebt sie sich wohltuend ab, was ihr Wissen und die Arbeitsbereitschaft angeht. Die Krankenpflegeausbildung in Saudi-Arabien dauert vier Jahre, danach wird ein „Internship" (ein Praxisjahr unter Anleitung) abgeleistet. Wenn die Absolventen dann im Kalif-Sutari-Krankenhaus arbeiten wollen, müssen sie ein weiteres Jahr unter Anleitung (und reduziertem Gehalt) ableisten. Ich habe mich gewundert, dass saudische Krankenhäuser landeseigenem Pflegepersonal gegenüber so misstrauisch sind, aber nachdem ich gehört habe, wie die Ausbildung abläuft – und das passt absolut mit dem Bild zusammen, welches die meisten von ihnen abgeben – überrascht es mich nicht mehr: Nach ein paar Anatomie-Stunden wird klar, dass dieser Stoff mit Lernen zu tun hat und sich anders nicht anzueignen ist. Das liegt den meisten Saudis wohl gar nicht im Blut und deshalb wird der Unterricht kurzerhand in Religionslehre umgewandelt. Die Koran-Suren hören sie schon von Kindheit an und auch in der Schule nimmt das einen Hauptteil der Stunden ein. Gelangweilt dösen sie dabei vor sich hin oder beschäftigen sich mit ihren Handys (= Lieblingsspielzeug der Saudis!), anstatt zu lernen. Mit dem Pharmakologie-Unterricht läuft es genauso. Ein paar Grundlagen werden vermittelt, aber vertiefender Stoff alsbald ebenfalls durch Religionsunterricht ersetzt... das Ganze nennt sich dann „Saudization". Das erklärte Ziel, das Krankenhaus zunehmend mit landeseigenen Pflegekräften zu besetzen, wird sich wohl noch geraume Zeit in bloßen Bemühungen erschöpfen.

Anoud ist in den USA geboren und erst im Alter von vier Jahren nach Saudi-Arabien gekommen, da ihr Vater damals in den USA studiert hat. Als die Eltern ihres jetzigen Ehemanns bei ihren Eltern Interesse an ihr kundtaten, bekam sie Gelegenheit, sich unter Anwesenheit aller Familienangehörigen zwei Stunden lang mit deren Sohn zu unterhalten. Sie kannte ihn bereits vom Sehen, da seine Familie unweit ihres Elternhauses lebte. Es folgten zwei Monate mit vielen Telefonaten, aber ohne weitere Treffen. Dann fand die Verlobung statt. In den darauf folgenden zwei Jahren gingen sie oft miteinander aus, was jedoch ausschließlich in Begleitung von Freunden oder Familienangehörigen gestattet war; schließlich wurde Hochzeit gefeiert. Die Hochzeitsfeier nach der Trauungszeremonie findet in Saudi-Arabien nach Geschlechtern getrennt statt; wie kann es auch anders sein; gemischte Festlichkeiten gibt es hier ja überhaupt nicht!

Gut für Anoud, dass sie damit so zufrieden ist. Bestimmt kann ich noch einiges Interessante von ihr erfahren. Sie war völlig entsetzt, als ich ihr erzählte, dass sich in Deutschland treffen und zusammenleben kann, wer immer das möchte: unverheiratete Paare, Noch-nicht-Geschiedene mit neuem Partner, Homosexuelle usw.; eben jeder nach seiner Fasson. Eigentlich hätte ich gedacht, dass zumindest durch das Fernsehen, welches viele amerikanische Spielfilme ausstrahlt, eine Vorstellung von westlichem Lebensstil vermittelt würde. Für Anoud ist es dennoch eine fremde Welt mit völlig utopischer Lebensweise.

Manchmal, wenn ich auf Dubai ONE (so eine Art „RTL des Mittleren Ostens") den 22-Uhr-Spätfilm auf Englisch mit arabischen Untertiteln anschaue, frage ich mich, wie die Araber wohl die Handlungen aufnehmen und interpretieren. Immerhin wird dort ein ganz anderes Lebensgefühl unter ganz anderen, für sie fremden Moralvorstellungen und Emotionen transportiert.

Auf mich hingegen wirkt beispielsweise befremdlich, wie sich hier die Männer begegnen: Im Gegensatz zur westlichen Kultur zeigen sie sehr viel gegenseitige Zärtlichkeiten in der Öffentlichkeit: Zur Begrüßung wird sich überschwänglich umarmt, geküsst, und nicht selten gehen Männer Hand in Hand daher. Die Begrüßung unter Frauen (die oft die totale Verschleierung – also inklusive der Augen – tragen) fällt deutlich distanzierter aus.

Kürzlich prallten am Swimmingpool meines Compounds die Kulturen aufeinander und es gab eine aggressive Szene. Ich lag gemütlich auf einer Sonnenliege, so wie ca. acht andere Frauen auch, und es war ruhig und friedlich. Auf einmal tauchten vier arabische Frauen in Abaya und Gesichtsverschleierung auf. Sie wollten wohl einen Schwimmkurs abhalten; eine der vier war die Lehrerin. Sie verschwanden in den Umkleideräumen und kamen nach längerer Zeit wieder daraus hervor: Unter ihren Badeanzügen trugen sie langärmlige T-Shirts und langbeinige Leggins, außerdem Badekappen. Eine von uns Compound-Bewohnerinnen muss wohl ihrer Stuhl-Nachbarin eine Bemerkung über diesen sonderbaren Aufzug zugewispert haben, worüber sich eine der arabischen Frauen sehr aufregte, obwohl sie gar nicht gehört haben konnte, was gesprochen wurde. Sofort eilte sie zum Telefon und rief die Security. Da diese sich aber Zeit ließ, zu erscheinen, begannen die Frauen ihre Schwimmübungen. Als dann endlich zwei Herren eintrafen – das heißt, sie riefen vorsichtig um die Ecke, da sie ja nicht einfach an einen Pool mit halbbekleideten Frauen treten können – rauschten die vier Frauen hastig aus dem Wasser, zogen sich ihre Abayas und Schals über die nasse Badebekleidung und riefen den Herren Security zu, dass sie nun näher kommen sollen.

Dass wir andern zum Teil wirklich sehr knapp bekleidet waren, spielte für sie keine Rolle – und uns machte es ohnehin nichts aus. Lauthals wurde sich über den „Tatbestand der Wisperei" beklagt und Formulare wurden verteilt, um die Beschwerden in schriftlicher Form einzureichen. Endlich war wieder Ruhe eingekehrt, die Männer verschwunden und die Araberinnen wieder bei ihren

Schwimm-Übungen (wobei mir mittlerweile auffällt, dass immer nur Kraulen gelehrt wird und selbst die Lehrerin grottenschlecht schwimmt. Wieso fangen sie nicht mit Brustschwimmen an?), als sich das nächste Unheil anbahnte. Eine von uns westlichen Frauen hatte eine Digitalkamera hervorgeholt, um ihrer Nachbarin ein paar Fotos von einer Party zu zeigen; es war offensichtlich, dass sie nicht fotografierte oder die Kamera auf jemanden richtete. Einer der Araberinnen reichte jedoch der Anblick der Kamera, um das ganze vorangegangene Theater zu wiederholen: Telefon, Security, Abaya über nasse Badeanzüge und Badekappen, lautes Beschuldigen und weitere Formulare. Rufe nach Respekt wurden laut und dann keifte eine von ihnen, dass wir doch alle zurück in unsere Heimat gehen sollten, wir würden hier nicht gebraucht…

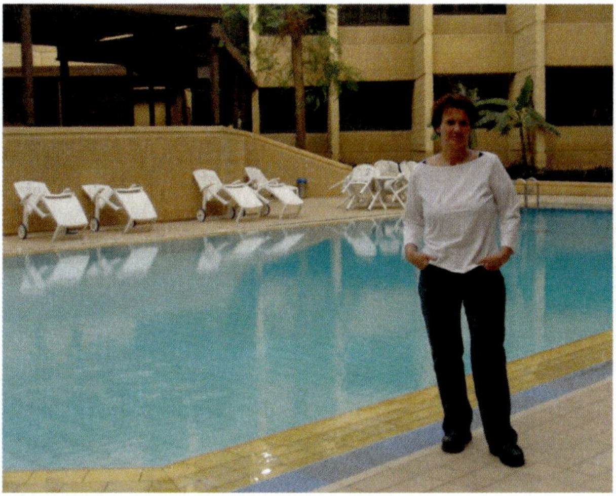

*Am Swimmingpool meines Wohn-Compounds (α-Complex)*

Ich fand das sehr interessant, zeigte es doch, wo diese Überempfindlichkeit ihre Wurzeln hatte. „Saudization" hin oder her, sie werden uns noch über Jahre hinweg brauchen. Ohne ausländische Kräfte würde der Krankenhausbetrieb sofort zusammenbrechen. Ob das den Unmut ausmacht, der vielleicht unter so mancher Oberfläche schwelt und in solchen Situationen offenbar wird? Die Besitzerin der Kamera forderte im Gegenzug ebenfalls Respekt ein und argumentierte, dass dieser abgeschlossene Compound unser Zuhause sei und damit der einzige Ort weit und breit, an dem wir uns frei bewegen dürften; außerdem habe sie gar nicht fotografiert. Die vier Araberinnen wohnen nicht einmal in unserem Compound, hatten nur die Erlaubnis vom Social Club, ihren Schwimmkurs hier abzuhalten. Dagegen hätte auch niemand etwas einzuwenden gehabt, aber dass sie unsere Ruhe dermaßen provokant zerstörten und uns als ihre Feinde betrachteten, erschien zunächst unverständlich. Vielleicht war es auch nur Neid auf die freizügige und anfänglich ungezwungene Situation am Pool, die sie so aggressiv gemacht hat – wohl wissend, dass sie sich selbst niemals so frei zeigen dürfen.

In diesem Land ist vieles im Umbruch begriffen und da ist es nur normal, dass man nicht jedem willkommen ist und sich die Gemüter in verschiedene Lager aufteilen.

Auf meiner Station wird mir weiterhin so viel Hilfsbereitschaft und Freundlichkeit entgegengebracht, dass es mich manchmal direkt erstaunt. Trotz der Cliquenbildung arbeiten mir viele Kollegen zu und ich habe das Gefühl, dass mein Temperament genau in dieses Team passt und willkommen ist. Im Gegensatz zu vielen anderen aus meiner Gruppe (also die zur gleichen Zeit nach Riad kamen) habe ich es auf U2 wirklich gut getroffen.

Wenn ich eine der vielen Abkürzungen erklärt haben möchte oder ein chirurgisches Procedere, welches ich nicht kenne, dann frage ich am liebsten Anoud. Sie spricht – im Gegensatz zum übrigen saudischen Personal und auch vielen anderen Kollegen – astreines Englisch und hat zudem die Gabe, den Sinn einer Frage zu erfassen und punktgenau zu beantworten. Die anderen wissen oft nur, was mit einer Abkürzung in der Praxis anzufangen ist, aber nicht ihre genaue Bedeutung. Anoud jedoch weiß sehr viel und kann hervorragend erklären.

An die – meines Erachtens unnötige – Übertechnisierung einiger Arbeitsvorgänge habe ich mich mittlerweile gewöhnt. Um einen Blutzucker zu messen, startet man das Gerät, welches nach einem langen Self-Test nach meiner ID-Nummer fragt, dann nach der MRN (Medical Record Number) des Patienten, dann nach der LOT Nr. auf dem Teststreifen-Behälter. Gibt man später das Ergebnis in den Computer ein, muss man noch eintippen, mit welchem Gerät (sie sind durchnummeriert) man gemessen hat. Einmal im Monat wird das Gerät an den PC angeschlossen und alle Daten ans Labor übersendet.

An ein Computerspiel erinnert mich die Pyxis-Maschine, das ist unser Medikamenten-Automat. Hier werden Tabletten nicht einfach aus dem Schrank genommen, nein, das wäre ja viel zu einfach. Man tippt den Touchscreen an und wird daraufhin nach seiner ID-Nummer gefragt, die man mittels der Tastatur eingibt. Dann kommt die „Bio-data-Autorization“: Hierzu legt man seinen rechten Zeigefinger auf ein kleines Scan-Feld und der Fingerabdruck wird eingelesen. Dieser wurde bei der initialen Registrierung für die Benutzung dieser Maschine vierfach eingespeichert, so hat die Maschine beim Einloggen ein Vergleichsmuster. Wurde der Fingerabdruck erkannt, erscheint die aktuelle Patienten-

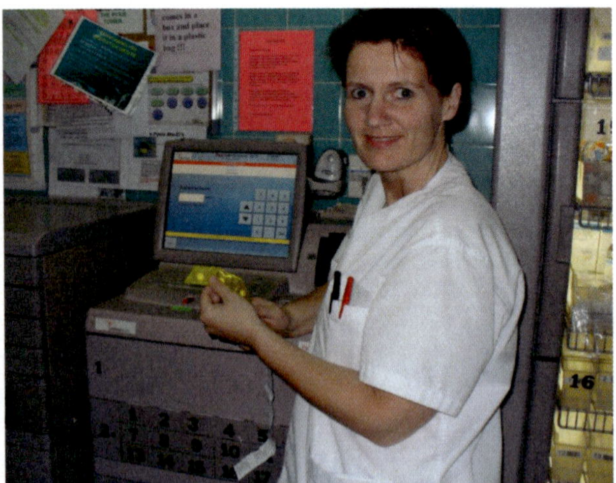

*Am Medikamenten-Automaten (Pyxis-Maschine)*

liste der Station. Aus dieser kann ich Namen oder Zimmernummer auswählen (letzteres ist bei der häufigen Namensgleichheit hier anzuraten – zu viele heißen Abdullah oder Ahmad oder Mohammed). Klicke ich also ein bestimmtes Zimmer an, erscheint die komplette Medikamentenliste des betreffenden Patienten. Nun brauche ich nur noch auf dem Touchscreen anzutippen, welche Tabletten ich haben will und zum Schluss auf „Remove Selections". Die Maschine öffnet nun eine Schublade nach der anderen, nicht ohne mich vor jedem Medikament noch mal zu fragen, ob ich die volle Dosis von dem und dem entnehmen möchte und ich mit „Yes" bestätigt habe. Jede der Schubladen hat viele kleine Fächer, die je mit einem Kläppchen verschlossen sind. Es geht dann natürlich nur das Kläppchen zum bestimmten Medikament auf. Die Maschine fragt nun nach der vorhandenen Stückzahl der Tabletten. Zählt man falsch, hat man nur noch eine Chance, sich zu korrigieren, danach ist der gesamte Vorgang gesperrt. Man zähle also gewissenhaft, die Maschine sagt okay und dann kann man eine Tablette entnehmen. Die Tabletten sind einzeln eingeschweißt. Dann schließt man das Kläppchen und der Bildschirm sagt, dass man die Schublade schließen soll und fragt dann nach der nächsten Tablette und öffnet die entsprechende Schublade und Klappe.

Auf Stationen, auf denen schwerer erkrankte Patienten mit langen Medikamentenlisten liegen, entsteht zu den vorgegebenen Zeiten (morgens, mittags und abends) regelmäßig eine Warteschlange vor der Pyxis-Maschine, die für alle Pflegekräfte nervtötend ist. Bei uns bekommen die Patienten allerdings relativ wenige Medikamente, sodass es seltener zum Stau kommt, und deshalb kann ich die bekloppte Maschine sogar irgendwie leiden. Man kann sie auch austricksen und ihr mit diebischer Freude zum Beispiel eine Kopfschmerztablette für einen Angehörigen (Sitter) entnehmen, ohne eine Diskrepanz zu verursachen.

Mir ist aufgefallen, dass in den Patientenakten nirgends ein Geburtsdatum auftaucht, was in Deutschland zusammen mit dem Namen unverzichtbar zur Feststellung der Identität ist. Nur das Alter ist angegeben, welches allerdings nur als grober Anhaltspunkt zu betrachten ist. Das kommt daher, dass die genaue Dokumentation von Geburten noch relativ neu ist.

Wenn die Eltern von Neugeborenen ihr Kind staatlich registrieren lassen wollen, müssen sie erst den kompletten Grund-Impfstatus nachweisen, auf welchem auch das korrekte Geburtsdatum vermerkt ist. Auf diesem Wege soll eine verbesserte Dokumentation vorangetrieben werden. Irgendwann in der Zukunft werden also vermehrt Geburtsdaten in den Akten auftauchen. Bis dahin arbeiten wir mit der MRN (Medical Record Number), die allerdings nur innerhalb dieses Krankenhauses gilt, also nicht landesweit einen Einwohner identifiziert.

Allerdings ist es wohl nicht so ganz einfach, eine solche MRN bei uns zu erhalten. Katri erzählte, dass Patienten, die in der Notaufnahme auftauchen, aber keine MRN haben, einfach wieder weggeschickt und nicht behandelt werden –

sofern sie nicht den Kopf unter dem Arm tragen. Wir wissen aber nicht genau, wie diese Nummern vergeben werden.

Manchmal schreiben Patienten, die vom KSH abgelehnt wurden, Briefe ans Königshaus und bekommen dann eine Royal Order und müssen doch aufgenommen werden. Oder wenn jemand über persönliche Kontakte zum Königshaus verfügt, braucht er nicht einmal eine MRN, so wie die V.I.P.-Patienten oder Mitglieder des Königshauses selbst.

Wenn Katri in dem Gewühl von Personal in der riesigen Notaufnahme (pro Schicht sind dort 12 Pflegekräfte, viele Ärzte, vier Stationssekretäre und jede Menge Hilfskräfte, Pflegehelfer, Transportleute usw.) dringend einen Kinderarzt sucht, bleibt ihr oft nichts anders übrig, als einzelne Ärzte anzusprechen: „Entschuldigung, sind Sie Kinderarzt?" Oft bekommt sie dann zur Antwort: „Thank God, I'm not!", und muss weitersuchen ...

In der Notaufnahme sind immer zwei Pflegekräfte mit der „Triage" beauftragt, das heißt, sie nehmen eine Erst-Einschätzung aller ankommenden Patienten vor und ordnen ihnen dann eine farbige Karte zu, die für die jeweilige Dringlichkeit der Behandlung steht. In Deutschland gibt es so ein System – meines Wissens – nur im Rettungsdienst bei Katastrophenfällen. Aber was sage ich, der Betrieb hier ist ja eine Katastrophe ... in vielerlei Hinsicht jedenfalls. Mir geht es hier nur so gut, weil die Atmosphäre auf meiner Station okay und die Arbeitsbedingungen akzeptabel sind; dass hier viele Dinge im Argen liegen, hat ja keinen großen Effekt auf mein persönliches Wohlbefinden.

Es gibt hier einen „Code Amber" für Katastrophenfälle (also für noch größere als die täglichen Katastrophen). Dieser wurde in den letzen Jahren mehrfach ausgelöst, bei Massenaufkommen von Patienten nach Anschlägen – auch auf das Krankenhaus selbst – und nach größeren Unfällen. Da meine Station in erster Linie leicht Erkrankte behandelt (Leute, die geplant zu chirurgischen/orthopädischen Eingriffen kommen), sind wir auf U2 die ersten, die im Falle eines Code Amber Platz machen müssen. Das heißt, wir würden so viele Patienten wie möglich entlassen oder auf andere Stationen verlegen und die neuen Notfälle versorgen. Hoffentlich passiert so was nicht, solange ich hier bin.

Katri findet sich in der quirligen Notaufnahme langsam zurecht, auch wenn sie sich noch an die vielen „blauen Babys" gewöhnen muss, die ihr während der bereichsspezifischen Einarbeitungsphase angekündigt worden waren. Viele Eltern kommen mit ihren Babys, die aufgrund ihrer Grunderkrankungen (zum Beispiel Herzfehler) luftnötig und blau angelaufen sind. Oft wird nur minimale Diagnostik betrieben und nach kurzzeitiger Sauerstoffgabe wieder nach Hause geschickt, da die Erkrankungen entweder inoperabel sind oder die Eltern in eine adäquate Behandlung nicht einwilligen.

Ohnehin wird das Krankenhaus oft als Wunderheilanstalt angesehen: Man geht hinein und will gefälligst sofort geheilt wieder herauskommen. Ist das nicht machbar, wird sich enttäuscht abgewandt. Geduld, Langzeittherapie, Kooperation oder sogar eigene Verhaltensänderung – sprich aktive und eigenverantwortliche Mitgestaltung des Genesungsprozesses – halten viele für völlig inakzeptabel und unprofessionell. So zumindest der allgemeine Tenor, der zum Glück auch Ausnahmen findet, am ehesten unter der gebildeteren Bevölkerungsschicht.

Manchmal beneide ich Katri um das Gewühl in der Notaufnahme und überlege, ob ich mich dorthin versetzen lassen soll. Andererseits bin ich froh, gerade unter dem Aspekt des Auslandsaufenthalts, dass ich so eine ruhige Insel wie meine Station gefunden habe. Selbst im Vergleich zu anderen Normal-Stationen geht es bei uns eher geordnet zu. Zwar haben wir viel Lauferei und die Patienten-Fluktuation ist unglaublich groß (das bedeutet jeden Tag viele Aufnahmen und Entlassungen), aber unsere Patienten sind grundsätzlich vergleichsweise fit und das bedeutet ganz klar ein niedrigeres Verantwortungsrisiko. Bei den vielen Regularien hier (all die Policys, Guidelines, Pathways usw.) und merkwürdigen Vorgehensweisen, die man unterschreiben muss und die jedes Fehlverhalten ausschließen sollen und doch in der Praxis unmöglich einzuhalten sind, ist es mir lieber, in einem Bereich mit geringerem Risiko zu arbeiten. Schließlich bekomme ich das gleiche Gehalt wie die Kollegen, die jeden Tag mit brenzligen Situationen und noch krasserem Widerspruch zu den Policys konfrontiert sind und sich dabei viel eher auf Glatteis begeben.

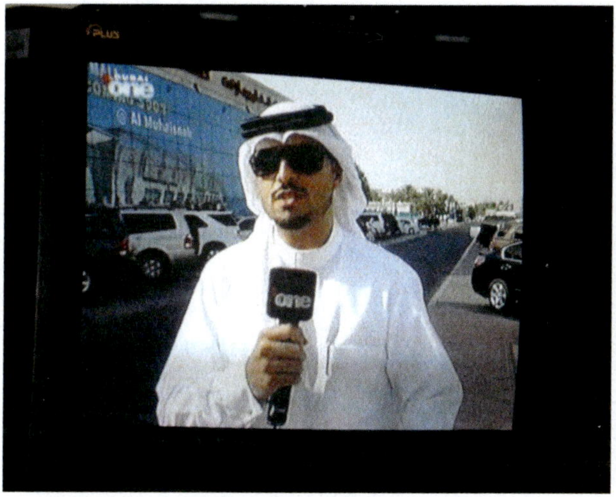

*Auch der Fernsehansager des Senders „Dubai One“ trägt eine Ghutra (Kopfbedeckung der Männer)*

Neben all der Kritik, die man sicherlich zu Recht an diesem Land, der Kultur, Religion und Mentalität üben kann, gibt es natürlich auch positive Seiten. Ich glaube nicht, dass deutsche Patienten so geduldig und freundlich wären, wenn sie von Leuten gepflegt würden, die nicht ihre Sprache sprechen, sondern mit denen sie mühevoll einen noch so kleinen gemeinsamen sprachlichen Nenner erarbeiten müssten, was häufig den Verzicht auf detaillierte Informationen bedeutet. Bei dem so entstehenden englisch-arabischen Kauderwelsch bieten sie einem noch frische Datteln und arabischen Kaffee an oder die Sitter laufen los und bringen einem Kaffee von STARBUCKS mit und helfen, die Betten neu zu beziehen, oder übernehmen die Grundpflege des Patienten. Wenn sie ein weinendes Kind sehen, welches sie überhaupt nicht kennen, kann es vorkommen, dass sie spontan Süßigkeiten und Spielsachen für dieses fremde Kind kaufen. Oder neulich, als ich im Mailroom war, um zwei Postkarten und einen Brief abzuschicken, was zusammen 10 Rials gekostet hätte (ca. 2 Euro): Da hatte ich nur einen 100-Rial-Schein dabei, und da der Mailroom „eigentlich" schon geschlossen war, hatten sie kein Wechselgeld greifbar. Aber es war kein Problem, der Mann am Schalter meinte, ich solle einfach beim nächsten Mal bezahlen, und hat meine Post kostenlos versendet, ohne auch nur nach meinem Namen zu fragen.

Selbst die klare Rollenstruktur – zumindest in ihrer Grundsätzlichkeit – wird von vielen saudischen Männern und Frauen mit Zufriedenheit gelebt. Nachvollziehen kann ich das insofern, als ich beobachte, wie viel Unzufriedenheit in den westlichen, „freien", Ländern herrscht, wo so viele Leute mit dem Geschenk der Freiheit – welches auch den Verlust festgelegter Rollen zur Folge hat – überhaupt nichts anzufangen wissen. Freiheit ist ein Werkzeug, mit dem man umgehen können muss, es gehört viel Disziplin und Verantwortung dazu. In erster Linie findet Freiheit aber im Kopf statt und wird von jedem selbst definiert. Ich habe begonnen, viel über dieses Thema nachzudenken.

Umso komischer klingt es wahrscheinlich, wenn ich jetzt berichte, dass ich mich gestern furchtbar eingesperrt gefühlt habe, weil ich mein E-Mail-Programm den ganzen Tag nicht öffnen konnte (technische Störung?) und dann noch vor verschlossenen Toren am Geländeausgang stand, als ich einkaufen wollte. Vielleicht war es zu, weil Wochenende war, oder ob bloß Prayertime war? Keine Ahnung. Mir wäre nur noch das große Haupttor geblieben, was einen riesigen Umweg bedeutet hätte, den ich in der sengenden Hitze für unzumutbar hielt. Da fühlte ich mich wirklich mal wie im Käfig.

Nach der erschöpfenden Einarbeitungsphase geht es mir jetzt gut und ich genieße es, langsam Routine zu bekommen und den Kopf frei zu haben für weitere Informationen, Procedere usw., die nicht täglich zur Anwendung kommen. In den kommenden sechs Wochen stehen außerdem fünf eintägige Kurse an, für die ich im Vorfeld viel Material durcharbeiten und Hausaufgaben abgeben muss. Ich hoffe, dass ich keine der Prüfungen, mit denen jeder Kurs abschließt, wiederholen muss.

Natürlich habe ich auch meine Tiefs und ich bin noch dabei, zu erspüren, was es heißt und für mich bedeutet, in Saudi-Arabien zu sein. Von Happyness und Abenteuergeist über Weltenbummlergefühl und Entdeckermentalität bis hin zu Einsamkeit und Anflügen von Panik kommen die unterschiedlichsten Empfindungen auf. Ich glaube, ein beruflicher Auslandsaufenthalt ist der intensivste Selbsterfahrungs-Trip überhaupt. Man muss sich in einer völlig neuen Umgebung beweisen, sich ausschließlich in einer Fremdsprache verständigen, sich in einer völlig fremden Kultur bewegen, ohne einen Freund oder Familienangehörigen aus der Heimat greifbar zu haben. Dabei entdeckt und entwickelt man an sich selbst ganz neue Facetten.

Letzte Woche traf ich eine Physiotherapeutin, von der mir Kollegen erzählt hatten, sie sei aus Deutschland. Carmen ist zwar in Berlin geboren und hat später in Essen ihre Ausbildung gemacht, aber ansonsten ist sie in Südafrika und Thailand aufgewachsen und spricht kein perfektes Deutsch. Sie hat mich mit Marita, einer deutschen Krankenschwester, in Kontakt gebracht, die auch in meinem Compound wohnt und seit zwei Jahren hier arbeitet. Mir fällt auf, dass eigentlich alle (zumindest die von westlicher Herkunft), die bereits seit mehreren Jahren hier sind, dem Alkohol sehr zusprechen, wobei Wein ganz oben auf der Liste steht. Obwohl strengstens verboten, bekommen sie ihn immer irgendwo her und horten ihn – getarnt in Obstsaftflaschen – im Kühlschrank. Marita meinte, ohne das hielte man es hier nicht aus. Ich glaube nicht, dass uns viel verbindet, aber es war nett, mal wieder ein paar Takte Deutsch zu reden.

Da ich nicht weiß, wie sich die Dinge hier für mich entwickeln werden, habe ich jetzt angefangen, mich für eine Arbeitserlaubnis in Australien zu bewerben. Nicht, dass ich derzeit wirklich vorhabe, dorthin zu gehen. Aber die staatliche Registrierung als Krankenschwester dort dauert 9–12 Monate. Im Fall der Fälle ist es einfach gut, eine Alternative zu haben …

In diesem Sinne,
viele Grüße aus Riad

*von Ulla*

# 8. Die spinnen, die Saudis!

## 30.09.2007, 02:08 Uhr

Wo wohnen nur all die Leute, frage ich mich, wenn ich mit dem Krankenhaus-Frauen-Bus zum Einkaufen fahre. Immerhin ist Riad eine 5-Millionen-Einwohner-Stadt, aber während der Fahrt sehe ich nur Einkaufszentren, große Leuchtreklamen und riesige Gebäude, die eher nach Firmen und Betrieben oder öffentlichen Gebäuden aussehen. Nur hier und da entdecke ich hinter hohen Mauern und Stacheldraht Häuserblocks, die vielleicht Wohnhäuser sein könnten. Selbst wenn es dunkel ist, sieht man kein erleuchtetes Fenster; nur wenn man genau hinschaut, erkennt man wenige kleine Lichtstreifen, die sich an lichtundurchlässigen Vorhängen vorbeimogeln und auf Leben hinweisen. In Saudi-Arabien leben die Menschen also hinter Mauern und zugezogenen Vorhängen. Es laufen auch keine bzw. nur sehr vereinzelt Leute die Straßen entlang, und dann eigentlich nur Männer. Dies ist kein Land, in dem zu Fuß gegangen wird und besonders Frauen zeigen sich nicht offen auf der Straße.

Die „Saudization" versucht man nicht nur im Gesundheitswesen voranzutreiben, sondern in allen Dienstleistungsbereichen. Allerdings gestaltet sich dieser Prozess in anderen Bereichen (Supermärkte, Tankstellen, Restaurants usw.) genauso schwierig wie in den Krankenhäusern. Die Arbeitseinstellung der Saudis ist einfach zu schlecht, als dass sich damit ein Betrieb aufrechterhalten ließe. Sie schlafen gerne lange, kommen wann es ihnen passt und arbeiten nachlässig. Der Dienstleistungs-Geist liegt ihnen nicht gerade im Blut. Die Ölquellen werden irgendwann versiegen (auch wenn das oft vehement bestritten wird) und damit die größte Geldquelle. Das ist wohl der Hauptgrund für alle „Saudization"-Bemühungen. Die Araber werden sich nicht mehr lange ausländische Arbeitskräfte leisten können, die für sie arbeiten. Eine eigene Arbeitskultur zu entwickeln, fällt ihnen schwer, da die nötige Einstellung zur Arbeit fehlt. Sicherlich wird man auch Saudis finden, auf die diese Beschreibung nicht zutrifft, aber da muss man schon suchen… Zumindest ist das mein Eindruck und auch das, was ich oft höre (sogar von Saudis selbst).

Erstaunliche Gleichgültigkeit zeigt sich auch oft im engsten Familienkreis. Zwar wird durch häufiges und ausgedehntes Zusammensein der Familien und gemeinsame Ausübung religiöser Rituale ein großer Zusammenhalt demonstriert. Schaut man das Verhalten aber im Detail an, kommt dabei Trauriges zutage. In der letzten Zeit habe ich diesbezüglich immer wieder frustrierende Erfahrungen gemacht.

Es kam schon mehrfach vor, dass, während ich ein Kind behandele, welches ängstlich ist und weint, die Mutter an der Situation überhaupt nicht teilnimmt, sondern mit dem Handy telefonierend im Zimmer umher wandert oder im Wege steht, derweil der alte „Baba“ – wahrscheinlich Ehemann der jungen Mutter – Wurzel kauend in der Ecke vor sich hin sinnt. Es stört sie auch nicht, dass auf dem Boden zahlreiche Fast-Food-Verpackungen vom Vorabend herumliegen.

Oder Eltern legen ihr frisch operiertes Kind vom Bett auf den Sessel, damit die Mutter es sich auf dem Bett bequem machen kann. Dass sie dabei auf dem Infusionsschlauch liegt, der von der Infusionspumpe quer über das Bett zur Hand des Kindes führt und dadurch so unter Spannung gerät, dass der Zugang fast aus der Hand gerissen wird, ist ihr dabei egal.

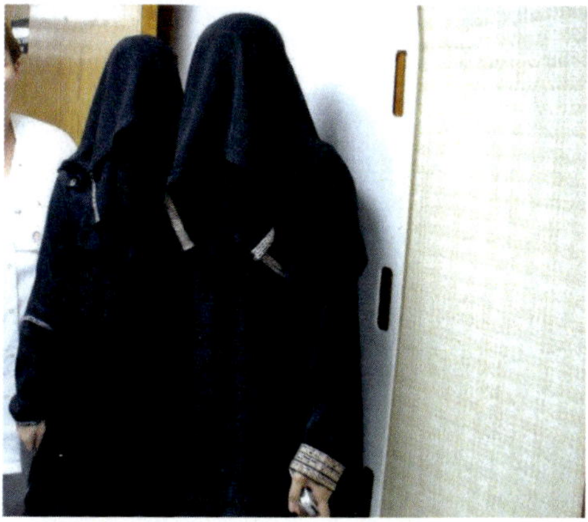
*Patientin mit Besucherin*

Ein anderes Beispiel ist ein sechsjähriger Junge, der zwei seiner Brüder als Sitter hat, obwohl nur ein Sitter gestattet ist. Den halben Tag über schlafen die halbwüchsigen Brüder, während der Kleine in seinem Bett herumturnt, sämtliche erreichbaren Knöpfe drückt (Klingel, Notfall-Alarm, das Bedienfeld medizinischer Geräte etc.) und sonstigen Unfug treibt. Selbst wenn seine Infusionspumpe Alarm gibt, kümmern sie sich nicht darum, sondern schlafen einfach weiter. Am späten Nachmittag bis tief in die Nacht treiben sie sich dann irgendwo herum und lassen den kleinen Bruder stundenlang alleine. Sie genießen einfach nur die freie Kost und Logis im Krankenhaus.

Überhaupt habe ich mich gewundert, dass die Patienten alle mindestens einen Verwandten haben, der Zeit hat, als Sitter zu fungieren. Müssen die nicht arbeiten? Anoud erklärte mir auf diese Frage, dass die meisten Saudis tatsächlich nicht arbeiten oder nur gelegentlich – und wenn, dann bekommen sie eine Bescheinigung vom Krankenhaus, aufgrund derer sie von ihrem Arbeitgeber weiter bezahlt werden, so wie im eigenen Krankheitsfall. So steht also auch einer längerfristigen Anwesenheit im Krankenhaus nichts im Wege.

Natürlich sind die Leute nicht alle gleich. In manchen Zimmern ist es sauber und aufgeräumt: Auf den Beistelltischen stehen schicke Thermoskannen, gefüllt mit arabischem Kaffee, und große Schalen mit Datteln oder sonstigen Leckereien, die aufwändig drapiert sind und jedem angeboten werden, der das Krankenzimmer betritt. Bei solchen Familien kann man auch mit Sittern rechnen, die bei der Arbeit am Patienten behilflich sind und sich aufmerksam um ihren Verwandten kümmern.

Immer noch gewöhnungsbedürftig ist für mich die Situation, wenn ein Mann (Reinigungspersonal, Servicekraft, Pfleger oder Arzt) das Zimmer einer Patientin betreten will. An jedem Zimmer, welches mit einer Frau belegt ist (egal, ob als Patient oder Sitter), hängt ein entsprechendes Hinweisschild. Männer müssen bei diesen Zimmern immer erst klopfen, rufen und dann warten, bis sich die Frauen drinnen verschleiert haben, bevor sie dann eintreten können. Wenn ich mit einem Arzt zu einer Patientin gehen will, gehe ich vor und bitte die Frau, sich entsprechend zu verhüllen, dann erst kann ich dem Arzt sagen, dass er jetzt reinkommen kann. Wenn weibliche Patienten auf einer Trage zum OP oder einer Untersuchung gefahren werden, dann ziehen sie sich das Bettlaken bis über den Kopf, um ihr Gesicht nicht zu zeigen. In Deutschland fährt man nur Leichen so über den Flur, deshalb wirkt das auf mich immer ein bisschen unheimlich.

Viele Moslems in Saudi-Arabien beten fünf Mal am Tag. Der Ruf zum Gebet ertönt zu den jeweiligen Zeiten über die ganze Stadt aus zahlreichen Lautsprechern von den Türmen der Gebetshäuser und Moscheen. Im Krankenhaus sind zu diesem Zweck Lautsprecher auf den Korridoren. Angenehm leise dringt der sonderbar unmelodiöse Gesang durch die Gänge; in den Zimmern breiten die Leute daraufhin die Gebetsteppiche in Richtung Mekka aus (entsprechend dem Orientierungspfeil an den Zimmerdecken) und zelebrieren ihr Gebet. Für bettlägerige Patienten haben wir flache Schachteln mit einer Art Puderschwamm darin. Wer die obligatorische Waschung vor dem Gebet aus Gesundheitsgründen nicht vollziehen kann, der führt ersatzweise eine Trockenreinigung durch. Nach dem Koran sollte dies eigentlich mit Erde geschehen; aus hygienischen Gründen ist dies aber nicht praktikabel. Der Puder ist daher als Symbol dafür gedacht. Die Patienten pressen ihre Hände flach auf das Puderkissen und betupfen dann ihr Gesicht damit, so wie sie es sonst mit Wasser oder Erde tun würden.

Hier ist momentan Ramadan, der neunte Monat im Hijra-Kalender. Im Islam wird in diesem Monat gefastet, d. h. zwischen Sonnenauf- und Untergang wird nicht gegessen, getrunken und auch keine Sexualität ausgeübt. Meine arabischen Kollegen bekommen in diesem Monat einige Tage zusätzlich frei (bei vollem Gehalt) und an den wenigen Arbeitstagen ein halbe Stunde zusätzliche Pause. Sogar eine schwangere Kollegin fastet. Zwar könnte sie aufgrund der Schwangerschaft das Fasten aussetzen, müsste es aber nach der Entbindung nachholen (außerhalb des Ramadan), daher macht sie es lieber jetzt. Ihre ständigen Kopfschmerzen und reduzierte Arbeitsleistung führen bei den meisten nichtmuslimischen Kollegen zu Unverständnis und Verärgerung. Sogar die saudischen Ärzte operieren, während sie fasten. Allerdings ist das OP-Programm nicht so voll wie sonst, und der Betrieb fängt morgens etwas später an. Auch Andersgläubige dürfen während des Ramadan tagsüber nicht in der Öffentlichkeit essen oder trinken.

Den Patienten steht es frei, zu fasten oder nicht; viele tun es aber, egal, ob sie Diabetiker sind oder anderweitig schwer erkrankt. Eine Frau Mitte dreißig hat einen fußballgroßen Tumor außen an der Hüfte, sie kann nur noch auf der linken Seite liegen und gebückt gehen. Den ganzen Tag sitzt eine ganze Runde von Frauen um ihr Bett herum, die hastig ihre Schleier vors Gesicht klappen, sobald ich das Zimmer betrete. Obwohl der stark durchblutete Tumor eine kritische Blutarmut im Körper verursacht, verweigert die Frau Blutkonserven und auch die dringend nötige Operation. Natürlich fastet auch diese Patientin! Allerdings weiß ich nicht, ob sie das aus Überzeugung tut oder gezwungenermaßen. Neulich wollte der Essensverteiler ein Frühstückstablett ins Zimmer stellen, wurde aber vom wütenden Ehemann rausgescheucht. Strenggläubige Patienten verweigern während des Tages sogar intravenöse Flüssigkeitszufuhr.

Nach Sonnenuntergang geht dann die große Schlemmerei los. Es wird in Gemeinschaft gespeist bis tief in die Nacht. Die ohnehin langschläfrigen Saudis dehnen momentan ihren Nachtschlaf oft bis 14 oder 15 Uhr aus. Dementsprechend ruhig ist es morgens in der ganzen Stadt und auch im Krankenhaus. Abends dagegen sind die Einkaufscenter überfüllt und auf den vielen mehrspurigen Straßen der Stadt bilden sich riesige Staus, da jedermann mit Kind und Kegel unterwegs ist. Im Supermarkt schiebt man seinen Wagen nur mit Mühe durch die Massen von schwarz verhüllten Frauen und Männern in weißen Dishdashas.

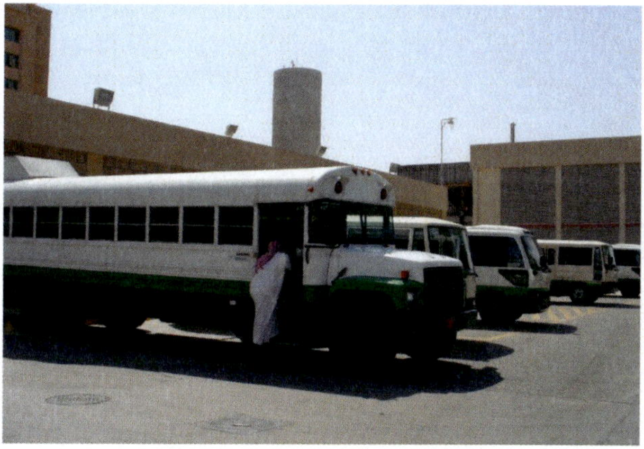

*Die Einkaufsbusse für weibliche Mitarbeiter*

Die abendlichen Busfahrten in dem altmodischen Bus mit ausladender Kühlerhaube, manuellem großem Türöffnungshebel und ohne Innenbeleuchtung nehmen Katri und ich nicht mehr so oft in Anspruch. Da die Fahrt immer an unserem Wohn-Komplex anfängt und dann alle anderen Unterkünfte abklappert, bei der Rückfahrt das gleiche Spiel rückwärts, kommt es am Ende auf insgesamt eine Stunde Fahrzeit – und das für einen Supermarkt, der ca. zehn Fahrminuten entfernt liegt. Meist ist uns das zu zeitaufwändig und nervig. Kürzlich sind wir trotzdem noch mal mitgefahren, um bei Ikea einzukaufen. Auf der Rückfahrt kam uns die glorreiche Idee, an einem anderen Wohnkomplex auszusteigen, der – wenn auch außerhalb des Krankenhausgeländes – nicht allzu weit vom α-Komplex entfernt liegt. So sparten wir viel Herumfahrerei. Allerdings fanden wir das Tor verschlossen vor, als wir das Gelände erreichten. Ich war ja inzwischen geübt in der Disziplin „Tor-Klettern-mit-Abaya-und-Einkaufstüten", aber Katri brauchte etwas Ermutigung. Letztlich schaffte sie es aber und durfte nun auch mal die verwunderten Blicke der nutzlosen Kalif-Sutari-Hospital-Security-Leute genießen. Als dann ein Krankenhaus-Geländewagen angefahren kam, dachten wir, jetzt gäbe es Ärger. Ich legte mir gerade ein paar passende Kommentare zurecht, als der Fahrer uns lediglich freundlich anbot, uns zu unserem Compound zu bringen. Prima, so schnell waren wir noch nie vom Einkauf zurück!

Meistens ziehen wir es inzwischen vor, zu Fuß in den nahe gelegenen Hyper-Panda-Supermarkt zu gehen. Ich wurde von Kollegen gewarnt, dass man als westlich aussehende Person dort aufpassen solle, dass man an der Kasse den korrekten Wechselgeld-Betrag zurückbekommt und es kein Falschgeld ist. Eigentlich richtet sich der Hass einiger Saudis gegen Amerikaner, aber Europäer und Australier werden wegen ihres ebenfalls westlichen Aussehens manchmal genauso Opfer von Diskriminierungen oder Attacken.

Daher müssen auch wir aufpassen. Die deutsche Botschaft schickt mir immer wieder Terror-Warnungen und berichtet, dass in den letzten Jahren eine Norwegerin und eine Deutsche auf offener Straße erschossen wurden. Von häufigen Aufenthalten an öffentlichen Plätzen und Menschenansammlungen wird abgeraten, ebenso von Reisen innerhalb des Landes. Besonders gefährlich und schlecht einzuschätzen seien Aktionen von fanatischen Einzeltätern.

War ich es bisher gewöhnt, eine Supermarkt-Kasse ausschließlich nach der kürzesten Warteschlange auszuwählen, so habe ich inzwischen das Kriterium auf die Wahl des Verkäufers erweitert, da ich mittlerweile schon weiß, wer mit mir und meinen Einkäufen sehr rüde umgeht und wer nicht. Einmal wurden wir positiv überrascht: Ich war noch am Bezahlen (und Katri stand noch in der Schlange an einer andern Kasse), als mich ein Mann ansprach, ob ich vom Kalif-Sutari-Krankenhaus sei. Er sei Busfahrer und wolle mich mitnehmen. Er nahm meinen Wagen und bewegte sich langsam Richtung Ausgang. Ich bezahlte zu Ende und machte eine Geste, dass ich noch auf Katri wartete. Sie schloss sich dann verwundert an und ich versuchte, den Mann einzuholen und das Schieben meines Wagens selbst zu übernehmen. Aber keine Chance … Katri und ich sahen uns nur an und fragten uns, ob das alles mit rechten Dingen zuging. Wir erreichten einen Bus, der laut der Beschriftung dem Supermarkt gehörte, und der Fahrer räumte fleißig unsere Taschen und Tüten ein. Wir sagten ihm, dass wir im Wohn-Komplex wohnen und da wir die einzigen Fahrgäste waren, startete er gleich los und brachte uns schnurstracks bis vor die Haustür, wo er uns half, die Einkäufe aus dem Bus zu räumen – und das als kostenlosen Service. Wir freuten uns sehr darüber, besonders weil es in der sengenden Mittagshitze war, noch dazu ein Donnerstag, also Wochenende hier. Deshalb hatten wir auf dem Hinweg mal wieder vor verschlossenem Tor gestanden, welches Katri diesmal mutiger mit mir erkletterte. Für die Rückfahrt hatten wir eigentlich ein

Taxi nehmen wollen, welches uns den weiten Umweg durch das große, immer geöffnete Haupttor fahren würde. Aber das war nun dank der unerwarteten Hilfe nicht mehr nötig gewesen.

Ein paar Tage später passierte das Gleiche, als ich mit Kala und Katri dort war. Ich schaute mich nach dem Einkauf mit Kala in einem kleinen Tierladen in dem Bereich hinter den Kassen um, während wir auf Katri warteten. Unseren Wagen mit den Einkäufen hatten wir am Eingang stehen lassen, weil wir uns in Sichtweite aufhielten. Plötzlich stand ein Mann da, die Hände am Griff und wartete geduldig, als ob er auf unseren Wagen aufpasste. Als wir verwundert auf ihn zugingen, versicherte er sich, dass wir vom Kalif-Sutari-Krankenhaus seien, und erwähnte auch irgendwas von einem Bus. Wir wurden also ein zweites Mal ohne zu fragen nach Hause chauffiert! Na ja, seltsam ist es ja schon und wir sind noch nicht dahintergekommen, was es mit diesen Aktionen auf sich hat oder woher diese Typen wissen, wer wir sind bzw. wo wir hingehören. Offenbar ist aber den meisten Leuten beim Anblick westlicher Frauen (erkennbar trotz Abaya) klar, dass es sich um Krankenschwestern handelt. Deshalb wird man auch, egal wo man hingeht, mit „Sister" angesprochen.

Ich habe inzwischen ein Bankkonto! Meine Head Nurse Irene hatte einen Termin mit einem der Senior Manager, den sie persönlich kennt, gemacht und begleitete mich – während der Arbeitszeit – in die Bank, um mich vorzustellen. Wir marschierten also in Dienstkleidung auf und wurden von dem freundlichen Chinesen Marcus Yang empfangen. Irene stellte uns vor und ging dann wieder. Marcus hörte sich meine Geschichte an und zitierte daraufhin zwei Bankangestellte ins Büro. Ich hatte vermutet, dass man nach meinem ersten Besuch meine liegen gelassenen Unterlagen vernichtet hatte. Tatsächlich konnten sie sie erst nicht finden. Man legte mir erneut ein sieben Seiten umfassendes Formular zum Ausfüllen vor. Als ich einwendete, dass ich den ganzen Kram bereits ausgefüllt hätte, zischte Marcus dem Angestellten in scharfem Ton zu: „Just open the account", worauf dieser parierte und sich an die Arbeit machte. Auf einmal erschien ein anderer Angestellter und hatte meine Unterlagen vom letzten Mal in der Hand. Sie hatten sie also doch aufgehoben. Na bitte! Ich zeigte Marcus die Seite, auf der man mich beim letzten Mal zwingen wollte, den Text, den ich schon in englischer Version unterschrieben hatte, auch auf der arabischen Seite zu unterzeichnen. Marcus pflichtete mir bei, dass dies völliger Unsinn sei (Zitat: „Bullshit!"). Nachdem alle Formalitäten erledigt waren, verlangte ich Kopien des Formulars (da es keine Durchschläge hatte) und bekam sie prompt. Ich hätte am liebsten laut losgelacht, weil auf einmal alles wie am Schnürchen lief.

Kala hat auf einer privaten Party einen smarten Amerikaner kennengelernt und ihn nun mehrmals besucht, was jedes Mal recht abenteuerlich ist. Er ist Soldat und wohnt in einer noblen Unterkunft der US Army Base. Wenn sie den Compound betritt, wird sie gründlich durchsucht und gescannt, muss außerdem Handtasche inklusive Ausweisen, Handy und Schlüsseln bei der Security abgeben.

Letzte Woche schrieb sie mir eine SMS, weil sie im Dienst außergewöhnliche Langeweile hatte. Normalerweise ist auf ihrer kardiologischen Station extrem viel zu tun, aber an diesem Tag hatte sie nur eine Patientin zu betreuen: die Schwester des Königs! Sie musste den ganzen Tag auf einem Stuhl vor dem Zimmer sitzen und bekam davon beinahe Krämpfe in den Beinen. Die betagte Prinzessin hatte ihre eigenen Krankenschwestern mitgebracht, die die Pflege übernahmen. Kala musste nur einmal Milch in der Mikrowelle warm machen … das heißt, eigentlich zweimal, weil beim ersten Mal die Temperatur nicht genehm war. Auch am nächsten Tag musste sie diesen Job übernehmen. Diesmal hatte die Prinzessin auf den Boden uriniert, nachdem ihr der Katheter entfernt worden war und sie die Kontrolle über die Blase verloren hatte. Kala bot ihr daher Einlagen an, die aber von der Tochter mit einer abschätzigen Handbewegung abgelehnt wurden. Trotzdem legte sie einige ins Badezimmer. Später am Nachmittag sah sie, dass die Prinzessin doch Gebrauch davon gemacht hatte.

Carmen, die deutsche Physiotherapeutin, musste vor ein paar Jahren für einige Wochen auf der V.I.P.-Station aushelfen. Zu dieser Zeit lag gerade König Fahad mit einem Schlaganfall dort. Carmen kam gut mit ihm zurecht und als er entlassen wurde, bot er ihr an, ihn und seine Frau weiterhin zu behandeln. Also zog sie zweieinhalb Jahre mit der Königsfamilie durch die Weltgeschichte, wurde weiterhin vom Krankenhaus bezahlt und bekam doppeltes Gehalt. Allerdings war sie dafür rund um die Uhr in „Rufbereitschaft" und hatte keinen einzigen Tag frei. Sie erzählte mir viele Details und meinte, dass man so einen Job nicht ewig machen könne. Deshalb entschied sie schließlich, ins Krankenhaus zurückzukehren. Die versäumten Urlaubstage wurden ihr nachträglich gewährt, was ihr einige freie Monate bescherte.

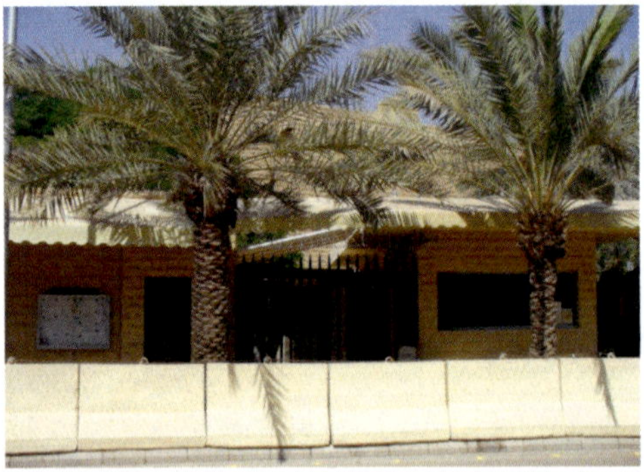
*Deutsche Botschaft in Riad*

Auf meiner Station U2 lässt es sich weiterhin gut arbeiten. Manchmal denke ich, der ganze Job ist eine einzige große Gaudi. Die Saudis sind halt bekloppt mit ihrem religiösen Gehabe, Aberglauben und ihrer merkwürdigen Lebensweise. Natürlich biegt sich auch im Islam – wie in allen Religionen – jeder seine eigenen Regeln und Interpretationen zurecht, so wie es gerade passt. Frustrierend ist es für mich, wenn ich aufgrund der Sprachbarriere nicht in gewohnter Qualität kommunizieren kann, was letztlich das Niveau meiner Arbeit senkt. Viele meiner Patienten sind aber scheinbar an niedriges Niveau gewöhnt, alles andere wäre auch ohnehin vergebliche Liebesmüh und würde weder erkannt noch geschätzt werden. Das klingt jetzt vielleicht polemisch und undifferenziert, aber nach so vielen Negativerlebnissen habe ich diesen Eindruck gewonnen und daher erlaube ich mir solche Verallgemeinerungen. Ich muss mir einfach mal Luft machen!

Auch wenn ich – außer ein paar Brocken – kein Arabisch verstehe, bekomme ich doch mit, dass bei der Begrüßung von Besuchern minutenlang nur irgendwelche Phrasen ausgetauscht werden, die mit der individuellen Person überhaupt nichts zu tun haben. Die weiteren Unterhaltungen beschränken sich auf wenige, immer wiederkehrende Sätze oder Satzteile und beinahe jedes zweite Wort ist „inshallah" (so Gott will).

Die Zwölfeinhalb-Stunden-Schichten sind meist arbeitsreich und vergehen schnell. Manche Patienten heben sich vom Durchschnitt ab – angenehm, wenn sie ungewöhnlich gebildet und kultiviert sind, oder abstoßend, wenn sie sich außerordentlich ungehobelt benehmen. Wie beispielsweise ein alter, ungewaschener, langbärtiger Beduine, der glaubte, mir Angst und Respekt einflößen zu können, indem er mich böse anstarrte und anbrüllte, sobald ich sein Zimmer betrat. Als ich aber betont freundlich und keineswegs ängstlich darauf reagierte, wurde er erst richtig böse und wollte sich beschweren. Die Pflegedirektion hat die Sache jedoch abgewiesen, nachdem sie mich nach meiner Version der Geschichte befragt hatte. Gut zu wissen, dass ich Rückendeckung bekomme, sobald ich es mit solchen Möchtegern-Wüsten-Mutawas zu tun habe. Andernfalls könnte ich hier nicht arbeiten. Es kostet schon genug Energie, in diese völlig fremdartige Welt einzutauchen und sich zu adaptieren. Sich sprachlich wie in einem Gefängnis zu fühlen, weil man sich nicht so detailliert verständigen kann wie gewohnt (entweder weil es mir an arabischem oder demgegenüber an englischem Vokabular fehlt), kostet ebenfalls viel Geduld und Kraft. Es ist zum Glück auch kein Problem, wenn ich einen Patienten ablehne, weil ich ahne, dass es zum Konflikt kommen könnte. Ich bekomme dann kurzerhand einen anderen zugewiesen. Meistens komme ich todmüde, aber happy von der Arbeit nach Hause. Natürlich gibt es auch Ausnahmen, aber bisher werde ich besser behandelt, als ich es je erwartet hätte, und es geht mir gut.

Nun bin ich seit fast drei Monaten hier, die Tage fliegen nur so dahin ... und es wird Zeit, mal aus der Stadt rauszukommen! Deshalb werden Katri und ich uns demnächst einer Gruppenwanderung in der Wüste anschließen, auf die wir uns schon sehr freuen.

Hier ist inzwischen auch spürbar der Herbst eingekehrt, das Wasser im Pool ist deutlich kühler als vor ein paar Wochen und tagsüber wird es nur noch 35–40 Grad warm.

Liebe Grüße aus der Wüste

*von Ulla*

# 9. Wüstentrip mit Hindernissen

### 05.10.2007, 21:45 Uhr

Das war ein erlebnisreicher Tag heute...

Zum einen war es der letzte Tag unserer Probezeit im KSH, zum anderen stand die langersehnte Wüstentour an, die „Edge of The World". Durchgeführt wurde der Trip von „Hashrides", einer Non-Profit-Organisation, von der es weltweit 1700 Gruppen gibt. Ursprünglich in England gegründet, ist sie eigentlich ein Lauf-Club, hat sich aber an vielen Orten zu einer sozialen Institution entwickelt, d.h. neben den Laufgruppen werden auch Wanderungen und Campingwochenenden angeboten. Das Abholen der Teilnehmer wird in Riad von Freiwilligen übernommen und gegen eine geringe Gebühr gibt es kleine Snacks und Wasser während der Wanderung. Wegen der besonders restriktiven Lebensverhältnisse hier in Saudi-Arabien dürfen beim hiesigen Hash nur Ausländer teilnehmen, also keine Saudis. So entsteht eine entspannte Atmosphäre für das Aus vom Alltag für Arbeitnehmer aus Australien, USA, Afrika, Asien und Europa. Ingenieure, Piloten, Designer, Lehrer, Krankenschwestern – alles findet sich hier zusammen. Draußen in der Wüste braucht auch niemand eine Abaya zu tragen. Normalerweise finden die Hash-Wanderungen in ständig wechselnden, nahe gelegenen Wüstengebieten statt und die Teilnehmer teilen sich dann vor Ort in Lauf- oder Walking-Gruppen auf. Die heutige Tour war ein besonderes Event und als reine Wanderung geplant.

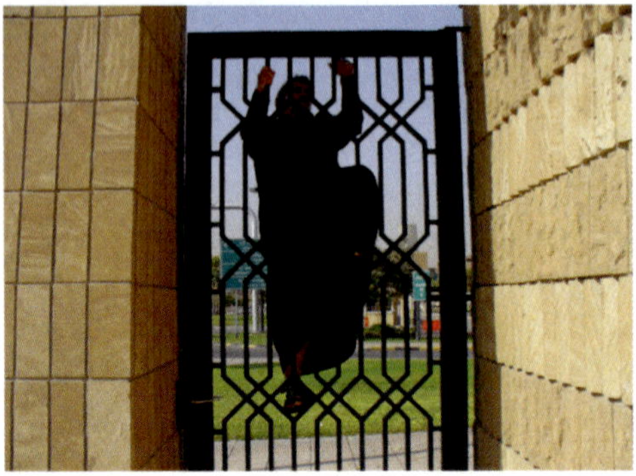

*Ein Tor muss kein Hindernis sein*

Katri und ich machten uns also heute Morgen auf, um uns an den verabredeten Treffpunkt an der Straße zu begeben. Mal wieder war das Tor verschlossen und – als mittlerweile passionierte Kalif Sutari Gate Climber sind wir natürlich ohne zu zögern drübergeklettert (in Abaya) und haben diese Aktion auch endlich mal fotografiert. Gut so, denn wahrscheinlich war es das letzte Mal, dass wir geklettert sind. Auf einmal kam nämlich von der Krankenhausseite ein Security-Auto angebraust, der Fahrer stieg aus und wollte unsere ID-Nummern haben. Da wir aber schon auf der anderen Seite des Tores angekommen waren, haben wir nur schnell unsere Jacken und Rucksäcke aufgehoben, die wir vor dem Klettern durch das Tor geschoben hatten, und machten uns aus dem Staub. „Mr. Security" blieb hinter dem verschlossenen Tor zurück.

Ein Stück weiter unten an der Straße gesellten wir uns zu einer größeren Gruppe von Mitarbeiterinnen, die ebenfalls an dem Tagesausflug teilnehmen wollten. Nach ein paar Minuten kam das Security-Auto die Straße entlanggefahren; es musste wohl den großen Bogen zum Haupttor und raus aus dem Gelände gemacht haben, denn der Fahrer hielt an, als er uns erkannte, und veranstaltete ein Riesenpalaver. Katri nannte ihm auf sein Verlangen hin ihre ID-Nummer, weil sie Angst bekommen hatte; ich dagegen sagte, ich wüsste meine Nummer nicht, sie sei so lang, ich könne sie mir einfach nicht merken. Er wollte dann unsere Iqamas (Arbeitserlaubnis) haben und Katri rückte ihre widerwillig heraus. Ich sagte, ich hätte meine nicht dabei (was stimmte, weil ich sie derzeit gegen meinen Reisepass eingetauscht habe). Zwar habe ich für die Zwischenzeit eine gestempelte Kopie von der Iqama bekommen, die ich tatsächlich im Rucksack hatte, aber irgendetwas in mir sperrte sich dagegen, nachzugeben. Als er darauf drängte, dass wir mit ins Office kommen, versuchte einer der Fahrer, die inzwischen eingetroffen waren, um uns zur Wanderung abzuholen, zu intervenieren. Der Security Officer zuckte mit den Schultern gab ihm die Nummer seines Bosses und der Fahrer rief ihn an, um zu fragen, ob wir die Sache vielleicht später regeln könnten. Leider vergebens: Er musste versprechen, dass wir auf dem Weg aus der Stadt am Office anhalten, wo Katri und ich ein Statement schreiben sollten.

Der Security-Typ verschwand daraufhin endlich. Ich sagte dem Fahrer, der sich so nett für uns eingesetzt hatte, dass er natürlich nicht am Office anhalten soll, und sein verschmitztes Lachen machte klar, dass er das sowieso nicht vorhatte. Leider verzögerte sich die Abfahrt noch eine ganze Weile; es war schwierig, alle Leute in den Autos unterzubringen, da wir offenbar zu viele waren. Unglücklicherweise tauchte in dieser Zeit Mr. Security wieder auf und bestand nun doch darauf, uns selbst mitzunehmen. Er drohte damit, die Polizei zu rufen, wenn wir uns weigerten. Wir sollten im Office ein Statement schreiben. Da die sechs oder sieben Geländewagen, die uns abholten, sowieso nicht für alle auszureichen schienen, schwanden nun meine Hoffnungen, noch an der Wanderung teilnehmen zu können.

Wir fuhren also mit zum Security Office und wurden in den 2. Stock geschickt. Davon abgesehen, dass der Tagesausflug auf dem Spiel stand, fand ich die ganze Situation so grotesk, dass es schon wieder lustig war. Ich hätte es originell gefunden, wenn sie uns für unsere Ungezogenheit ins Gefängnis gebracht hätten. Wir wurden von einem äußert streng blickenden Mr. Chef-Security empfangen. Der staunte nicht schlecht über mein fröhliches Gesicht und freundliches „Guten Morgen!" Katri nahm die Angelegenheit viel ernster und war stinksauer. Mr. Chef-Security sagte uns, sie hätten unsere Kletterei über die Überwachungskamera gesehen, worauf ich vorlaut und vergnügt meinte, dann seien wir ja jetzt Filmstars und ob er sicher sei, dass er unsere Gage bezahlen könne…

Wir erklärten ihm, warum wir über das Tor geklettert waren und drängten darauf, den Papierkram zügig zu erledigen, um vielleicht doch noch an der Tour teilnehmen zu können. Mit Unschuldsgesichtern beteuerten wir, dass wir überhaupt nicht wussten, dass man nicht über das Tor klettern darf; für uns sei das die normalste Sache der Welt. Aber selbstverständlich würden wir das nie wieder tun, wenn das nicht erwünscht ist…! Wir haben dann zügig und möglichst unleserlich unsere Statements auf's Papier gekritzelt. Katri war so aufgebracht, dass sie eine böse Bemerkung nach der anderen losließ, was beinahe den guten Ausgang der Geschichte verhindert hätte. Mr. Chef-Security fand das gar nicht gut und ich musste ihn jedes Mal schnell wieder bei Laune halten, wenn er geneigt war, sich von Katri provozieren zu lassen und die ganze Sache noch größer zu machen, als sie schon war. Ich sagte ihm, dass sie einfach unter Schock stünde und aufgebracht sei. Wir hätten uns so auf den Ausflug gefreut und es sei doch so ein schöner Tag… und nun das! Schließlich durften wir gehen, auch wenn er fast wieder einen Rückzieher gemacht hätte, als Katri ihm ihr Statement verächtlich auf den Schreibtisch schmiss; aber im nächsten Moment waren wir schon zur Tür hinaus. Der Officer, der uns so unbarmherzig vom Straßenrand weg zum Office befördert hatte, machte jedoch zunächst keine Anstalten, uns zurückzubringen. Ich bestand aber darauf, und nach kurzem Zögern und einem fragenden Blick zu seinem Chef, der widerwillig nickte, fuhr er uns zum Treffpunkt zurück.

Katri schlug schon vor, nach Hause zu gehen. Die anderen seien bestimmt schon weg, weil ja sowieso kein Platz mehr in den Autos gewesen sei, aber für mich war immer noch klar: Wir fahren mit! Tatsächlich standen die Autos noch da, alle waren mittlerweile eingestiegen und es war wirklich kein Sitzplatz mehr frei. Aufgeben? Never! Ich konnte einen der Fahrer überreden, uns im Gepäckraum seines Landrovers mitzunehmen. Zusammengequetscht zwischen Gepäck und allerlei Gerümpel ging's dann los… und wir waren dabei!

Ca. 60 Kilometer ging es über geteerte Straßen, erst durch die Stadt und dann durch Wüstenlandschaft. Als das Auto in einem kleinen Dorf etwas zu schnell über eine Bodenschwelle fuhr, wurde ich so hoch geschleudert, dass ich heftig mit dem Kopf an die Wagendecke stieß. Ich dachte für einen Moment, ich hätte mir einen Halswirbel angeknackst und der heftige Schmerz trieb mir augenblicklich Tränen in die Augen. Es dauerte mehrere Minuten, bis der Schmerz etwas nachließ. Unser Fahrer hatte am Straßenrand angehalten und wartete auf meine Entscheidung, ob es weitergehen konnte oder wir umkehren müssten. Na ja, es kommen halt nur die Harten in den Garten… und natürlich ging's voran!

In der Wüstenlandschaft aus Felsen und Steingeröll waren immer wieder kleine Ansiedlungen von primitiven Hütten fern der Straße zu sehen, sowie frei umherlaufende Ziegen und Kamele. Hin und wieder säumten Baumgruppen, Sträucher und Palmen die Pisten. An einer Abzweigung, ab der es über unbefestigte Pisten weitere 30 Kilometer in die Wüste gehen sollte, wartete ein anderes Fahrzeug auf uns, welches ebenfalls aus Riad gekommen war und noch Sitzplätze frei hatte. Katri und ich stiegen um, da es von nun an äußerst holperig werden würde und der Transport im Gepäckraum zur Qual geworden wäre. Obwohl wir nun komfortabel sitzen konnten, bin ich selten so durchgeschüttelt worden wie auf dieser Fahrt. Alle Autos, die aus verschiedenen Teilen Riads gekommen waren, fanden sich zusammen, und gemeinsam machten wir den Weg zu unserem Ziel. Einmal zogen wir einen normalen PKW aus dem Sand; alle anderen Fahrzeuge hatten Allrad-Antrieb. Während der Hilfsaktion warteten die anderen, bis alle wieder aufgeschlossen hatten.

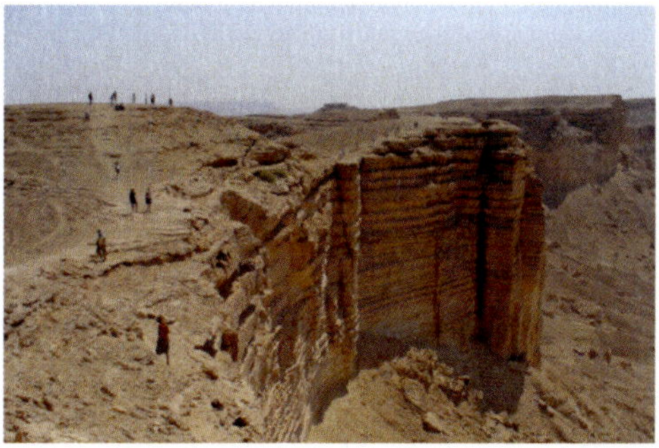

*Edge of The World*

Endlich langten wir an der „Edge of The World“ an, die aus einer ca. 700 Kilometer langen, zerklüfteten Felskante besteht und stellenweise bis zu 500 Meter tief abfällt. Wir stiegen aus und bekamen einige Instruktionen. Wir hatten die Wahl, entweder hinabzusteigen und uns die „Edge“ von unten anzusehen, oder oben an der Kante entlangzulaufen und die herrliche Aussicht zu genießen. Bevor es losging, musste jeder auf einer vorgefertigten, alphabetisch sortierten Liste seinen Namen abhaken (und bei der Rückkehr entsprechend gegenzeichnen). So kann festgestellt werden, ob jemand vermisst wird. In einem solchen Fall werden Suchtrupps losgeschickt und kein Auto verlässt den Platz, bevor sich nicht alle wieder eingefunden haben.

Da es ca. 38 Grad heiß war, wählten Katri und ich – wie die meisten anderen auch – die Tour oben entlang der Kante (Edge). Einfach war aber auch diese Strecke nicht. Es waren steile, geröllbedeckte Felsen zu überwinden, da die Edge wirklich extrem zerklüftet ist. Meist ging es entweder steil bergab oder bergauf, streckenweise sehr dicht an der Kante entlang oder mal weiter weg. Aufpassen war die ganze Zeit angesagt. Der Ausblick auf die tief unter uns liegende Ebene mit den vielen Wadis (ausgetrockneten Flussbetten) war toll. Wir kletterten von einem Hochplateau zum nächsten und manchmal konnten wir schon Leute auf dem nächsten Plateau in der Ferne erkennen. Unterhalb der Edge konnten wir ganz klein ein paar vereinzelte Wanderer erkennen – das waren die wenigen, die sich für den Abstieg (bzw. den anstrengenden Aufstieg hinterher!) entschieden hatten.

Irgendwann machten wir kehrt. Einige waren erst gar nicht so weit gekommen wie wir, sondern hatten schon eher den Rückweg angetreten. Durch unterschiedliche Gehgeschwindigkeiten riss irgendwann auch die kleine Gruppe, mit der ich die meiste Zeit gelaufen war, auseinander. Nachdem ich kurz Halt gemacht hatte, zum Fotografieren, war ich plötzlich allein. Keiner vor mir, keiner hinter mir. Durch die sich immer wiederholende Landschaft – rechts die Edge und die Tiefebene, links felsige Wüstenlandschaft und vor mir das steile Auf und Ab mit den Plateaus dazwischen – sah auf einmal alles gleich aus. Meine Wasserflasche war längst leer. Ich verspürte Durst und leichte Kopfschmerzen. Und bis zu den Autos war es noch ein gutes Stück zu gehen bzw. zu klettern. Also langsam, langsam. Pausen machen. Aber nicht zu lange, denn Schattenplätze gab es nicht. Weiter, weiter. Dann ein Autohupen – yippieh, es kann nicht mehr weit sein! Richtig, nachdem ich den letzten Hügel erklommen hatte, sah ich unten all die Autos, ich musste also nur noch einmal hinunterklettern. Sachte, sachte, jetzt bloß nicht die Konzentration verlieren und stürzen. Geschafft! Ich trank reichlich Wasser aus den aufgestellten Trinkfässern und damit war ich schnell wieder wohlauf.

Tatsächlich war ich nicht die Letzte und so wurde mit der Rückfahrt noch gewartet. Nachdem ich mein „Rückkehr-Häkchen" auf der Liste hinter meinen Namen gesetzt hatte, bat ich einen der vielen Fahrer, mich mal ein paar Runden mit seinem Auto drehen zu lassen. Und so vergnügte ich mich ein Viertelstündchen mit einem kräftigen Geländewagen in der Geröllwüste – und das in einem Land, in dem Frauen nicht Auto fahren dürfen. Ach, war das herrlich!

Auch zurück fuhren wir in kleinen Kolonnen und es wurde – bis wir die geteerte Wüstenstraße erreichten – immer wieder gewartet, bis alle aufgeschlossen hatten. Irgendwann wurden die ersten Häuser von Riad sichtbar, die Straße mehrspurig, bis sie sich schließlich in eine Autobahn verwandelte. Kurz bevor wir wieder am KSH abgesetzt wurden, zogen wir alle wieder unsere Abayas an; vorbei war es mit der Freiheit draußen in der Wüste! Erschöpft, aber happy, liefen wir den relativ kurzen Weg durch das diesmal endlich geöffnete Seitentor zu unserem Compound und haben erstmal eine heiße Dusche genossen und gegessen. Meine Kopf- und Nackenschmerzen nehmen jetzt langsam wieder zu und ich werde mir gleich eine chemische Dröhnung verpassen und ins Bett verschwinden. Morgen bin ich wieder im Dienst.

Es war gut, mal aus der Stadt herauszukommen. Mir ist jetzt bewusst, wie nah wir an der Wüste wohnen bzw. dass wir hier quasi mittendrin sitzen. Der Ausflug erinnerte mich an einige Wüstenaufenthalte vergangener Urlaube – bloß, dass ich nun nicht im Urlaub bin, sondern hier wohne! Komisches Gefühl. Und aufregend.

Liebe Grüße

*von Ulla*

## 10. Stuffed Camel

### 09.10.2007, 11:47 Uhr

- 1 whole camel, medium size
- 1 whole lamb, large size
- 20 whole chickens, medium size
- 60 eggs
- 12 kilos rice
- 2 kilos pine nuts
- 2 kilos almonds
- 1 kilo pistachio nuts
- 110 gallons water
- 5 pounds black pepper
- Salt to taste

- Skin, trim and clean camel (once you get over the hump), lamb and chicken.
- Boil until tender. Cook rice until fluffy. Fry nuts until brown and mix with rice.
- Hard boil eggs and peal. Stuff cooked chickens with hard boiled eggs and rice.
- Stuff the cooked lamb with stuffed chickens. Add more rice.
- Stuff the camel with the stuffed lamb and add rest of rice. Broil over large charcoal pit until brown. Spread any remaining rice on large tray and place camel on top of rice. Decorate with boiled eggs and nuts.
- Serves friendly crowd of 80 – 100.

ARABIAN RECIPE

Dieses Rezept ist kein Scherz. Ich weiß nicht, ob es heute noch so zubereitet wird, aber vor zehn oder zwanzig Jahren wurde es von reichen arabischen Gesellschaften als Festmahl im Rahmen luxuriöser Wüstencamps tatsächlich so gemacht.

# 11. „Eid Mubarak!"

## 01.11.2007, 01:47 Uhr

wünschten mir am 12. Oktober, dem ersten Tag nach Ramadan, viele Araber, die mir im Krankenhaus begegneten. Zuerst wusste ich nicht, was das zu bedeuten hat. Mir fiel auf, dass schon am Morgen Ströme von Besuchern über die Korridore liefen, was sonst unüblich ist. Patienten, deren Entlassung geplant war, drängten auf zügige Abwicklung der Formalitäten. Manche Männer trugen über ihrem weißen Gewand, der Dishdasha, eine goldfarben gesäumte schwarze Robe. In den Patientenzimmern hingen große Familien wie eine Traube um die Krankenbetten und aßen gemeinsam aus riesigen Schüsseln: Unmengen von Süßspeisen, frittiertem Gebäck und Schokolade wurden den ganzen Vormittag genascht. Üppige Blumendekorationen machten das festliche Ambiente perfekt. Die Atmosphäre erinnerte mich ein wenig an Weihnachten. Durch meine Kollegen versuchte ich, Näheres über dieses Fest zu erfahren, aber selbst langjährige Mitarbeiter wussten nicht genau, was es mit dem Eid Mubarak auf sich hat.

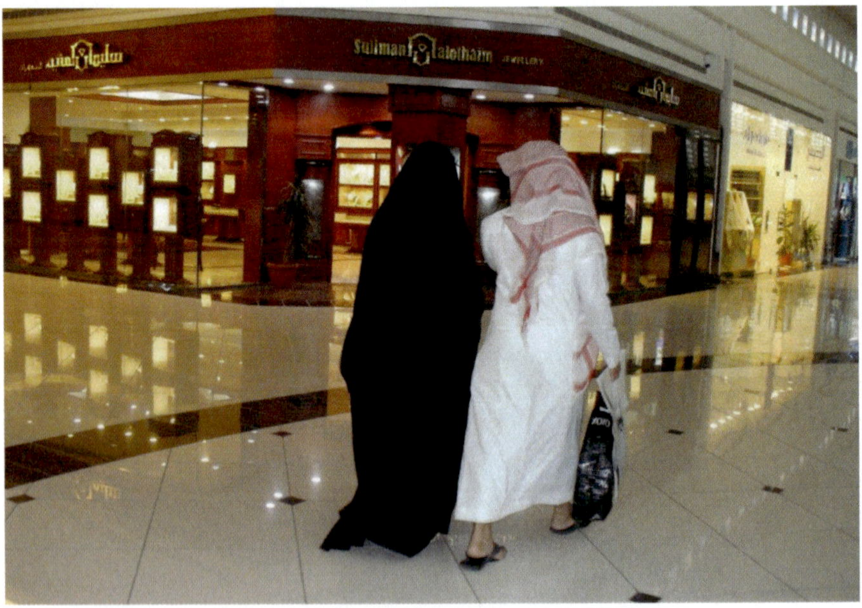

*Saudisches Ehepaar beim Einkauf in einer modernen Shopping-Mall*

Erst ein paar Tage später, als einige arabische Kollegen im Dienst waren, hakte ich nach. Eid Mubarak heißt so viel wie „gesegnetes Eid“. Eid ist ein Fest, welches direkt im Anschluss an den Monat Ramadan gefeiert wird und drei Tage lang andauert. Während des Ramadan wird von Sonnenauf- bis Untergang gefastet, um der Menschen in der Welt zu gedenken, die nichts zu essen haben, sondern hungern müssen. Zum Eid-Fest wird keines bedeutenden historischen Ereignisses gedacht (wie zum Beispiel im Christentum zu Weihnachten Jesu Geburt), sondern es ist ein traditionelles Zusammensein der Familien, um gemeinsam zu speisen und offiziell den Ramadan zu beenden. Deshalb also waren an den Eid-Tagen keine arabischen Kollegen im Dienst!

Schon während des Ramadan wurden die Ladenöffnungszeiten dem veränderten Lebensrhythmus angepasst. Die meisten Supermärkte waren zwar – von den üblichen Gebetspausen abgesehen – rund um die Uhr geöffnet, aber in allen großen Shopping-Malls begann der Verkauf erst um 19.30 Uhr (sonst meist 16 Uhr) und endete um 2 Uhr morgens. Wenn man diese Zeiten erst einmal herausgefunden hatte, wusste man, woran man war. Während der Eid-Tage aber war nichts sicher: Die meisten Geschäfte blieben ganz geschlossen, aber vereinzelt konnte man doch ein Geschäft betreten. Die variierenden Öffnungszeiten waren eine Sache; die andere war, dass niemand wusste, welcher Laden wann und wie lange geöffnet sein würde. Offiziell dauern die Eid-Festlichkeiten nur drei Tage, aber fast alle Araber zelebrieren es eine Woche, viele sogar zehn Tage lang. Und dementsprechend uneinheitlich gestalteten sich auch die Ladenöffnungszeiten.

Eigentlich hätte mir das egal sein können, da ich ohnehin nicht jeden Tag einkaufe. Gerade jetzt aber stand ich ein wenig unter Strom, weil ich dringend Ausrüstung für meinen anstehenden Urlaub brauchte und auch die Dokumente für meine Australien-Bewerbung komplettieren wollte. Als ich mit dem Taxi zur Deutschen Botschaft fuhr, um einige Unterlagen abzuholen, stand ich auch da vor verschlossener Tür. Zum Glück war wenigstens der Schuhladen geöffnet, den mir mehrere Leute empfohlen hatten und der die einzige Adresse weit und breit zu sein scheint, wo Trekkingschuhe erhältlich sind. Tatsächlich wurde ich dort fündig und entschied mich schnell für ein Paar Schuhe, derweil mein Taxi draußen auf mich wartete. Gerade als ich bezahlen wollte, gingen im Laden die Lichter aus und im Halbdunkel wurde hastig abkassiert – es war Prayertime!

Ein paar Tage später nahm ich mit Kala ein Taxi zu einer Shopping-Mall am anderen Ende der Stadt. Ich hatte mir sagen lassen, dass ich dort Schlafsack und Trekkingrucksack kaufen könnte. Der Vorteil bei den Taxis hier ist, dass die Preise relativ fest sind und vorab vereinbart werden. Es wird also nicht teurer, wenn sich die Fahrzeit durch einen Stau verlängert. Reine Outdoor-Geschäfte gibt es hier nicht – Trekking, Hiking und Camping sind eher Fremdworte für die Saudis. Für Anoud war es das erste Mal, dass sie jemandem wie mir begegnete, der freiwillig längere Strecken in der Natur herumspaziert.

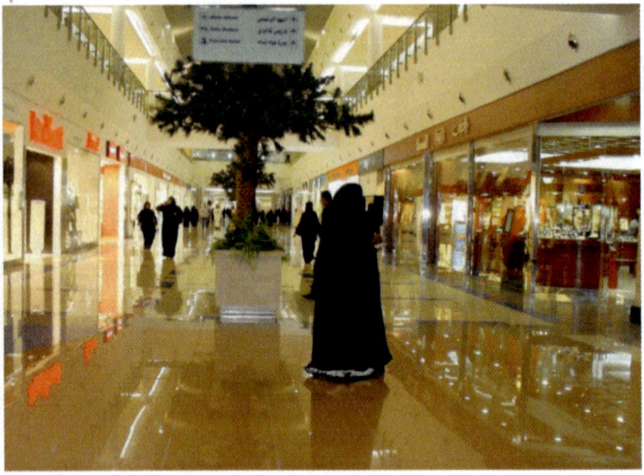

*Typische Shopping-Mall in Riad*

In der besagten Shopping-Mall fanden wir ein Sportgeschäft, welches wenigstens ein paar Regale mit einigen Outdoor-Artikeln besaß, und ich bekam, was ich brauchte, auch wenn die Auswahl verschwindend gering war. Wie fast überall waren die jungen saudischen Verkäufer weder aufmerksam noch hilfreich, von Fachkenntnis ganz zu schweigen. Sie waren eher neugierig, weil wir uns als Frauen für Outdoor-Artikel interessierten. Als ich ein paar Inlineskates anprobierte und mit meiner Abaya damit durch den Laden düste, waren sie völlig aus dem Häuschen. So etwas hatten sie bisher noch nicht geboten bekommen.

Kurz vor dem Eid war ich übrigens noch mal auf Hashride in der Wüste. Am Ende des Krankenhausgeländes gibt es einen Tunnel (der nur von Frauen benutzt werden darf), der unter der großen Verkehrsstraße auf die andere Seite führt. So gelangt man zu dem Treffpunkt, an dem uns die Wüstenwanderer zum Hashwalk abholen. Nach dem Trouble vom letzten Mal, als ich mit Katri die Abkürzung über das Tor genommen hatte, fand ich mich nun mit dem deutlich längeren Weg ab.

Der Hashtrip startete diesmal am Nachmittag und es ging in eine Gegend, die „The Third Airport" genannt wird. Riads erster Airport ist vor vielen Jahren in eine Army-Base umfunktioniert worden und der jetzige Airport ist demnach der zweite. Der „dritte" ist gar keiner, er wird nur so genannt, weil es in diesem Wüstengebiet ein paar recht lange, parallel verlaufende Straßen gibt, die aus der Luft ähnlich aussehen wie Landebahnen. Katri war diesmal nicht dabei, da sie momentan auf Heimaturlaub in Finnland ist, und Kala arbeitet leider in der entgegengesetzten Schicht. Wie beim ersten Wüstenausflug war ich Gast in Jacks Auto und genoss seine temperamentvolle Fahrweise. Jack lebt seit 14 Jahren in Saudi-Arabien, ist in den USA geboren, in Südafrika aufgewachsen, hat später in Schweden und weiß der Teufel wo noch gelebt. Auf solche „heimatlosen" Kreaturen stößt man hier immer wieder. Bei der Wanderung habe ich interessante Leute getroffen. Zum einen natürlich viel Krankenhauspersonal aus dem KSH und auch anderen Krankenhäusern in Riad, aber auch viele aus ganz anderen Berufszweigen. Der Hauptorganisator der Freitags-Hash-Gruppe ist ein Landschaftsingenieur aus Ostdeutschland. Vermessungsingenieure, Mechaniker, Verwaltungsangestellte, Lehrer, Meteorologen, eben Angehörige aller Berufe, für die die Saudis Bedarf haben, finden sich hier zusammen.

Ich fühlte mich nicht besonders fit an diesem Tag, fiel deshalb im Tempo ein bisschen zurück und befand mich letztlich in der Gesellschaft von Ray, einem 66-jährigen Arzt aus Irland, der in einer kleinen Family-Health-Clinic in Riad arbeitet und kommendes Jahr in Rente und zurück nach Irland geht. Die Hashgruppen achten immer darauf, niemanden zurückzulassen bei den Wanderungen. So blieb also noch einer von denen, die die Tour mit vorbereitet hatten und sich in der Gegend auskannten, hinter uns, bis wir zu den anderen aufgeschlossen hatten. Die Umgebung war steinig und hügelig und wenn man erstmal zwischen zwei felsigen Erhebungen verschwunden ist, sieht man plötzlich niemanden von der Gruppe mehr und kann schnell die Orientierung verlieren. Die Wanderstrecke war recht anspruchsvoll und mit viel Kletterei verbunden. Als wir Nachzügler die Stelle erreichten, an der die anderen bei Wasser und Melone pausierten, brachen die ersten schon wieder zum Rückweg auf. Ray und ich nahmen uns dennoch Zeit zum Verschnaufen und sagten den anderen, sie brauchten nicht auf uns zu warten, wir würden später eine Abkürzung zurück zu den Autos nehmen. Wir genossen die absolute Stille der Wüste, aßen die restlichen Melonenstücke und fotografierten die Landschaft, die inzwischen in eine goldgelbe Frühabendsonne getaucht war. Die Temperaturen sind jetzt ideal für Wanderungen; tagsüber sind es nur noch circa 26 –30 Grad. Zurück an den Autos, standen die anderen in kleinen Gruppen zusammen und plauderten, bis sich schließlich alles um ein paar aufgestellte Campingtische scharte, wo es Kaffee, Tee und Snacks gab. Klappstühle wurden hervorgeholt und wir saßen in der lauen Abendluft beisammen, bis es dunkel war.

In den letzten Tagen habe ich meine neuen Trekkingschuhe im Dienst getragen; die einzige Möglichkeit für mich, sie vor dem Urlaub etwas einzulaufen. Die Arbeit macht mir Spaß: Mit den Kollegen und Head Nurse Irene komme ich bestens klar und ich kann absolut selbstständig arbeiten, viele Entscheidungen und Prioritäten selbst treffen und Dinge nach meiner Fasson erledigen, ohne dass mich jemand kritisiert oder sich einmischt. Die gute Arbeitsatmosphäre erleichtert es mir, frustrierende Erlebnisse zu verkraften, die in erster Linie im Kontakt mit den Patienten oder unsinnigen Regelungen entstehen.

Mich bestürzt immer wieder die Gleichgültigkeit, mit der viele Saudis miteinander umgehen. Kürzlich wechselte ich gemeinsam mit Tessy einen aufwändigen Vakuum-Verband am Fuß einer jungen Patientin. Die anwesende Mutter fiel laut klagend und jammernd auf die Knie, während ich die alten Verbände von der riesigen, stinkenden Wunde entfernte. Als ich mich umdrehte, um etwas in den Abfalleimer zu werfen, stand dort ein ca. zweijähriges Mädchen, welches mit der Mutter zum Krankenbesuch gekommen war – und steckte sich gerade etwas von dem siffigen alten Verband in den Mund. Ich war entsetzt und bat die hysterische Mutter, wenigstens auf das Kind aufzupassen, wenn sie sich schon weigert, das Zimmer während des Verbandswechsels zu verlassen. Ein paar Minuten später passierte jedoch das Gleiche noch einmal, weil sich die Mutter lieber weiter auf ihre Jammerei konzentrierte. Ich kann solch ein Verhalten nicht nachvollziehen, es macht mich so wütend! Erst recht, weil zu anderen Gelegenheiten so vehement der arabische Familiensinn und großer Zusammenhalt demonstriert werden. Zwar wird endlos viel Zeit miteinander verbracht und zu allen Gelegenheiten tauchen Familien im Rudel auf, egal ob zum Einkauf, dem Gang zur Bank oder einem Besuch. Liegt aber einer von ihnen schwer krank im Bett, erbricht sich oder hat Atemnot, dann bringen sie es fertig, ungeachtet des Kranken rings um das Bett zu sitzen und sich weiter zu unterhalten, ihren Müll umherzuschmeißen, mit ihren Handys zu spielen und sich dem lauten Fernseher zuzuwenden. Natürlich sind nicht alle so, aber solche Situationen sind nicht selten. Durch das begrenzte Umfeld, in welchem ich mich hier bewege, haben diese Erlebnisse natürlich großen Einfluss auf meinen Gesamteindruck.

Der Aufbau eines Gesundheitssystems und Krankenpflege als Dienstleistung sind noch relativ neu in Saudi-Arabien; erst vor 20–25 Jahren wurde damit begonnen, und es steckt dementsprechend noch in den Kinderschuhen. Viele Saudis verstehen die Leistung eines Krankenhauses als Vollservice-Angebot. Sie wollen dort von Leid befreit werden, ohne selbst etwas dazu beizutragen – weder durch entsprechende Lebensführung noch durch aktive Mitgestaltung des Genesungsprozesses. Gesundheitserziehung und Entwicklung von Körperbewusstsein stellen eine große Herausforderung dar. Ich habe hier noch kaum einen Patienten gesehen, der eine Zahnbürste (oder sonstige Toilettenartikel) mitgebracht hat oder Gebrauch von den Pflege-Sets macht, die jede Neuaufnahme von uns bekommt. Männliche Besucher kauen oft an kleinen Stöckchen herum und schrubben damit ihre Zähne; ich habe noch nicht herausgefunden, was es damit auf sich hat; ich werde Anoud fragen. Körperpflege scheint auch vielen kein Bedürfnis zu sein. Gleichzeitig scheinen sie zu glauben, es gehöre zum „Service", von Kopf bis Fuß im Bett gewaschen zu werden, selbst wenn sie das gemäß ihrer Einschränkung weitgehend selbst machen könnten. Sobald sie zum Beispiel ein Gipsbein haben, tun sie so, als könnten sie sich nicht einmal den Oberkörper selbst waschen. Nach großen Operationen bleiben sie am liebsten tagelang im Bett und werden damit der Rolle gerecht, die ihre Familien von ihnen erwarten: Ein Kranker hat zu leiden, nichts selbst zu machen, viel Leid auszudrücken und natürlich viele Schmerzmittel zu bekommen. Die Begleitung durch einen Sitter, der rund um die Uhr beim Patienten ist, soll der emotionalen Unterstützung dienen. Entsprechend schwierig gestaltet sich unter diesen Voraussetzungen die Physiotherapie. Diese soll eigentlich von Karif, dem saudischen Physiotherapeuten, durchgeführt werden. Da es in Saudi-Arabien noch ungewöhnlich ist, dass ein Mann eine Frau – selbst zu therapeutischen Zwecken – anfasst (was für eine Mobilisation nach einer großen OP unabdingbar ist), befindet er sich in einer schwierigen Position. Oft kann er seine Arbeit nur halbherzig ausführen und Berührungen lediglich andeuten, wo eigentlich festes Zupacken erforderlich wäre. Es dauert daher recht lange, bis die Patienten halbwegs fit sind – sie werden außerdem fast ausschließlich im engen Krankenzimmer trainiert; Gehübungen auf dem Stationsflur sind sehr selten.

Es kommt vor, dass Patienten erst ins Krankenhaus kommen, wenn ein Tumor so groß gewachsen ist, dass er beim Gehen stört. Neben der schulmedizinischen Behandlung setzen manche ihre Hoffnung auf „Heiler", die von den Verwandten bestellt werden, um irgendwelche Zeremonien zu veranstalten. Beduinen weisen häufig Brandmale auf, die ihnen im Laufe ihres Lebens zur Heilung verschiedenster Krankheiten zugefügt wurden.

Wenn ich ein Krankenzimmer betrete, kann es sein, dass gerade ein Heiler am Werk ist oder jemand auf dem Gebetsteppich kniet, derweil im Fernseher ein Imam in lautem Singsang aus dem Koran rezitiert. Oder ich finde eine große Männerrunde vor, bekomme Datteln und arabischen Kaffee angeboten und werde neugierig gefragt, wo ich herkomme, ob ich verheiratet bin, ob ich Kinder habe und so weiter; die unterschiedlichsten Situationen also. Es gibt dabei auch viele nette und lustige Begegnungen und es ist erstaunlich, wie viel Verständigung auch ohne das Beherrschen der Sprache möglich ist.

Eines der Merkmale von sogenannten High-Context-Kulturen ist, dass sich nicht sehr detailliert ausgedrückt wird. So auch hier: Ich höre die immer gleichen Redewendungen und Ausdrücke zu völlig verschiedenen Gelegenheiten, sie passen sich offenbar in ihrer Bedeutung jeder Situation an. So heißt beispielsweise „chalas" so viel wie „fertig", „vorbei", „macht nichts", „alles klar", „es geht schon"; ebenso bedeutet es „lass mich in Ruhe", „na ja", „so ist das eben" und so weiter. „Alhamdulila" steht für „Gott sei Dank" oder „mir geht es gut"; es stellt einen Ausdruck der Erleichterung dar und wird verwendet, wenn etwas gut ist.

„Inshallah" (so Gott will) ist wohl die am häufigsten verwendete Phrase, die an jeden Satz, der die Zukunft betrifft, angehängt wird, um auszudrücken, dass letztlich Allah allein über die Zukunft entscheidet. Selbst wenn es um Banalitäten geht, wird sie benutzt, zum Beispiel: „Wann kommt der Arzt?" – „In zehn Minuten, inshallah!"

„Alatul" bedeutet sowohl „geradeaus" als auch „jetzt", „sofort" oder „direkt"; „mafi mushkula" heißt „kein Problem". Bei solch eher undifferenziertem Sprachgebrauch ist es nicht verwunderlich, dass die nonverbale Kommunikation relativ erfolgreich ist, aber auch, dass Übersetzungen für detaillierte Erklärungen oft unbefriedigend verlaufen.

Immer wieder erstaunt mich die große Besorgnis von Frauen, sich unverhüllt zu zeigen. Das Reinigungspersonal und auch die Essensverteiler sind zum Großteil Männer. Wenn sie die Zimmer betreten wollen, müssen sie klopfen und dann warten, bis sich die Frauen verschleiert oder unter dem Bettlaken versteckt haben, bevor sie eintreten können.

In Saudi-Arabien, dem Land der strengen Sitten und Gebräuche, findet alles heimlich und über Beziehungen statt. Kennt man die richtigen Leute und erhält die richtigen Tipps, ist fast alles möglich. Telefonkarten fürs Handy kauft man am besten im Personalrestaurant. Während man an der Kasse bezahlt, raunt man leise „Cell phone card, please". Der Kassierer geht dann in ein Hinterzimmer und kommt mit einem Inder wieder, der einem die Karte gibt. Er hat keine Lizenz, sie zu verkaufen, aber seine sind die besten. Man zahlt 100 Rial, aber es sind immer 130, manchmal sogar 150 Rial oder sogar mehr drauf. So viel Extra-Guthaben bekommt man sonst nirgends! Oder der kleine CD-Laden im Supermarktgebäude: Man schaut sich in Ruhe um, sucht sich ein paar CDs aus und fragt den Verkäufer im passenden Moment, sodass keiner mithören kann, ob es von diesen Scheiben auch Kopien gibt. Dieser öffnet daraufhin ein Kläppchen und schwupps, da ist sie, die Raubkopie zum Spottpreis. Selbst zum Taxifahren braucht es gute Tipps bezüglich der Firma oder sogar spezieller Fahrer. Ich habe einige Nummern von Fahrern mit gutem Ruf in meinem Handy gespeichert. Auf den Partys in der US-Army-Base Eskan oder den verschiedenen Botschaften (vor allem der englischen und amerikanischen) fließt Alkohol ohne Ende. In diesem Land voller (Doppel-)Moral und Religiosität findet alles, was verboten ist, hinter Mauern und Kulissen umso exzessiver statt. Wie Mauselöcher hinter einer kahlen Fassade, in denen das Leben stattfindet, klein und heimlich. Ich denke, viele Saudis stehen den Ausschweifungen der vielen Ausländer in nichts nach.

Arbeit und Privates mischen sich hier auf seltsame Weise zusammen. Sowohl meine als auch Katris Head Nurse wurden damals von der Security über unsere Tor-Kletterei unterrichtet. Wenn ich in der Bank ein Formular ausfülle, um Geld zu überweisen, muss ich meinen Arbeitgeber und meine Mitarbeiter-ID-Nummer angeben. Am Swimmingpool im Compound treffe ich auf Dozentinnen der Weiterbildungskurse – die wohnen halt auch hier. Wenn ich das Land verlassen möchte, bekomme ich das Aus-und-wieder-Einreise-Visum nur in Verbindung mit meinem Arbeitgeber, der bestätigen muss, dass ich Urlaub habe und meine Ausreise genehmigt ist. Den Reisepass hat sowieso der Arbeitgeber, den bekommt man nur im Austausch gegen die Iqama (Arbeits- und Aufenthaltsgenehmigung) für die Reise ausgehändigt. Der gesamte Aufenthalt im Land, also auch das Privatleben, steht in direkter Verbindung mit dem Arbeitgeber. Bei der Wiedereinreise muss man als weibliche Alleinreisende von einem Repräsentanten des Arbeitgebers am Flughafen abgeholt werden. Dies muss man vor Reiseantritt mittels eines Formulars anmelden. Im letzten Jahr hatte eine Krankenschwester versäumt, sich darum zu kümmern. Bei der Wiedereinreise hat man sie für ein paar Stunden im Gefängnis warten lassen, welches sich im Basement des Flughafens befindet – bis die Sache geklärt war. Sie berichtete, dass dort etliche Asiatinnen einsaßen, die nach Riad gekommen waren, um eine Stelle als Hausmädchen anzutreten, aber nie von ihren neuen Arbeitgebern abgeholt wurden. Sie verbringen dort unten im Keller des Flughafens Wochen und Monate, bis sie irgendwie das Geld für ein Rückflugticket auftreiben können.

Ich bin jetzt fast vier Monate hier und mein erster Urlaub steht an. Nach der anstrengenden Zeit des Einlebens und Arbeitens in dieser komplett fremden Welt freue ich mich jetzt auf eine dreiwöchige Pause! Ich bin erleichtert, dass im Großen und Ganzen alles so gut geklappt hat; ich bin im besten Wohn-Compound am Platze untergebracht, habe die beste Mitbewohnerin aller Zeiten und – wie es mir erscheint – auch die beste Station erwischt. Das warme Klima und durchweg sonnige Wetter tun mir so gut. Ich genieße Ausflüge in die Wüste im Schutz einer Gruppe, zu der Saudis keinen Zutritt haben. Ich bin mir bewusst, dass ich als ausländische Arbeitskraft sehr abgeschirmt und behütet lebe und von einigen strengen Regeln, die für einheimische Frauen gelten, nur eingeschränkt betroffen bin. Als normale Bürgerin würde ich in diesem Land nicht leben wollen. Zu tief sitzt meine Ablehnung der fanatisch gelebten Religion, des mangelhaften Bildungsstands oder des Rechtssystems der Sharia, welches einem Angeklagten nicht einmal einen Anwalt zugesteht und wo das Wort eines Mannes ganz offiziell mehr Gewicht hat als das einer Frau.

Das abgeschottete Leben im Compound und das Arbeiten im multinationalen Team schaffen die nötige Balance, um die Kontakte mit den arabischen Patienten erträglich zu machen und interessant zu finden. Ich kehre nach fast jedem Dienst ausgesprochen zufrieden zurück und finde auch in der Freizeit genug Kurzweil.

Morgen Abend fliege ich via Bahrain nach Dubai. Ein paar Tage später geht's mit dem Geländewagen über die Grenze nach Oman. Kamelreiten, Bergwandern, ein paar Zeltübernachtungen und vieles mehr stehen dort an – unterwegs mit einer kleinen deutschen Reisegruppe. Ich bin gespannt!

Masalama (good bye),

*Ulla*

# 12. Lebenszeichen aus den Vereinigten Arabischen Emiraten

### 05.11.2007, 18:00 Uhr

(kurze Mail aus einem Internetcafé von unterwegs)

Hi,

Dubai ist furchtbar, die ganze Stadt eine einzige Baustelle, die Luftqualität schlecht, das Klima heiß und feucht, kurzum: Ich bin negativ überrascht. Wenigstens habe ich auch Dubai nun gesehen und werde mich wohl einreihen in den hohen Anteil der Touristen, die nur ein einziges Mal und danach nie wieder hierherkommen. Klar gibt es beeindruckende Bauwerke, diesbezüglich ist hier der Größenwahnsinn zu Hause. Wir haben unter anderem an einem Rohbau angehalten, welcher nach seiner Fertigstellung das höchste Gebäude der Welt werden soll und Burj Kalifa genannt werden wird; derzeit wird am 156. Stockwerk gebaut. Wenn man aber den Informationen glaubt, die unsere Reiseleiterin uns über die Arbeitsbedingungen der ausländischen Bauarbeiter gab, kann einem nur schlecht werden. Auf mich wirkt das Emirat eher wie ein überdimensionales Disneyland mit Tücken.

Wir haben den Gold-Souk und auch den Gewürz-Souk (Souk = Markt) besucht. Mit Abras, laut knatternden, überdachten Wassertaxis, haben wir mehrfach den Dubai Creek überquert. Dieser ist ein lang gezogener Meeresarm, der sich durch die Stadt schlängelt.

Am Abend sind wir in einem edlen und geschmackvollen arabischen Restaurant essen gegangen. Erst während der Vorspeise habe ich gemerkt, dass der Speiseraum kein Dach hat, wir also unter freiem Himmel saßen. Da es draußen schon dunkel war und ansonsten alles wie in einem geschlossenen Raum wirkte, fiel mir das erst spät auf.

Unsere Museumsbesuche und Stadtrundfahrten waren recht interessant. Aus dem Fernsehen kannte ich Dubai immer nur als aufgeräumte Luxus-Metropole; daher war ich so überrascht, dass die ganze Stadt in Wahrheit eine einzige Baustelle ist. Angeblich sind derzeit 2/3 aller Baukräne der Welt hier stationiert und das glaube ich gerne, seit ich Dubai mit eigenen Augen gesehen habe.

Die anderen Emirate der U.A.E., die wir auf unserer Weiterreise durchquerten, sehen nicht viel besser aus: entweder Wüstenlandschaft oder Baustelle. Ich bin froh, dass ich im Frühjahr in letzter Minute das Jobangebot in Dubai abgesagt und mich für Riad entschieden habe.

Das Wetter ist heiß und schwül. Auch deshalb bin ich froh, dass ich in Saudi-Arabien in Riad wohne, weit weg vom Meer, wo das Klima zwar heiß, aber trocken und daher angenehm ist. Hätte man mich in der Zweigstelle des KSH, in Jeddah, eingesetzt, was direkt am Meer liegt, würde ich mich inzwischen wohl an schwüles Klima gewöhnt haben. Angeblich ist der Lebensstil in Jeddah im Vergleich zu Riad weniger konservativ und streng, aber so ganz kann ich mir das nicht vorstellen.

Viele Grüße aus Arabien!

*Ulla*

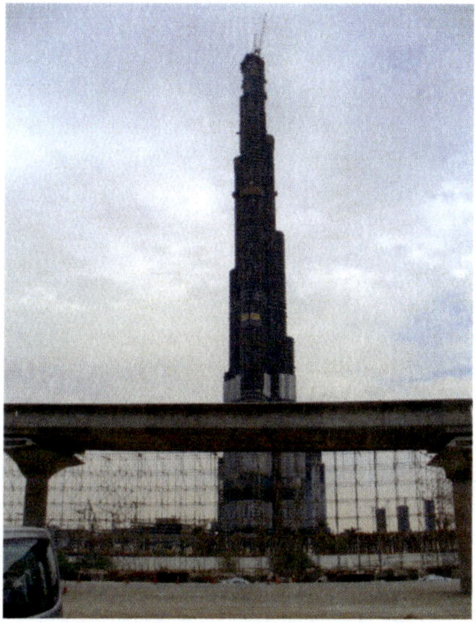

*Am Burj Khalifa, welches das höchste Gebäude der Welt werden soll, wird gerade am 156. Stockwerk gebaut*

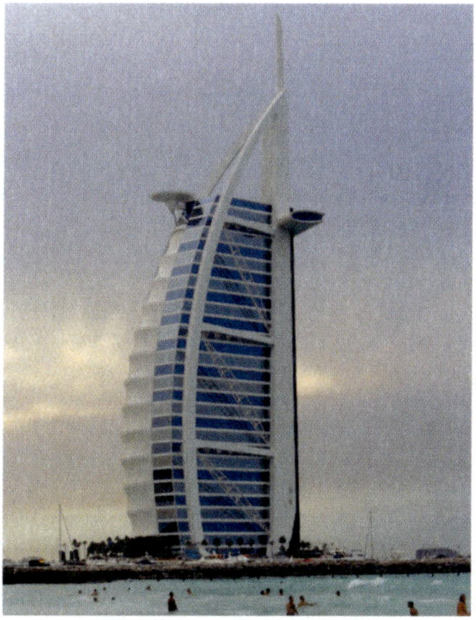

*Das einzige 7-Sterne-Hotel der Welt, Burj Al Arab in Dubai*

# 13. Oman – oh Mann!

## 25. 11. 2007, 15:08 Uhr

„Wadis, Wüsten, Weihrauch" lautete der Titel meiner Oman-Reise und genau das war es, was wir zu sehen bekommen haben.

Die Halbinsel Musandam, ein durch die Vereinigten Emirate geografisch abgetrennter, aber dennoch zum Oman gehörender Zipfel, war das erste, was wir vom Sultanat zu sehen bekamen. Mit der modernen Version einer Dhau (traditionelles Holzschiff) sind wir ein paar Tage an der Küste Musandams entlanggeschippert, haben uns an Bord verwöhnen lassen und sind im warmen Wasser des Golfs von Oman geschwommen. Abends waren sogar ein paar Delphine zu sehen. Mit einem mitgeschleppten Schnellboot haben wir die Umgebung näher erkundet. Auf den ersten Blick sah die Küste überall gleich aus: hellbraune, steinige, fast unbewachsene Gebirgslandschaft. In einigen kleinen Buchten entdeckten wir winzige Dörfer, die teilweise aus nur etwa zehn Häusern bestehen; es gibt keine Straßen und sie sind mit dem Auto nicht erreichbar. Von Anja, unserer Reiseleiterin, erfuhren wir, dass in jedem Dorf oft nur eine Familie lebt. Durch die felsigen Berge schlängeln sich Eselspfade, über die das oft meilenweit entfernte nächste Dorf erreicht werden kann. Geheiratet wird meist innerhalb der Familie. Der Lebensunterhalt wird in erster Linie durch Fischfang und Fischverkauf bestritten, jedoch reicht das nicht aus. Der Sultan von Oman unterstützt diese Dörfer, indem er regelmäßig Grundlebensmittel mit dem Helikopter schickt, den Fischern funktionstüchtige Motorboote zur Verfügung stellt und außerdem für die Anbindung an elektrischen Strom gesorgt hat.

Wir haben gebührenden Abstand zu den Dörfern gehalten, um nicht in die Privatsphäre der Bewohner einzudringen. Nur bei einem größeren Dorf, in dem es auch Straßen und Autos gibt, haben wir angelegt und einen Rundgang gemacht. An beiden Enden des Dorfes steht eine Moschee, da der Islam vorgibt, dass für jeden Moslem eine Moschee in 5 – 10 Gehminuten erreichbar sein soll.

Der Islam wird im Oman vielerorts nicht ganz so streng gelebt wie in Saudi-Arabien; außerdem werden auch andere Religionen akzeptiert und in Masqat gibt es sogar einige Kirchen. Schwarze Abayas sieht man nur hin und wieder, meist sind die Frauen sehr farbenfroh gekleidet. In den Dörfern tragen sie weite Hosen und wadenlange bunte Gewänder. Die Männer tragen – wie in Saudi-Arabien – weite, knöchellange Dishdashas, jedoch findet man hier neben dem weit verbreiteten Weiß auch Farben wie Senfgelb, Dunkelblau, Braun oder Lindgrün. Ganz anders als in Saudi-Arabien ist die Kopfbedeckung der Omani. Eine sogenannte Kummar, die an eine Kochmütze erinnert, mit verschiedenfarbigen Stickereien auf dem weißen Stoff, sieht man am häufigsten. Die Kummar kommt eigentlich aus Sansibar und Tansania und fand durch Omans Kolonial-Geschichte ihre Verbreitung im Oman. Früher trugen die Männer Turbane, die man aber auch heute noch auf so einigen Köpfen sieht.

Der herrschende Sultan Quaboos bin Said Al-Said, der seit 1970 das Land regiert, ist bei der Bevölkerung sehr beliebt. Er ist schon in jungen Jahren viel gereist und hat einen weltoffenen Geist. Sein Vater, der vorherige Sultan, war sehr konservativ eingestellt und wehrte sich gegen jegliche Veränderung. 1970 wurde er von seinem eigenen Sohn Quaboos gestürzt und ins Exil nach England geschickt, wo er einige Jahre später verstarb. Seitdem setzt Sultan Quaboos seine Ideen zum Wohl des Landes um. Die Einnahmen aus der Ölförderung investiert er vor allem in Bildung, Infrastruktur und Gesundheitswesen. Frauen dürfen Auto fahren und bekommen die gleiche Schulbildung und Arbeitsmöglichkeiten wie Männer. Die noch immer tief sitzende islamische Tradition mit der untergeordneten Rolle der Frauen versucht er nach und nach aufzuweichen, was jedoch am ehesten in den großen Städten gelingt. Der Sultan wird aufgrund seines revolutionären Aufbaus des Landes von der Bevölkerung verehrt.

Hauptstadt des Oman war einst Nizwa, aber seit vielen Jahren ist es Masqat. Die englische Schreibweise ist Muscat, aber in deutschen Texten findet man meist Masqat. Übersetzt heißt das „steil zum Meer hin abfallend". Die Stadt zieht sich über eine Länge von circa 60 Kilometern und nur 3–4 Kilometern Breite an der nördlichen Küste entlang und beherbergt mit 650.000 Einwohnern fast ein Drittel der gesamten Landesbevölkerung. Die rund ums Jahr hohen Temperaturen werden an der Küste beinahe unerträglich, da die Luftfeuchtigkeit dort bei 60–80 % liegt. In Masqat und auch anderen Städten Omans sieht man in der Mitte von Kreisverkehren aufwändige Kunstwerke, die oft Landestypisches darstellen: zum Beispiel große kupferne Kaffeekannen mit langgezogenem Ausschenkhals für arabischen Kaffee, einen Khanjar (Krummdolch), eine Shisha (Wasserpfeife), einen überdimensionalen Weihrauchbrenner, Dattelpalmen oder Kamele aus Messing – jeweils eingebettet in künstlich bewässerte Blumenbeete. Sie sind alle unter dem landesweiten Projekt „Beautification" entstanden. Der Sultan hat in jeder größeren Stadt einen Palast; der in Masqat wurde von indischen

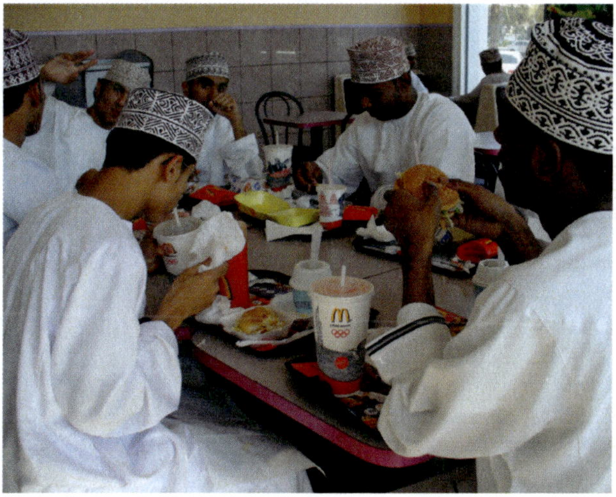

*Junge Omani im Schnellrestaurant*

Architekten entworfen und passt trotz seines bunten und verspielten Stils gut ins Stadtbild.

Die Omani sind ein absolut fußballverrücktes Volk und so trifft man sowohl an den Stränden als auch im Landesinneren immer wieder auf spontan zusammengewürfelte Teams beim Spiel.

Der Hurrikan „Gonu", der im Juni 2007 über dem Land wütete, hat in Masqat Tausende von Autos ins Meer geschwemmt und viel Zerstörung angerichtet. Die Aufräumarbeiten sind aber weitgehend abgeschlossen und so sieht man kaum noch Spuren der Verwüstung. Zu Ehren des Geburtstags des Sultans, am 18. November, wurde die Stadt gerade hergerichtet: Zahlreiche Blumenbeete nebst Bewässerungsanlagen wurden angelegt und ehemalige Grünstreifen, die nach dem Hurrikan noch nicht wieder nachgewachsen waren, kurzerhand durch Plastikrasen ersetzt.

Im Oman riecht es nach Weihrauch. Natürlich nicht überall, aber der Geruch begegnet einem immer wieder. In den Bergen wird er von Sträuchern geerntet und auf den Souks (Märkten) verkauft. Je heller er ist, umso hochwertiger und teurer ist er. In kleinen Brennern wird er angezündet und verbreitet seinen würzigen Duft. Restaurants, Hotels, Berghütten und natürlich Privathäuser sind unvorstellbar ohne diesen Geruch. Selbst in ihren Autos haben viele Omani einen Weihrauchverdampfer am Armaturenbrett befestigt, der an den Zigarettenanzünder angeschlossen wird.

Im Oman gilt ein Tempolimit von 120 Stundenkilometern; bei Überschreitung geht ein lauter Piepser los, der fest installiert und nicht auszuschalten ist, aber bei Bedarf durch laute arabische Popmusik übertönt wird. Es gibt auch Radarkontrollen, aber die Rechnung für begangene Geschwindigkeitsüberschreitungen wird dem Fahrer erst beim jährlichen TÜV vorgelegt. Zu diesem Anlass braucht man übrigens nicht einmal sein Auto mitzubringen, es ist eine reine Papierangelegenheit... Und die Rechnung über die Verkehrssünden, na ja, die wird im kameradschaftlichen Geplauder leicht auf die Hälfte heruntergehandelt, indem man beteuert, dass man eine große Familie zu ernähren hat und das Geld knapp ist.

Es kann vorkommen, dass Kamele oder Esel die Fahrbahn überqueren, entsprechende Hinweisschilder warnen davor. Während auch freilaufende Kamele immer einen Besitzer haben, gibt es im Oman zahlreiche wilde Esel, die niemandem gehören.

Der Oman wird im Nordosten des Landes vom Hajarr-Gebirge gesäumt. Die höchste Erhebung ist der Jabal Sham mit etwa 3000 Metern. Mit mehreren Geländewagen sind wir bis auf etwa 2000 Meter gefahren, um dort zu übernachten. Hier haben wir zum ersten Mal gefroren, als nach Sonnenuntergang die Temperaturen auf 12 Grad fielen und wir im Schneidersitz in einem Beduinenzelt zu Abend gegessen haben. Am Nachmittag waren wir am oberen Rand des „Grand Canyons des Oman" entlanggewandert, der stellenweise bis zu

1000 Meter tief abfällt. Ausgebaute Gehwege, Absicherungen oder Geländer? Fehlanzeige! Hier war Schwindelfreiheit angesagt.

Als definitiv zu schwierig erwies sich die dreitägige Trekkingtour im Hajarr-Gebirge, bei der wir mehr als 1000 Höhenmeter innerhalb der ersten fünf Stunden überwinden sollten. Über extrem raues Terrain, grobe Felsblöcke und kantige Steine ging es steil bergan, wobei es überhaupt keinen erkennbaren Gehweg gab. Ein einheimischer Bergführer ging in Flip-Flops (!) voran und Anja, unsere Reiseleiterin, blieb hinter uns und trieb zum Aufschließen an, wenn jemand im Tempo zurückfiel. Unser Gepäck für zwei Übernachtungen in den Bergen unter freiem Himmel wurde von Eseln transportiert, die mit ihren Führern etwas später folgten. So hatten wir nur Rucksäcke mit reichlich Trinkwasser zu tragen. Schon bald merkte ich, dass ich dem vorgelegten Tempo nicht folgen konnte, erst recht nicht, wenn es in dieser Manier den ganzen Tag weitergehen sollte! Schon bei der ersten gemeinsamen Trinkpause nach etwa 30 Minuten, bei der wir schon reichlich am Japsen und Schwitzen waren – man bedenke die hohe Temperatur und die pralle Sonne – war ich froh, als jemand sagte, er würde zurückkehren, und schloss mich erleichtert an. Letztlich machten wir uns zu dritt auf den Rückweg. Allerdings brauchten wir nach dem 30-minütigen Aufstieg etwa eineinhalb Stunden für den Abstieg, da wirklich kein Gehweg erkennbar war und wir über riesige Felsblöcke und scharfkantige Steine hinunterklettern mussten. Wir orientierten uns an Stromleitungen, die uns grob den Weg zum Ausgangspunkt zurückwiesen. Irgendwann hörten wir Stimmen, drehten uns um – und hinter einem Felsen erschienen drei weitere Rückkehrer! Gemeinsam machten wir erstmal eine Trinkpause im Schatten. Als wir weiter oberhalb die Esel mit unserem Gepäck vorbeiziehen sahen, kletterten wir so schnell wir konnten in ihre Richtung, in der Hoffnung, einen brauchbaren Weg vorzufinden – aber es half nicht viel, es gab eben keinen Weg. Unser Gepäck bewegte sich derweil auf Eselsrücken weiter in die Berge; die knochigen, dürren Eselsführer kletterten faszinierend leichtfüßig mit den Tieren in einem unglaublichen Tempo den steinigen Berg hoch. Und das mit losen Schlappen, einige sogar barfuß.

Anja hatte jeden Umkehrer mit einem verächtlichen Blick entlassen, hatte aber in weiser Voraussicht dafür gesorgt, dass einer der Geländewagen, mit denen wir gekommen waren, noch eine Stunde am Ausgangspunkt der Tour wartete, und benachrichtigte dann den Fahrer, dass sechs Leute auf dem Rückweg zu ihm seien. Erst war unklar, wohin wir fahren würden, und wir dachten, es gehe zurück nach Masqat, aber wir wurden – im wahrsten Sinne des Wortes – in die Wüste geschickt. Zu sechst (plus Fahrer) quetschten wir uns ins Auto und fuhren den Berg hinunter durch kleine Dörfer, bis wir im Tal das Wadi Tiwi erreichten. Im Oman gibt es zahlreiche Wadis, das sind ausgetrocknete Flussbetten. Nur manche führen, je nach dem, wie heftig die seltenen Regenfälle sind, zeitweise Wasser, was im Wadi Tiwi gerade der Fall war. Wir mussten stellenweise aussteigen und zu Fuß durch wadenhohes Wasser waten, da der Geländewagen bei dieser

Überbeladung sonst Schwierigkeiten gehabt hätte, das Wadi zu durchqueren. Ein entgegenkommender Landrover war stecken geblieben und versperrte unseren Weg. Die entstandene Wartezeit nutzten wir, um unsere Lunchpakete, die für die Bergtour gedacht waren, zu plündern. Als wir später auf einer größeren Straße fuhren, stoppten wir an einer Tankstelle und kauften uns Zahnbürsten, da ja unser Übernachtungsgepäck mit den Eseln in den Bergen unterwegs war. Der Kassierer staunte nicht schlecht über den unerwarteten Absatz von Zahnbürsten.

Nach ungefähr zweieinhalb Stunden Fahrt erreichten wir das stilvolle Al-Areesh-Camp in der Wüste Wahiba Sands. Umgeben von roten Sanddünen gruppiert sich eine Siedlung kleiner Häuschen und Zelte, die von außen mit getrockneten Palmwedeln verkleidet sind. Das „Hauptgebäude" bestand aus einem etwa 30 mal 15 Meter großen Unterstand aus Bambusstangen und Balken. Das Dach war mit getrockneten Palmwedeln gedeckt; große, bunte Stoff-Leinwände bildeten die Seitenwände. Außer einem Schreibtisch, der das Camp-Office darstellte, standen auf der einen Seite lange Tische mit wuchtigen Korbstühlen direkt auf dem Wüstensand, die andere Seite war mit orientalischen Teppichen ausgelegt. Jede Menge buntgemusterte Matratzen und rote bestickte Kissen schufen eine romantische 1001-Nacht-Atmosphäre. Von den Balken hingen verschiedene orientalische Lampen und in verwinkelten Ecken standen Shishas. Eine Klimaanlage gab es im ganzen Camp nicht, deshalb ist es nur im Winter geöffnet, sonst wäre es dort nicht auszuhalten. Bei circa 38 Grad am Tage haben wir aber trotzdem reichlich geschwitzt. Elektrizität gab's abends durch einen Generator, der aber abgestellt wurde, sobald die letzten Gäste schlafen gingen. Für Unterhaltung sorgten an manchen Abenden Omani aus lokalen Familien mit ihren Instrumenten und typisch unmelodiösem arabischen Gesang und Tanz. Im ganzen Camp gibt es keine befestigten Gehwege und man läuft durch den Sand, was sehr anstrengend ist. Um zur Dusche und Toilette zu gelangen, mussten wir eine Düne hinunterwandern und waren erschöpft, wenn wir wieder oben ankamen!

Safi, der mit seinen Brüdern das Camp betreibt, erwartete uns mit einem Mittagessen. Wir diskutierten noch über die abgebrochene Trekking-Tour, als Safi ankündigte, er würde etwas später in die Berge fahren, weil ein weiterer Gruppenteilnehmer sehr erschöpft sei und nach Erreichen der Tagesetappe ebenfalls umkehren wolle. Ich überlegte nicht lange und fragte, ob ich mitkommen könnte. Zum einen würde mir die Fahrt mehrere Stunden im klimatisierten Geländewagen bescheren, anstatt in der sengenden Hitze in der Wüste zu sitzen, zum anderen könnte ich das Gepäck von uns Umkehrern mit ins Camp bringen. Gesagt, getan: Safi flog geradezu über die Sandpisten, die Reifen mit abgenutztem Profil und wenig Luft drin, dazu tönte ohrenbetäubender Arab-Pop auf Kassette. Es versprach ein spaßiger Trip zu werden! Als wir befestigte Straßen erreichten, wurde das Tempo nicht geringer; hier und da mussten wir auf die Gegenfahrbahn wechseln, wenn unsere Spur von früheren Überschwemmungen mit Kies oder Dreck bedeckt war. Irgendwann bogen wir ab und es ging etwa eine Stunde lang durch ein ausgedehntes Wadi auf die Berge zu, bis wir schließlich bergan fuhren. Der Landrover kletterte tapfer über schmale, holperige Pfade, die sich steil und kurvenreich durch die Berglandschaft schlängeln. Die späte Nachmittagssonne tauchte die hellbraune, staubige und steinige Landschaft in goldenes Licht. Nur selten hatten wir Gegenverkehr und wenn, dann gab es gewagte Ausweichmanöver, um aneinander vorbeizukommen. Und natürlich wird in so einer gottverlassenen Gegend nicht einfach weitergefahren, ohne kurz anzuhalten und sich durch heruntergekurbelte Fenster darüber zu verständigen, wo man herkommt und hinwill. Safi wollte die Gruppe möglichst vor Einbruch der Dunkelheit finden, wusste aber nicht genau, wo sie ihr Nachtlager aufschlagen würden.

Als wir den einzigen Fußgänger auf weiter Flur entdeckten, hielt Safi an. Es war ein runzeliges Männlein mit Buckel und Rauschebart. Seine Sandalen waren eher grobe Holzscheite, die mit bunten Schnüren befestigt waren. Die alten Kleider schlotterten um seinen dürren Leib und an seinem Gürtel trug er ein Khanjar. Neben ihm lag ein riesiger Sack mit Reis. Ich frage mich, wie er dort hingekommen ist und erst recht, wie er fortzukommen gedachte, denn im weiten Umkreis gab es keine Zeichen von Zivilisation. Safi und das Bergmännlein unterhielten sich unglaublich lange. Bevor wir weiterfuhren, fragte er nach Süßigkeiten für seine Kinder. Ich gab ihm eine angebrochene Kekspackung und – da ich ja gerade auf dem Weg war, unser Gepäck zu holen – auch meine neue Zahnbürste. Er schaute ratlos zu Safi, der ihm erklärte, dass dies für die Zähne gedacht ist. Sicherlich wird er damit alles Mögliche machen, nur keine Zähne putzen! Als wir weiterfuhren, erzählte Safi mir, dass ihm der Mann, anstatt seine Fragen nach dem Weg zu beantworten, ständig mit Gegenfragen geantwortet hätte. Er wollte wissen, wie sein Name sei und der seines Vaters und Großvaters, wo er herkäme und hinwolle, was er da machen will und warum er durch die Berge fährt und so weiter. Erst nachdem er geduldig Rede und Antwort auf die immer gleichen Fragen gestanden hatte, bekam er ein paar Hinweise, wo ein günstiger Platz zum Übernachten sein könnte, den vielleicht auch die Gruppe nutzen würde.

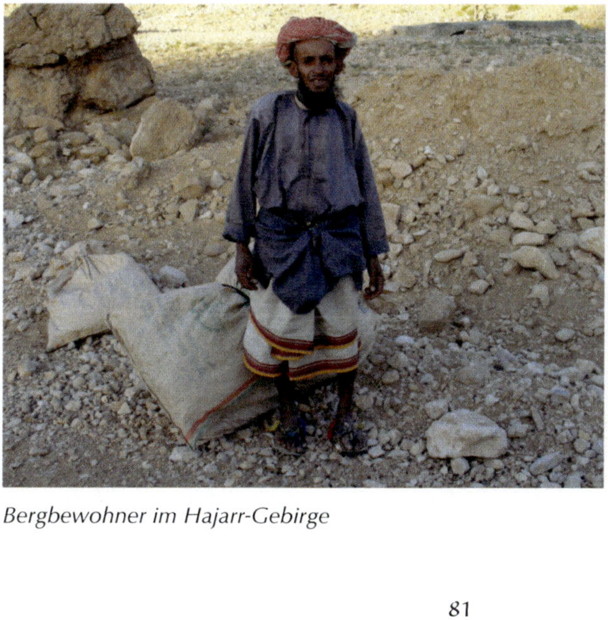

*Bergbewohner im Hajarr-Gebirge*

In der Abenddämmerung fanden wir schließlich die erschöpften Wanderer, die nach zehnstündiger Kletterei gerade erst 30 Minuten zuvor angekommen waren. Kurz darauf wurde es stockdunkel. Jetzt wurde klar, warum schon zu Beginn der Wanderung so zur Eile angetrieben worden war: Der Schlafplatz musste vor Dunkelheit erreicht werden! Zwischen herumlaufenden Ziegen und sehr geräuschvollen Eseln breiteten sie sich gerade ihre Nachlager direkt auf dem felsigen Untergrund aus – zum Zeltaufschlagen waren sie zu müde und es war bei den warmen Temperaturen auch nicht nötig. Trotz der Anstrengung waren sie alle entschlossen, auch den nächsten Tag weiterzuwandern; auch derjenige, für den wir extra gekommen waren. Safi nahm es mit arabischer Gelassenheit und so fuhren wir allein zurück – natürlich nicht, ohne vorher das Gepäck der Umkehrer einzusammeln. Den Rückweg mussten wir im Dunkeln finden, was nicht weniger abenteuerlich war als die Hinfahrt.

Safi tat, was er konnte, um uns ein wenig Abwechslung zu bieten. Am nächsten Morgen zeigte er uns sein Heimatdorf. Auf dem Weg zurück zum Camp raste er mit uns durch die rote Dünenlandschaft. Mit viel Schwung ging es die Dünen hoch. Da sie auf der anderen Seite ebenso steil abfielen, wirkte das wie eine Sprungschanze und wir flogen über die Kuppen. Manchmal sauste er seitwärts über die Dünen, sodass ich fürchtete, wir würden umkippen. Schließlich standen wir am oberen Rand einer sehr hohen Düne. Vor uns sahen wir nur Abgrund, konnten über die Motorhaube nicht einmal die steile Düne selbst sehen und glaubten an einen Scherz, als Safi ankündigte, dass er mit uns dort hinunterfahren würde. Offensichtlich hatte er so was schon oft gemacht, jedenfalls kamen wir sicher unten an und wir hatten einen Heidenspaß.

Wieder vereint mit dem Rest der Truppe, der die Trekkingtour erfolgreich beendet hatte, ging es für zwei Tage zum Kamelreiten. Anders als zum Beispiel in Nordamerika werden die Kamele (Dromedare mit einem Höcker) im Oman am hinteren Ende des Rückens, hinter dem Höcker, geritten. Als „Sattel" gab es lediglich ein paar festgezurrte Wolldecken. Bei 38 Grad ging es mehrere Stunden durch die Wahiba-Sands-Wüste. Jeweils 4 bis 5 Kamele wurden aneinandergebunden und von einem Beduinen geführt. Zuvor hatte uns die Gruppe von Beduinen, die uns begleiten würden, in ihrer Behausung, einer aus Palmwedeln gebauten Hütte mit ausgelegten Strohmatten, mit arabischem Kaffee und Datteln begrüßt. Sie haben zwar auch ein Haus mit Klimaanlage, einige Kilometer entfernt im nächsten Ort, allerdings halten sie sich dort nur im Sommer während der Mittagshitze auf; die meiste Zeit bevorzugen sie ihre traditionelle Bleibe in der Abgeschiedenheit. Genau wie die drahtigen Bergführer im Hajarrgebirge tranken auch sie unterwegs nichts und waren erstaunlich fit. Sie liefen mit enormer Geschwindigkeit barfuß durch den Sand; nur am späten Vormittag, als der Sand zu heiß wurde, zogen sie leichte Schlappen an. Zur Mittagszeit erwartete uns Anja mit einem Allradfahrzeug im spärlichen Schatten einiger dürrer, stacheliger Akazien. Auf ausgebreiteten Strohmatten hatte sie ein Picknick für uns vorbereitet; es gab Beriani-Reis mit erfrischender Joghurtsoße und am nächsten Tag Dahl und Baratta. Dahl ist ein Brei aus Linsen, Baratta pfannkuchenähnliche warme Brotfladen, beides landestypische Gerichte. Die omanische Küche ist sehr einfach, hauptsächlich wird Reis in verschiedenen Kombinationen mit Hähnchen, Fisch oder Rind gegessen. Breie aus Erbsen, Bohnen und Linsen werden mit flachen Brotfladen aufgenommen; die Omani essen ohne Besteck.

Nach zweistündiger Ruhepause ging es weiter, erbarmungslos durch die sengende Hitze. Der gleichmäßige Kameltrott wurde unterschiedlich empfunden; während ich ihn als entspannend und beinahe meditativ erlebte, waren andere schlicht gelangweilt und litten unter der Hitze und geschwollenen Füßen, da es keine richtigen Sättel gab und die Beine ohne jeden Halt herunterhingen. Am Nachtlager angekommen, bereitete Anja das Abendessen vor, während wir uns Plätze zum Übernachten suchten. Ich war die einzige, die es vorzog, eines der Zelte, die auf Anjas Pick-up lagen, aufzubauen; die anderen wollten unter freiem Himmel schlafen. Nach Einbruch der Dunkelheit setzte plötzlich starker Wind ein und wirbelte den Sand hoch. Zum Essen hockten wir uns mit dem Rücken in Windrichtung, um nicht zu viel Sand mitessen zu müssen.

Die Beduinen blieben unter sich. Sie hatten mit dem letzten Rest Tageslicht ein paar dürre Äste zusammengesucht und ein Feuer gemacht. Sie kochten ihre eigenen Speisen und luden uns später ein, ihren Kaffee, der aus winzigen, runden henkellosen Tässchen getrunken wird, zu kosten. Als höflicher Gast lässt man sich nicht mehr als zweimal nachschenken, sondern schüttelt die leere Tasse aus dem Handgelenk heraus als Zeichen, dass es nun genug ist.

Als wir schlafen wollten, legte sich auch der Wind und gönnte uns eine ruhige Nacht. Mein Zelt war von innen ebenso versandet wie die Schlafsäcke der anderen, die draußen schliefen. Die Nacht war sehr warm, erst gegen Morgen wurde es kühl und klamm. Nach kurzer Morgendämmerung sorgte strahlender Sonnenschein schon bald wieder für unerträgliche Hitze. Die Kamele, die über Nacht die Vorderbeine zusammengebunden bekamen, sodass sie nur winzige Schritte machen und sich daher nicht zu weit entfernen konnten, kamen angehoppelt wie Kängurus. Es gab Frühstück! Sie bekamen große klebrige Ballen zusammengepresster Datteln tief ins Maul gesteckt, an denen sie lange herumkauten. Ich verfütterte zusätzlich eine große Tüte Orangenschalen und Brotreste, die von unseren Picknicks übrig geblieben waren. Während unseres ausgiebigen Frühstücks im Schatten des Pick-ups beobachtete ich die Beduinen. Manche von ihnen beteten lange kniend und immer wieder vornüberbeugend im Sand, andere machten den Abwasch. Allerdings brauchen sie dazu kein Wasser. Ihre Schüsseln rieben sie gründlich mit Sand ab, die dadurch blitzblank wurden; ganz anders als unser Geschirr, welches durch eine Camping-Abwaschschüssel mit wenig Wasser gezogen wurde. Die meisten Beduinen tragen einen Gürtel über ihrer Dishdasha, an dessen Vorderseite ein Khanjar (Krummdolch) steckt. Dieses Messer brauchen sie ständig im Alltag, zum Beispiel zum Abschneiden von Heilkräutern, die sie unterwegs finden, zur Speisenzubereitung und vielem mehr.

Zurück in Safis Al-Areesh-Camp rüsteten wir uns für einen Tagesausflug ins Wadi Bani Khalid. Auch hier gab es keine erkennbaren Gehwege, aber die herausfordernde Kletterei über große Felsblöcke und spitze Steine ging nicht nur bergauf, sondern ebenso oft steil hinunter oder relativ ebenerdig. Außerdem lagen Teile der Strecke im Schatten der Schlucht und wir waren auch nicht unter Zeitdruck, sodass es – im Gegensatz zu der Bergtour – jeder von uns bewältigen konnte. An manchen Stellen ging der Weg nicht weiter; wir mussten von senkrechten Felswänden eingeschlossene Wasserpools durchqueren, die bis zu 200 Meter lang waren. Wir zogen uns um und schwammen mit unseren Rucksäcken auf dem Rücken durch das warme Wasser, bis wir wieder Grund unter den Füssen hatten und die Wanderung an Land fortsetzten.

Die letzten zwei Tage ruhten wir uns in einem schönen Beach Resort in Barka direkt am Golf von Oman aus. Das Klima war dort wieder sehr schwül und die Temperaturen am Vormittag bis zu 45 Grad, aber die klimatisierten Bungalows, eingebettet in blühende Parkanlagen, machten es erträglich. Der sandige Strand fiel so flach ins warme Meer ab, dass man sehr weit ins Wasser gehen musste, bis es einem an die Schulter reichte.

In diesem Urlaub haben wir viele interessante kleine Ortschaften gesehen, gut erhaltene Forts besichtigt und bunte Märkte besucht; vor allem die Fischmärkte fand ich sehr eindrucksvoll mit Fischen in allen Größen, ausgelegt in Schubkarren, auf dem Boden oder an Haken aufgehängt. Die unglaublichsten Gestalten begegnen einem an solchen Plätzen; Frauen, die ihre Einkäufe auf dem Kopf transportieren, runzelige alte Leute und Fischer, die ihren Fang mit Drahtsieben aus blutigen Wasserlachen in ihren Booten schöpfen. Oman ist ein heißes und karges Land mit ausgedehnten Berg- und Wüstengebieten. Städte und Dörfer finden sich daher meist entweder an der Meeresküste oder in der Nähe von Wadis, wo es hin und wieder Wasser gibt. Dort gibt es auch mehr Grün, fast jeder größere Ort ist eingerahmt von Palmenwäldern.

Insgesamt wirken die Omani viel freundlicher und offenherziger auf mich als die eher arroganten Saudis. Meine Hoffnung, auf dieser Reise die arabische Kultur etwas anders und positiver kennenzulernen als im strengen Saudi-Arabien, hat sich erfüllt.

Alles in allem war es eine schöne Tour, auch wenn ich feststellen musste, dass ich von den vorangegangenen Monaten in Riad eigentlich zu erschöpft für solch eine Aktiv-Reise war.

Masalama (Auf Wiedersehen)!

*Ulla*

# 14. Am Flughafen

## 03.12.2007, 09:12 Uhr

Wer eine Reise tut, ist oft gezwungen, viele Stunden am Flughafen zu verbringen. Je ferner der Heimat, umso verwunderlicher, was man da so erlebt und zu sehen bekommt.

Steht man in Marokko nach der Ankunft in der Abfertigungshalle und freut sich, dass die Warteschlange für die Passport-Kontrolle nur kurz ist, so wird man während der unerwarteten eineinhalb Stunden Wartezeit automatisch mit der nordafrikanischen Gangart vertraut und hat Zeit, sich darüber klar zu werden, dass die Uhren hier anders ticken als dort, wo man herkommt.

In Caracas fühlte ich mich in ein anderes Zeitalter versetzt, als die Buchungsdaten der Fluggäste für den Weiterflug nach Barinas in handgeschriebenen Büchern und abgewetzten Karteikarten verwaltet wurden. Einen uralten, verstaubten Computer gab es auch, aber es war nicht ersichtlich, ob er überhaupt benutzt wird. Nach der Landung in Barinas konnte ich beobachten, wie mein Gepäck über eine Leiter per Handarbeit aus dem Flugzeug in eine Art Einkaufswagen gehievt wurde... Am Flughafen in Johannesburg/Südafrika zog ich meinen Rucksack aus einem Haufen von Zwiebel- und Mandarinen-Säcken vom Gepäckband. Die Säcke wurden von buntbekleideten Schwarzen abgeholt und auf dem Kopf davongetragen.

In Riad gibt es am Flughafen Gebetsräume und imposante Springbrunnen und Wasserspiele. Am Gate für meinen Flug war ich die einzige Frau – und dann noch unverschleiert! Ich hatte eigentlich mit geschlechtergetrennten Wartebereichen gerechnet, aber zu meiner Überraschung gibt es die hier nicht. Auch an Bord des Flugzeugs war ich die einzige Frau (von den Stewardessen abgesehen) – inmitten von Indern, Pakistani, Bangladeshi, Philippinern – und natürlich Arabern. Gewänder in allen Farben und Kopfbedeckungen unterschiedlichster Art waren dort zu sehen und leider unvermeidbar war ich auch den fremdartigsten intensiven Gerüchen ausgesetzt. Im Flugzeug strömte dann ein arabisches Parfüm aus der Klimaanlage, was es etwas erträglicher machte.

In Bahrain, einem kleinen Inselstaat, wartete ich auf dem Rückweg von Masqat einige Stunden auf meinen Anschlussflug nach Riad. In der langgezogenen Wartehalle fielen mir die vielen Gruppen asiatischer Männer auf. Sie scheinen als Arbeitskräfte geradezu in Massen in die arabischen Länder zu strömen. Gerade hatte ich einen Bummel durch die kuriose Umgebung von moslemischen Gebetsräumen und weihnachtlich dekorierten Duty-free-Läden gemacht und suchte mir einen Sitzplatz in der Wartezone, als eine große Gruppe indisch aussehender Männer ankam und sich ebenfalls Plätze suchte. Die ausnahmslos schmächtigen Arbeiter blieben dicht beieinander; die meisten passten zu zweit auf einen Sitzplatz, andere ließen sich auf dem Boden nieder. Ich saß gegenüber und konnte in der Sitzreihe, die sie bildeten, nicht einmal erkennen, wo der eine Sitz aufhörte und der nächste anfing, so dicht saßen sie! Als ich später aufstand und an der Rückseite der Sitzreihe entlangging, zählte ich 16 Mann auf 9 Plätzen. Bei genauerer Betrachtung fiel mir auf, dass die meisten von ihnen mehrere Hosen und Oberteile übereinander trugen. Anzughosen, Stoffhosen, Arbeitsoverall, einfach alles. Haben sie so gefroren? Oder vermieden sie kostenpflichtiges Übergewicht ihres Hauptgepäcks, indem sie ihre Sachen am Körper trugen? Wo kamen sie her, und was wollten sie in Saudi-Arabien? Vielleicht wurden sie gerade als billige Arbeitskräfte ins Land geholt? Ich konnte nur spekulieren.

Etwas abseits saßen einige Schwarze in einfarbigen Dishdashas und Turbanen in Senfgelb, Braun, Grün oder Dunkelblau. Barfüßige Saudis mit langen Bärten in weißen Dishdashas und rotweißer Ghutra saßen im Schneidersitz mit Laptops auf dem Schoß, eifrig miteinander diskutierend. Einige „Westler"(Europäer/Amis/Australier?) schlenderten daher und wurden – wie auch ich – aufgrund ihrer deutlichen Minderheit an diesem Ort neugierig beäugt.

Die meisten Frauen – egal ob schwarz verschleierte Araberinnen oder bunt gekleidete Inderinnen – hielten deutlich Abstand zu den Männergruppen. Auf einmal erschien eine seltsame Gruppe indisch aussehender Frauen. Sie trugen alle die gleichen pinkfarbenen Kittel und Kopftücher, was mich irgendwie an eine Putzkolonne erinnerte; sie waren aber Passagiere. Sie drängten sich noch enger aneinander als die indischen Männer und setzten sich in der gleichen Manier Schulter an Schulter auf die wenigen freien Plätze. Auch beim Einstieg ins Flugzeug waren sie ängstlich darum bedacht, nicht auseinandergerissen zu werden. Sie trugen nicht nur pinkfarbene Kittel, sondern hatten auch pinkfarbene Bordkarten (anders als die der restlichen Passagiere). Ich hätte gerne gewusst, was für eine „Delegation" von Frauen das war und zu welchem Zweck sie nach Riad reisten.

Als der Flug aufgerufen wurde, stellten sich die indisch aussehenden Männer eilig als erste an – auf eine Art und Weise, wie ich es noch nie gesehen habe: So dicht hintereinander, Bauch an Rücken, dass kein Zentimeter Luft dazwischen war; nicht einmal eine Briefmarke hätte dazwischen gepasst! Ich frage mich, aus welcher Kultur man kommen oder in welcher Situation man sein muss, um sich so zu verhalten? Zu gerne hätte ich diese Männer und auch die „pinke Kolonne" fotografiert. In arabischen Ländern und erst recht in solcher Umgebung muss man jedoch sehr vorsichtig damit sein – und deshalb gibt es davon nur die Erinnerung. Das Schöne ist, dass während solch interessanter Beobachtungen die Wartezeit wie „im Flug" vergeht!

*von Ulla*

# 15. Fremde Kultur vertraut

## 23.12.2007, 20:01 Uhr

Vom Weihnachtsrummel verschont, dafür aber mit dem Hajj (gesprochen „Hatsch“) konfrontiert – was sich irgendwie ähnlich anfühlt wie Weihnachten: sehr wenige Patienten auf der Station, reduzierte Ladenöffnungszeiten, allseits „Eid Mubarak“-Grüße und viel, viel Schokolade! Man könnte sagen, es weihnachtet islamisch. Der Hajj ist neben den Eid-Feierlichkeiten im Anschluss an den Ramadan die zweite große Festlichkeit des Jahres. In Saudi-Arabien leben wir nach dem Hijra-Kalender, der dem gregorianischen Kalender 638 Jahre hinterherhinkt. Deshalb lebe ich hier im Jahr 1428. Mein Vertrag läuft nach diesem Kalender, weshalb mein erstes Vertragsjahr schon am 24. Juni 2008 endet, obwohl ich erst am 6. Juli 2007 angefangen habe. Das Hijra-Jahr ist 12 Tage kürzer als das gregorianische Jahr, deshalb fallen die islamischen Feiertage im gregorianischen Kalender jedes Mal auf unterschiedliche Daten. In diesem Jahr fällt Hajj also auf die Weihnachtszeit.

Der Hajj ist die Pilgerfahrt nach Mekka und stellt die letzte der „fünf Säulen“ im Islam dar. Jeder Moslem sollte diese Pilgerfahrt mindestens einmal im Leben machen. Der Hajj geht über mehrere Tage (8. bis 13. Dhul Hijjah, der 12. Monat im Hijra-Kalender), an denen die Pilger festgelegten Ritualen folgen. Die Rituale bestehen unter anderem aus Wanderungen zwischen den Hügeln von Safa und Marwa, Umkreisungen der Kaaba (kubisches Gebäude um den heiligen schwarzen Stein in Mekka), der Opferschlachtung eines Tiers und so weiter. Es gibt viele Bücher rund um diese Rituale. Wie nach dem Ramadan-Monat gibt es auch im Hajj Eid-Tage, aber die Angaben darüber, wann die genau sind, ebenso wie die korrekte Anzahl der Hajj-Tage selbst, variieren bei jeder Auskunft, die ich darüber erhalte. Ich denke, das hat mit der Diskrepanz zwischen den offiziellen Daten und den tatsächlich gefeierten Tagen zu tun; letztere werden individuell ausgedehnt und sind daher schwer festzulegen.

Die unüberschaubaren Menschenmassen in Mekka bringen große Sicherheitsprobleme mit sich. Deshalb hat das saudische „Ministry of Hajj“ sogenannte „Crowd Control Techniques“ entwickelt, die zwar teilweise ein leichtes Abweichen von den traditionellen Riten erfordern, dafür aber eine Reduktion von Unfällen bewirkt. So muss sich inzwischen jeder Pilger um die Teilnahme bewerben, da die Anzahl der Hajj-Pilger auf etwa zwei Millionen Moslems begrenzt wurde. Auf den heiligen schwarzen Stein wird nur noch mit der Hand gezeigt, anstatt ihn bei jeder der sieben Umrundungen zu küssen. Die Opferschlachtung (meist eines Schafes) kann an einen anderen Gläubigen delegiert werden und am Ort des Steinewerfens wurden Auffangrinnen für die Steine errichtet. Trotzdem gibt es jedes Jahr Verletzte und Tote im Gedränge. Die Pilgerfahrt mit allen Ritualen kann auch zu einer anderen, beliebigen Zeit im Jahr durchgeführt werden, sie nennt sich dann „Umrah“, allerdings ersetzt sie nicht die mindestens einmalige Teilnahme am Hajj. Am Flughafen in Jeddah gibt es ein separates Terminal für die Pilger.

Im Krankenhaus merkt man den Hajj in erster Linie an einer deutlich reduzierten Patientenzahl; es finden kaum geplante Operationen statt; jeder, der es nicht unbedingt nötig hat, bleibt dieser Tage dem Krankenhaus fern. Viele Mitarbeiter müssen freinehmen, weil die reguläre Besetzung zu viel und daher zu teuer wäre. Die versäumten Dienste werden natürlich nachgearbeitet, sobald der Betrieb wieder normal läuft. Das Social Department kam mit buntgeschmückten Wagen und als Comic-Figuren verkleidet über die Stationen und besuchte alle Patienten; die Erwachsenen bekamen Pralinen und Datteln und für die Kinder gab es bunt verpackte Kartons mit Plastikspielzeug.

Die Ladenöffnungszeiten sind, ähnlich wie während des Ramadan und der anschließenden Eid-Tage, sehr eingeschränkt und ungewiss. Gestern fuhr ich mit dem Taxi durch die Stadt, um an der Zentrale des nationalen Busunternehmens ein Ticket für Bahrain zu kaufen, da ich im Januar dort hinfahren möchte. Der Informationsschalter war aber nicht besetzt und am Fahrkartenschalter erfuhr ich, dass zurzeit alle verfügbaren Busse nach Mekka fahren. Derzeit kann man nichts anderes kaufen oder buchen als Tickets nach Mekka. Ich musste also unverrichteter Dinge wieder umkehren. Wie dumm, überhaupt zu versuchen, während des Hajj so etwas zu erledigen!

Langsam wird es auch hier in Saudi-Arabien Winter. Die Temperaturen sinken rapide; zwar ist es meist wolkenlos und sonnig, aber während es letzte Woche tagsüber noch bis 22 Grad warm wurde, steigt das Thermometer jetzt kaum noch über 18 Grad und nachts kühlt es bis auf 10 Grad oder tiefer ab. Es wird wohl nicht mehr lange dauern, bis auch der Gefrierpunkt erreicht wird... brrr... Es wird Zeit, mich bei Saudi-Ikea nach einer angemessenen Bettdecke umzusehen!

Mit dem Wechsel der Temperaturen werden auch die weißen Dishdashas der saudischen Männer weniger. Immer häufiger sehe ich jetzt Dishdashas aus dickerem Stoff, in verschiedenen dunklen Farbtönen, teils mit dezentem Muster. Manche tragen sogar ein Jackett oder Anorak darüber, wenn sie draußen unterwegs sind, aber das sieht irgendwie nicht stilecht aus. Es gibt auch warme umhang-ähnliche Mäntel, die passen schon eher ins Bild.

So manches Mal, wenn ich in einem Patientenzimmer bin oder mir sonst irgendwo die typischen starken Gerüche Arabiens entgegenschlagen, wird mir bewusst, dass sie mir gar nicht mehr fremd sind, sondern ich sie als Facette meiner Umgebung als angenehm empfinde. Dabei kann ich gar nicht genau sagen, was genau diesen „Duft“ ausmacht: die anders riechende Haut der Araber, die mit Weihrauch und verräucherten Kräutern parfümierte Kleidung der Besucher und Sitter, der arabische Kaffee oder die Datteln und arabischen Süßigkeiten und Backwaren, die in vielen Zimmern in reich verzierten Körben stehen? Sind es die pompösen Blumenarrangements, die Ast-Stöckchen, auf denen die Männer herumkauen, die arabischen Parfüms, würzigen Speisen – oder was sonst? Trotz verschiedener Nuancen ergibt sich oft der typische Geruch: würzig, warm, fremd – und doch immer mehr vertraut.

Seit einigen Wochen hat der Gebetsruf, der zu den Gebetszeiten in dezenter Lautstärke aus Lautsprechern über die Krankenhausflure tönt, eine andere Melodie als vorher und es ist auch eine andere Stimme. Der Gebetstext ist allerdings (laut meiner arabischen Kollegen) derselbe. Die neue Stimme ist sonor und angenehm und das Gebet sehr melodiös gesungen. Der Aufruf zum Gebet darf nicht vom Tonband gespielt, sondern muss immer live gesungen werden; das gilt auch für die zahlreichen Moscheen. Ich empfinde es als sehr harmonisch, wenn der Gesang einsetzt, er gibt auch eine zeitliche Orientierung im Arbeitsalltag, da die Gebete immer zu den gleichen Tageszeiten sind. Da ich keine Armbanduhr trage und so gut wie kein Tageslicht sehe, wenn ich arbeite (der Stationsflur und die Arbeitsräume sind fensterlos, die Fenster in den Patientenzimmern sind stark getönt und die meisten Patienten lassen zudem den ganzen Tag den Vorhang geschlossen), schafft der Gesang wirklich eine angenehme Tagesstruktur. Oft trällere ich die Melodie mit, was meine Kollegen zum Lachen bringt. Angeblich ist das sogar „haram" (tabu, verboten), aber ich mache es ja nicht in blasphemischer Absicht.

Nach meinem Urlaub im Oman war ich schnell wieder in die Arbeitsroutine hier in Riad eingebunden und zum ersten Mal standen für mich einige Nachtschichten an. Nachts sind wir mit sechs Pflegekräften im Dienst und der Arbeitsablauf ist deutlich anders als in deutschen Krankenhäusern. Die Schicht dauert, genau wie der Tagdienst, zwölfeinhalb Stunden (19.00 bis 7.30). Bei der ersten Runde durch die Zimmer wird offiziell die gleiche komplette körperliche Untersuchung durchgeführt, die der Tagdienst am Morgen macht. Dazu muss ich sagen, dass diese Untersuchungen meist nachlässig oder gar nicht durchgeführt werden, genauso wie auch viele andere unsinnige Policys nicht eingehalten werden. Hauptsache, der Dokumentationsbogen wird ausgefüllt.

Ich muss sagen, es wäre mir ziemlich peinlich, wenn ich als junger, gesunder Patient nach einem orthopädischen Eingriff im Krankenhaus läge und zweimal täglich eine körperliche Untersuchung über mich ergehen lassen müsste, inklusive Abtasten meiner Fontanellen, Durchwühlen meiner Haare nach Läusen, Untersuchung der Genitalien und so weiter. Würde ich versuchen, vorschriftsmäßig zu arbeiten, führte das mit Sicherheit zu großem Unmut bei meinen Patienten, denen ich wegen der sprachlichen Barriere nicht einmal im Detail erklären könnte, was der Quatsch soll. Ich beschränke mich also darauf, die üblichen Vitalzeichen zu kontrollieren (Puls, Blutdruck, Temperatur usw.) und mir den jeweils relevanten Körperteil anzusehen. Als Krankenschwester steht man oft (auch in Deutschland) unter dem Druck von Policys (Dienstanweisungen, verbindliche Standards), die zu unterschreiben man gezwungen wird, die aber in der Praxis einfach nicht umsetzbar sind. Die Diskrepanz zwischen theoretischem Anspruch (der oft rechtlichen Hintergrund hat) und der Praxis, die es mir wegen knapp bemessener Zeit, zu hohem Arbeitspensum oder schierer Unsinnigkeit unmöglich macht, dem Anspruch gerecht zu werden, ist mitunter sehr groß. Die Konsequenzen dieser Unvereinbarkeit bleiben im Zweifelsfall an der Pflegekraft hängen. Mit diesem Problem hat aber die Krankenpflege weltweit zu kämpfen und viele andere Branchen sicher auch. Die Kunst ist eben, sich möglichst ohne Blessuren durch diesen Widerspruch zu lavieren.

Zurück zum Nachtdienst: Ich war erstaunt, als um 22 Uhr Werkzeugwagen und Baumaterialien angerollt wurden, Glühbirnen ausgetauscht und defekte Möbel repariert wurden. Auch das Housekeeping-Team war zu später Stunde weiterhin aktiv – Zimmer von entlassenen Patienten wurden grundgereinigt und aufgerüstet, die Stations-Mülleimer nochmals geleert usw. In Deutschland würden solche Arbeiten nach 16 oder 17 Uhr nicht mehr erledigt werden. Manche Patienten, die entlassen wurden, verlassen die Station erst spätabends oder nachts, je nachdem, wann ihr Flug geht oder wann sie günstigerweise die in manchen Fällen lange Reise im Auto starten wollen. Aber auch die restlichen Patienten sind ziemliche Nachtmenschen; kein Wunder also, dass sie mit Vorliebe den halben Tag verschlafen. Mit Neuaufnahmen verhält es sich genauso: Eine Frau, die für den nächsten Morgen auf dem Operations-Plan stand, reiste um 2 Uhr morgens an und niemand wunderte sich darüber. Es hinderte sie auch niemand daran, noch eine Mahlzeit zu sich zu nehmen, auch wenn in der Dokumentation „nüchtern seit Mitternacht" angekreuzt wurde, weil der Anästhesist, der die Frau um 3 Uhr früh gesehen hat, das so angeordnet hat.

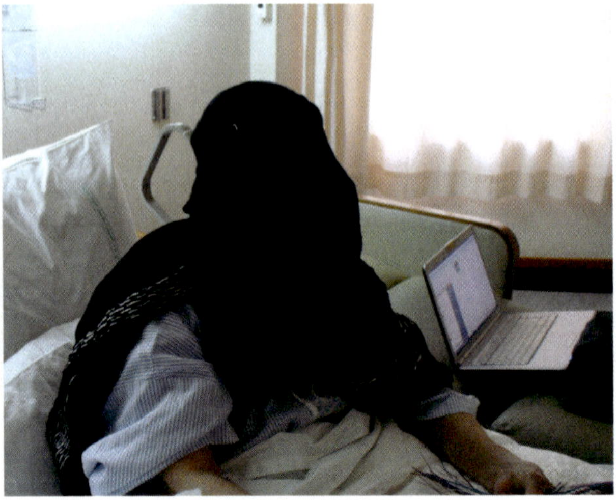

*Verschleierte Patientin*

Es kommt vor, dass Patienten um 22.30 Uhr einfällt, dass sie kein Abendessen bekommen haben. Bei uns wird nur das Frühstück für Patienten und Sitter automatisch geliefert; das Mittag- und Abendessen muss jeder selbst per Telefon in der Küche bestellen. Da es aber immer wieder vorkommt, dass die Patienten das vergessen, sind wir gut ausgerüstet mit Telefonnummern von McDonald's und sonstigen Restaurants, die wir dann an die Patienten beziehungsweise Sitter geben (deshalb also liegen morgens so viele Fast-Food-Verpackungen auf dem Boden herum!). Allerdings hatte ich in letzter Zeit das Glück, meist besser gesittete Patienten in aufgeräumten Zimmern zu betreuen.

Manchmal liegen auf U2 Palliativ-Patienten, weil die Palliativ-Station ständig überfüllt ist und daher immer wieder Betten in anderen Abteilungen belegt. Das sind schwer erkrankte Patienten, deren Therapie nicht mehr auf Heilung der Krankheit (meist „Krebs") abzielt, sondern auf die Behandlung akuter Begleitsymptome während des Sterbeprozesses (v. a. Schmerzen, Atemnot). Eine solche Patientin hatte ich im Nachtdienst. Sie war Mutter von fünf Kindern und ihr Ehemann blieb die ganze Zeit als Sitter an ihrer Seite und sorgte sich – gemessen an einigen anderen Erfahrungen hier – wirklich rührend um seine Frau. Obwohl das Sterben in der islamischen Kultur als gottgegeben angenommen und akzeptiert wird, ist es auch hier ein Tabu-Thema. Die Familie eines Sterbenden ahnt zwar oft, was passieren wird, aber es wird vermieden, darüber zu reden. Allerdings werden Heiler bestellt, die am Krankenbett Koranverse verlesen, beten, unterschiedliche Substanzen verräuchern und den Patienten bespucken (oder manchmal das Spucken nur andeuten).

Manchmal ist es unangenehm, wenn ich unter Zeitdruck in ein Zimmer komme und dort betende Menschen, entweder Angehörige auf dem Boden, den Patienten im Bett mit der Puderschachtel oder einen Heiler, stören muss. Mein Arbeitspensum lässt nicht zu, dass ich umkehre und später wiederkomme. Ich mache dann das, was ich machen muss, so schnell, lautlos und dezent wie möglich und verschwinde auf leisen Sohlen. So kommt es vor, dass ich ein Antibiotikum intravenös spritze, während ein Heiler seine Rituale ausführt und zu meinen Füßen eine weitere Person am Boden kniet und betet.

Der gut Englisch sprechende Ehemann der fünffachen Mutter hatte sich ganz bewusst mit der Situation auseinandergesetzt und sprach lange und ausführlich mit mir darüber. Er fragte mich, was er mit seinem Jüngsten, einem 11-jährigen Jungen, machen solle, wenn die Mutter stürbe. Ich fragte ihn nach seinen Bedenken und daraufhin schilderte er mir, dass nach dem Ableben seiner Frau mehrere Wochen lang täglich zahlreiche Verwandte in sein Haus kommen würden, um viel und laut zu weinen; das gehöre zum rituellen Trauern. Der Junge würde dabei kaum Aufmerksamkeit bekommen. Deshalb überlegte er, ihn zu einem weiter entfernt wohnenden Verwandten zu schicken, bis sich alles wieder beruhigt hätte. Ich sagte ihm, dass ich angesichts der mir fremden Kultur unsicher sei, ihn zu beraten, dass ich aber meinem Gefühl nach den Jungen zu Hause lassen würde, um ihm zu erlauben, zusammen mit seinen Geschwistern und anderen Verwandten um seine Mutter zu trauern und zu weinen. Als ich vorschlug, auch seine älteren, bereits erwachsenen Töchter in diese Entscheidung mit einzubeziehen, zögerte er und bedauerte, dass auch in seiner Familie der Tod ein Tabu-Thema sei und bisher nicht darüber geredet wurde, obwohl sich seine Frau bereits im Endstadium befand.

Die Frau, die kein Englisch verstand und während des Gesprächs in bewusstseinsgetrübtem Zustand im Bett lag, bäumte sich plötzlich laut stöhnend auf und sank dann wieder in sich zusammen. Der Mann fragte mich, ob sie sich noch mal erholen würde oder ob das wirklich das Ende sei. Meiner Einschätzung nach hatte sie nicht mehr lange zu leben, aber ich wies ihn darauf hin, dass es immer wieder unerwartete Verläufe gebe und manche Menschen aus den unterschiedlichsten Gründen nicht loslassen können vom Leben und sich dann auch finale Zustände lange hinziehen können. Glücklicherweise gab es eine Anordnung für Schmerzmedikamente bei Bedarf, die mir recht freie Hand ließ; so konnte ich der Frau, wann immer der Ehemann oder ich den Eindruck hatten, dass sie Schmerzen hatte, eine Morphinspritze geben.

Vor etwa sechs Monaten, als die Diagnose schon bekannt war und der Mann anfing, die weitere Zukunft seiner Familie zu planen, heiratete er eine zweite Frau. Auf meine Frage, wie seine erste Frau das aufgenommen habe, gab er zu, dass sie traurig gewesen sei, andererseits eingesehen habe, dass jemand für ihre Kinder da sein müsse. Ihm lief eine Träne herunter, als er – am Bett sitzend und die Hand seiner Frau greifend – zugab, dass man 23 gute Ehejahre nicht einfach so wegwischen kann. Trotzdem bereute er die zweite Heirat nicht. Während er Tag und Nacht am Krankenbett verbrachte, kümmerte sich die neue Frau um Haushalt und Kinder.

Als ich zwei Tage später wieder Dienst hatte, war die Frau bereits verstorben und ich habe den Mann nicht mehr gesehen. Es war aber ein positives Erlebnis für mich, durch die guten Englischkenntnisse des Ehemanns und seine offene Art detailliert kommunizieren zu können; was mir sonst so oft durch sprachliche Barrieren und fehlende Bereitschaft zur Auseinandersetzung mit dem Thema unmöglich ist.

Schon bald nach meiner Ankunft in Saudi-Arabien habe ich gespürt, dass – entgegen meinem Vorurteil – die Mehrheit der saudischen Frauen und Muslime aus Nachbarländern durchaus nicht unglücklich über ihre Lebensumstände ist. Teilweise beneiden sie zwar die westliche Kultur um ihre Freiheiten, aber oft nur in dem Maße, wie sich manch grundsätzlich zufriedener „Westler" mitunter etwas mehr Zucht und Ordnung wünschen mag. Viele der hier lebenden Frauen sind tiefgläubig und seit ihrer Geburt fest verwurzelt mit dem Islam. Darauf baut sich ihre mentale Existenz, ihr Denken, Fühlen und ihre Idee von Leben und der Gesellschaft auf. Die von uns Westlern so oft angeprangerten Einschränkungen werden von ihnen meist gar nicht so empfunden. Der Vater einer Patientin gab mir einige Bücher, die den Islam erklären. Eines davon ist eine englische Interpretation des Korans (es wird ganz bewusst nicht Übersetzung genannt, da der Koran als unübersetzbar gilt). Besonders interessiert habe ich ein Büchlein gelesen, welches von den Rechten der Frauen im Islam handelt, und war überrascht, wie viel Bedeutung und Respekt Frauen zugedacht wird. Der Autor betont aber auch, dass viele Menschen, die behaupten, gläubige Moslems zu sein, ihr schlechtes Verhalten hinter einer religiösen Fassade verstecken und den Koran zu ihren Gunsten interpretieren. Es ist im Islam nicht vorgesehen, Frauen zu misshandeln, anzuschreien oder anderweitig schlecht zu behandeln. Liest man sich in die Materie ein, entsteht der Eindruck einer harmonischen, geregelten und sehr menschlich gestalteten Religion.

Ich glaube, alle Religionen haben in ihrer Funktion etwas Gemeinsames: Weltweit bilden sie Richtlinien für soziales, gesellschaftliches Miteinander, prägen die jeweilige Kultur, geben ihren Anhängern Kraft und spenden Trost, schaffen ein Zugehörigkeitsgefühl. Gleichzeitig werden sie massiv missbraucht; kontroverse Interpretationen geben Anlass zu Konflikten, sogar zu Kriegen. Persönliche Schwächen werden hinter religiösen Fassaden ausgelebt, unmenschliches Verhalten religiös begründet. Soweit ich weiß, hat aber keine Religion die Verletzung oder den Missbrauch anderer Menschen zum Ziel, auch der Islam nicht. Wenn ein muslimischer Mann seine Frau schlecht behandelt und dies religiös begründet, dann sollte wohl nicht die Religion verdammt werden, sondern der Mann, der seine Religion missbraucht.

Der Verhaltenskodex einer Gesellschaft bildet sich aus dem Zusammenspiel von Religion, Kultur und Tradition. Im Einzelfall ist es mitunter schwer zu sagen, ob eine Verhaltensregel traditionellen oder eher religiösen Ursprungs ist oder einer Kombination aus beidem entspringt und daher nicht eindeutig zuzuordnen ist.

Viele arabische Frauen, mit denen ich mich unterhalte, sind grundsätzlich zufrieden mit ihrer Religion und ihrer häuslichen Situation, auch wenn sie einzelne Einschränkungen in ihrem Leben beklagen. Unsere Stationssekretärin Nuri, die glückliche und überzeugte Muslimin ist, würde so gerne zwecks Gewichtsreduktion zu Fuß zur Arbeit gehen; es sind etwa drei Kilometer bis zum Krankenhaus und es wäre die einzige Möglichkeit für sie, „Sport“ zu treiben. Sie ist verheiratet und hat drei Kinder. Sie befürchtet aber, die Leute in ihrem Dorf/ Stadtteil würden schlecht über sie denken und das Gerücht verbreiten, dass sie auf Männersuche sei, wenn sie zu Fuß die Straße entlanggehen würde. Frauen sieht man so gut wie gar nicht auf den Straßen und wenn, dann riskieren sie ihren guten Ruf. Für mich, die hier nur für eine kurze Zeit lebt und als Ausländerin sowieso einen anderen Status hat, ist das nicht so schlimm. Trotzdem finde ich es anstrengend, mich wie auf einer Bühne zu fühlen, wenn ich mit der Abaya die Straße entlang zum Supermarkt husche. Ich werde angestarrt und es wird gehupt. Normalerweise macht mir das nichts aus, aber an manchen Tagen ist es mir zu anstrengend und ich kaufe kurzerhand das Nötigste im Mini-Supermarkt auf dem Krankenhausgelände ein oder leiste mir ein Taxi. Oder ich nehme den Abendbus, der den Einkauf allerdings zu einer abendfüllenden Aktion macht.

Wenn ich mich in rebellischer Stimmung befinde, dann reicht es schon, ohne Abaya, in ziviler Kleidung, einmal in aufrechter Haltung und selbstbewusstem Gesichtsausdruck durch den langen Krankenhauskorridor zu marschieren, um den gewünschten Effekt zu erzielen. Zwar mache ich damit nichts Verbotenes, und da ich mich auf dem Krankenhausgelände befinde, kann mir nichts passieren, dennoch kann ich mir vieler aufmerksamer Blicke sicher sein – von neugierig, bewundernd, begehrend, erstaunt oder belustigt bis hin zu missbilligend, verärgert, verachtend oder sogar mitleidig. Jedenfalls gibt es ein Gefühl von Selbstbestimmung und ist geeignet, mir gelegentlich ein wenig Luft zu verschaffen.

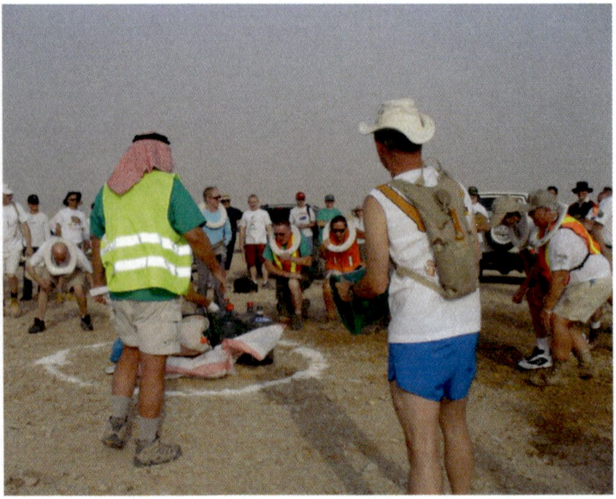

*Parodie auf die Religionspolizei: bei der Wüstenwanderung werden „Sünder" vom „Mutawa" bestraft*

Erholsam sind auch die Wüstenwanderungen, bei denen man ausschließlich Nicht-Araber trifft und wo ausgiebig abgelästert wird über die wunderlichen Begebenheiten in diesem Land. Die Freitags-Hash-Gruppe hat sogar einen „RA", einen „Religious Advisor", der eine Parodie auf die Religionspolizei, die Mutawas, darstellt. Wer unter der Woche mit den sehr speziellen Gesetzen in Saudi-Arabien „angeeckt" ist, wird am Wochenende vom RA beim Wüstenausflug noch mal „bestraft". So wurde kürzlich einer der Hashwalker auf dem Weg zu einer Party von der Polizei angehalten und in seinem Kofferraum Wein (natürlich in Obstsaft-Flaschen getarnt) entdeckt. Zwar behauptete er zu seiner Verteidigung, der Obstsaft müsse ohne sein Wissen gegoren sein, trotzdem musste er vor den Augen der Polizei alle Flaschen ausgießen. Und damit ist er noch glimpflich davongekommen. Jedenfalls hat er dann auch noch vor unser aller Augen vom RA eine Strafe einkassiert – er bekam eine Klobrille um den Hals gehängt, musste niederknien und wurde mit je einem Eimer blau und grün gefärbtem Wasser übergossen. Die Bestrafungen durch den RA sind vor jeder Wanderung eine große Gaudi. Bei diesem Ausflug waren wir an einem Ort, der „The Scottish Hights" genannt wird. Na ja, hügelig war's schon, und wir sind so manche Felskuppe schwitzend und schnaufend hochgeklettert, aber das Grün von Schottland habe ich doch vermisst! Immerhin hatte jemand an der Stelle, an der im Vorfeld schon Wasser und Kühlboxen mit Obst deponiert wurden für die Wanderpause, eine schottische Flagge aufgestellt. Und nach der Wanderung, wieder zurück bei den Autos, gab es wieder ein gemütliches Zusammensein bei Tee, Scottish Shortbread und anderen Snacks.

Da mich Katri und Kala an meinem Geburtstag quasi versetzt hatten und arbeiteten, schloss ich mich letzten Donnerstag erstmalig dem Donnerstags-Hash-Walk an. Das ist eine ganz andere Gruppe, die jedoch ähnlich organisiert ist wie die Freitagsgruppe. Während letztere zusammenbleibt und bei der Wanderung ein recht zügiges Tempo vorlegt, teilt sich die Donnerstags-Truppe vor Ort in drei Gruppen: Läufer, schnelle Geher und Spaziergänger. So kann jeder nach Tagesform entscheiden, was ihm am liebsten ist. Die Umgebung war eine der schönsten, die ich bis jetzt in den Wüstengebieten um Riad gesehen habe: Wir wanderten auf einem sehr langgezogenen, zerklüfteten, flachen Felsplateau, welches zu beiden Seiten hin teilweise sehr steil abfiel und sich wie eine große, lange Halbinsel von der umgebenen Tiefebene abhob. Die Ausblicke erinnerten mich an den Ausflug an „The Edge of The World", nur dass wir hier nach beiden Seiten in die Tiefe blicken konnten. Zurück am Carpark wurden zwei Lagerfeuer entfacht und leckere Sachen gegrillt. Eingemummt in Decken, Jacken und teilweise lustigen Weihnachtsmützen saßen wir auf Klappstühlen um die Feuer herum. Zum Nachtisch zog ich eine Tüte Pfeffernüsse aus der Tasche. Der Versuch der Kanadier, Amis, Australier, Inder und Afrikaner, mir das Wort „Pfeffernüsse" nachzusprechen, brachte die ulkigsten Laute hervor, und schließlich einigten wir uns auf „German Biscuits". Nach Einbruch der Dunkelheit wurde es ungemütlich kalt und wir fuhren zurück nach Riad.

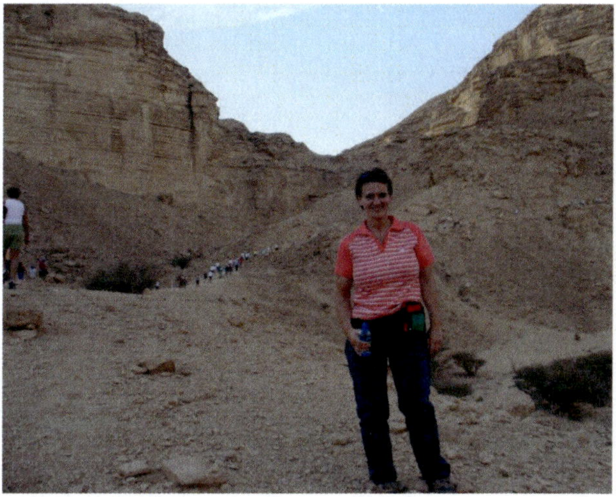

*Beim Hash-Walk*

Mein Einlesen und Verständnis für die islamische Kultur ist teilweise Mittel zum Zweck. Es erleichtert mir den Umgang mit meinen Patienten und auch mein Leben in Saudi-Arabien. Es ist gut, mich ein wenig in die Traditionen und Glaubenswelt einfühlen zu können und zu wissen, mit welchen Lehren und Lebensweisen die Menschen hier aufgewachsen sind. Dadurch verstehe ich leichter ihre Verhaltensweisen, was wiederum meine Arbeit ein bisschen leichter und befriedigender macht. Ich bin kein Christ, dennoch bin ich christlich und „westlich" geprägt, daher spüre ich nach wie vor eine Distanz zum Islam, einfach weil er mir fremd und nicht „meine Welt" ist. Das muss ich so akzeptieren und ich kann damit leben, weil ich weiß, dass die Situation zeitlich begrenzt ist.

Erschrocken war ich jedoch, als ich erfuhr, dass eine Kollegin aus meiner GNO-Gruppe (General Nursing Orientation, also aus der Gruppe von Leuten, die mit mir zusammen im Juli im KSH angefangen haben) zum Islam konvertiert ist. Noch vor wenigen Wochen war sie hier so unglücklich, dass sie überlegte, zurück nach Irland zu gehen. Dann lernte sie einen Ägypter kennen und hat sich heftig verliebt und kurz darauf verlobt. Im Februar soll schon Hochzeit sein und zum Islam ist sie jetzt schon übergetreten. Für jeden aus unserer Gruppe, der sie ohne Vorwarnung plötzlich mit Kopftuch und Schleier herumlaufen sieht, ist es ein Schock. Einige Kollegen versuchen, sie dazu zu bewegen, den Hochzeitstermin ein paar Monate hinauszuschieben, in der Hoffnung, dass sie diesen Schritt dann – wenn überhaupt – ein wenig überlegter tut.

Die OPEC-Konferenz, die am 17./18. November hier in Riad stattfand, hat mir zwei zusätzliche Urlaubstage beschert. An diesen Tagen war der Straßenverkehr so zum Erliegen gekommen, dass ganze (administrative) Abteilungen im Krankenhaus an diesen Tagen geschlossen blieben; auch die Dozenten für die neue GNO-Gruppe kamen nicht und die Neuankömmlinge hat man kurzerhand erste Arbeitsluft auf ihren jeweiligen Stationen schnuppern lassen. Der Orientierungskurs ging dann nach den OPEC-Tagen weiter.

Da an diesen Tagen der Krankenhausbetrieb trotzdem weiterlief, wurde beschlossen, dass nicht nur die Mitarbeiter, die wegen der Verkehrssituation freigestellt worden waren, in den Genuss zweier zusätzlicher freier Tage kommen sollten, sondern alle anderen auch. Daher können wir sie bis zum Ablauf unseres laufenden Vertragsjahres als zusätzliche Urlaubstage nehmen. Öl? Find' ich gut!

Liebe Grüße und Eid Mubarak – äh… Frohe Weihnachten – und ein gutes neues Jahr, ob Hijra oder Gregorian …

*von Ulla*

## 16. Reisen und Arbeiten in Saudi-Arabien

### 25.01.2008, 22:02 Uhr

Gelegentlich grau verhangener Himmel, Temperaturen bis fünf Grad Celsius und ganz vereinzelt sollen auch mal ein paar Regentropfen heruntergekommen sein – das ist Winter in Saudi-Arabien; in diesem Jahr angeblich der kälteste seit der Wetteraufzeichnung. Meist scheint aber doch die Sonne und tagsüber wird es bis 15 Grad warm. Trotzdem, hier wird gefroren und auch Katri und ich sind froh um zusätzliche Wolldecken, wenn nachts in unseren Schlafzimmern „nur“ noch 23 Grad sind – wir sind eben keine europäischen Temperaturen mehr gewöhnt! Vorgestern erlebte ich hier den ersten richtigen Regenschauer, als ich morgens zur Arbeit ging. Während andere Leute Regenschirme aufspannten, hielt ich mein Gesicht in den Regen und genoss das „heimatliche“ Gefühl. Katri war leider nicht dabei, sie ist jetzt auf Heimaturlaub in Finnland; hoffentlich bekommt sie dort keinen Kälteschock!

An den Hajj erinnern nur noch die kurzen Haare einiger Männer, die in Mekka waren und dort im Rahmen eines Reinigungs-Rituals ihr Haupthaar abrasiert hatten. Der 10. Januar gregorianischer Zeitrechnung entsprach dem 1. Muharram im Hijra-Kalender und das war hier der Jahreswechsel ins Jahr 1429. Soweit ich weiß, ist Saudi-Arabien das einzige Land, welches in der islamischen Hijra-Zeitrechnung lebt. Da die gesamte Dokumentation im Krankenhaus jedoch nach gregorianischem Datum geführt wird, bin ich nicht allzu oft mit den Daten des Hijra konfrontiert. Die saudische Bevölkerung lebt jedoch nach dem Hijra-Kalender. Weil erst seit wenigen Jahren Geburten korrekt dokumentiert werden und die wenigen vorhandenen Daten erst umgerechnet werden müssten, ist es fast unmöglich, das genaue Alter der Patienten zu erfahren. Deshalb also erscheinen nirgendwo Geburtsdaten in den Akten, sondern nur das geschätzte Alter. Als Identifikation dient die Medical Record Nummer, die jeder Patient am Handgelenk trägt und unter der seine Akte geführt wird. Anoud, meine saudische Kollegin, erzählte mir, dass in ihrer Geburtsurkunde und ihrem Reisepass ganz unterschiedliche Geburtsdaten stehen. In ein paar Monaten will sie mit ihrem Mann in die USA auswandern. Im Rahmen der Vorbereitungen hat ihr Vater mehrfach versucht, die Daten richtigstellen zu lassen, aber jedes Mal wurden dabei weitere Fehler gemacht, sodass die Verwirrung und Ungenauigkeit immer größer wurde. Jetzt hat sie ein echtes Problem, weil die saudischen Ämter es nicht hinbekommen, das richtige Datum zu schreiben.

Den Jahreswechsel ins Jahr 1429 habe ich allerdings in einem Land gregorianischer Zeitrechnung verbracht. Mit dem Bus bin ich zum benachbarten Inselstaat Bahrain gefahren. Mein Versuch, während des Hajj eine Fahrkarte zu kaufen, war fehlgeschlagen, da in dieser Zeit ausschließlich Tickets nach Mekka verkauft wurden. Ich bekam unterschiedliche Auskünfte, dass es überhaupt keinen Vorverkauf von Fahrkarten gibt oder nur ein bis zwei Tage im Voraus. Einen gedruckten Fahrplan gibt es nicht und unter den angegebenen Telefonnummern war tagelang niemand zu erreichen. Die Hotelreservierung hatte ich problemlos online gemacht, aber die Busfahrt hing bis zuletzt in der Schwebe. Die Stationssekretäre auf meiner Station fanden nach vielen Telefonaten die ungefähren Abfahrtszeiten für mich heraus, die allerdings mit jedem weiteren Anruf variierten. Für den Tag der Abreise bestellte ich mir also früh morgens ein Taxi und fuhr zur SATPCO-Busstation (Saudi Transport Company) im Süden von Riad. Zum Glück bekam ich dort problemlos die ersehnte Fahrkarte und eine Stunde später saß ich in einem relativ modernen Reisebus. Als einzige Frau unter insgesamt 15 Fahrgästen durfte ich mir meinen Platz nicht selbst aussuchen, sondern musste ganz vorne sitzen. Die Männer, augenscheinlich alles Arbeiter unterschiedlicher Herkunft, saßen weiter hinten und durften nicht mit mir sprechen. Normalerweise dürfen Frauen in Saudi-Arabien ohne männliche Begleitung überhaupt nicht reisen. Immer muss der Ehemann oder ein männlicher Verwandter dabei sein. Für Ausländerinnen werden Ausnahmen gemacht, auch wenn es nicht gern gesehen wird.

Ich saß also in meiner Abaya direkt hinter dem Fahrer, als es losging auf die Reise ins 400 Kilometer entfernte Bahrain. Es dauerte nicht lange, bis wir Riad hinter uns ließen und auf dem mehrspurigen Wüsten-Highway waren. Links und rechts war erst Geröllwüste, dann Sand zu sehen. Immer wieder weiße und schwarze Kamele, vom Sand verwehte Autowracks, kleine Ansiedlungen von Hütten, dürre Sträucher und Bäume, Wadis – und Sand, Sand, Sand. Das Wetter war klar und sonnig, allerdings recht kühl, und da der Bus keine Heizung hatte, zog ich eine warme Jacke über meine Abaya und machte es mir mit einem Buch gemütlich. Nach einigen Stunden Fahrt und einem Toilettenstop an einer Bude in the Middle of Nowhere erreichten wir Dammam, ein Städtchen unweit von Bahrain. Hier musste ich umsteigen.

Mit einem Kleinbus ging es weiter, bis wir endlich den 26 Kilometer langen King Fahd Causeway überquerten, der Saudi-Arabien mit Bahrain über das Meer verbindet. Unterbrochen werden die Brücken von kleinen Inseln, die schon zu Bahrain gehören und auf denen auch die Grenzübergänge stationiert sind. Den Antrag auf mein saudisches Exit-Re-Entry-Visum hatte ich von Irene, meiner Stationsschwester, unterschreiben lassen; ohne die Zustimmung des Arbeitgebers kann man das Land nicht verlassen. Für die Ausreise aus Saudi-Arabien sammelte der Busfahrer die Reisepässe aller Fahrgäste ein und kehrte nach einer Ewigkeit damit zurück, während wir uns die Füße vertraten oder in der Sonne saßen. Die Einreise nach Bahrain dauerte ebenfalls sehr lange. Schließlich, auf der letzten Brücke zur Hauptinsel Bahrain, auf dem Weg in die Hauptstadt Manama, schälte ich mich aus meiner Abaya und genoss ein intensives Freiheitsgefühl. Ein Taxi brachte mich von der Busstation ins Hotel. Von meinem Zimmer im 9. Stock hatte ich durch die riesige Fensterfront einen tollen Ausblick auf einen kleinen Hafen, das Meer und andere zu Bahrain gehörende Inseln. Das Wetter war noch immer sonnig, allerdings recht kalt, und da mein Hotel wie die meisten anderen in Bahrain keine Heizungsanlage hatte, konnte ich lediglich die Klimaanlage ausschalten, die den Raum noch zusätzlich kühlte.

In Bahrain gibt es auf den ersten Blick nicht viel anderes zu sehen als in Riad, nur dass man dort ohne Abaya herumlaufen und sprechen oder sich treffen kann, mit wem man will. Bahrain ist ein muslimisches Land, allerdings werden andere Religionen geduldet, und so gibt es auch einige Kirchen, Synagogen und buddhistische Tempel. Da im Januar keine Hauptsaison für das ansonsten touristisch hoch frequentierte Bahrain ist, das Land jedoch bei Arabern benachbarter Golfstaaten ganzjährig ein beliebtes Reiseziel ist, fiel ich mit meiner westlichen Kleidung doch auf. Da öffentliche Verkehrsmittel relativ rar und Taxis sehr teuer sind, war ich meist zu Fuß unterwegs. Interessiert hätten mich auch die Salzsümpfe im Südwesten des Landes, aber das war zu weit weg, als dass ich mich dort allein mit einem Taxifahrer hingewagt hätte. Ich habe daher einfach den Tapetenwechsel genossen und immer wieder den kleinen Hafen besucht, der meist einen regen Betrieb hatte.

Zurück nach Riad sollte es mit einem sogenannten V.I.P.-Bus gehen. Selbst eine Stunde vor der geplanten Abfahrt wollte man mir kein Ticket geben, mit der Begründung, es sei nicht sicher, ob der Bus überhaupt käme. Ein kleiner Bus, der nach Dammam fuhr, stand vor der Busstation und war schon fast voll besetzt. Ich überlegte noch hin und her, ob ich den nehmen und dann versuchen sollte, von dort aus irgendwie weiterzukommen, als ein westlich aussehendes Ehepaar an den Schalter eilte, jedoch keine Fahrkarten nach Dammam verkauft bekam. Der saudische Fahrkartenverkäufer verließ ständig sein Büro, um mit dem Busfahrer zu sprechen, verkaufte dann die letzten Fahrkarten an ein paar Saudis und dann war der Bus voll und fuhr los! Das Paar nahm das gelassen hin und beschloss, irgendwo essen zu gehen, um dann einen späteren Bus zu nehmen. Mittlerweile an arabischen Umgang gewöhnt, hielt sich auch mein Ärger in Grenzen; ich war aber erleichtert, als der V.I.P.-Bus am Ende doch kam – und sogar pünktlich. Vor jedem Zweiersitz gab es einen großen Tisch und jede Menge Beinfreiheit, zudem war der Bus mit Toilette und Teeküche ausgestattet. Diesmal waren wir nur zwei Passagiere und ich konnte sitzen, wo ich wollte. Die Einreiseformalitäten an der saudischen Grenze waren recht schnell erledigt, da wir so wenige Personen waren, allerdings ließ man uns lange auf die Durchsuchung des Busses warten. Ich unterhielt mich in der Zeit mit dem philippinischen Busfahrer und meinem einzigen Mitreisenden, einem indischen Bankmanager, draußen in der Kälte. Als alle Laderäume kontrolliert waren, sollten wir einsteigen und unser Gepäck vorzeigen. Eher halbherzig wühlten die Beamten in unseren Sachen, und dann erhielten wir die Erlaubnis zur Weiterreise. Allein reisende Frauen müssen eigentlich bei der Einreise nach Saudi-Arabien von ihrem Arbeitgeber an der Grenze in Empfang genommen werden. Am Flughafen gibt es deshalb eigens ein Büro vom KSH und ein Vertreter ist meistens anwesend, um Ankömmlinge in Empfang zu nehmen. Ich hatte mich vor meiner Busreise informiert, wie das an der Grenze zu Bahrain funktioniere, und mir wurde gesagt, dass ich ersatzweise ein „Certificate of Employment" mitführen sollte. Es fragte mich an der Grenze aber niemand danach.

Der V.I.P.-Bus fährt nicht über Dammam, sondern Al Kobar, wo wir mit Lunchpaketen versorgt wurden und ein weiterer Busfahrer zustieg. Von dort ging es nonstop nach Riad – und ich meine wirklich nonstop, denn es gab einen interessanten Fahrerwechsel: Der eine sprang auf und der andere zwängte sich an ihm vorbei – und das während der Fahrt. Nicht schlecht. Nach sechs Stunden erreichten wir spätabends Riad.

Schon vor meinem Ausflug nach Bahrain hatte ich viele Dienste am Stück gearbeitet, aber danach ging es richtig los. Extradienste sind im Kalif Sutari Hospital begehrt, da sie eineinhalbfach bezahlt werden. An manchen Tagen ist der reguläre Dienstplan nicht ausreichend besetzt und auch durch Ausfälle von Kollegen entsteht ein höherer Bedarf an Personal. Dann werden Extradienste an Freiwillige vergeben. An den meisten Tagen haben sich bereits mehrere Kollegen in die Liste eingetragen und es wird versucht, die Dienste gerecht zu verteilen. Ich hatte Glück und so füllten sich mehrere freie Lücken in meinem Dienstplan mit Arbeit. Als ich nach sieben langen Schichten endlich einen Tag frei hatte, war ich so k.o., dass ich fast nur geschlafen und mich ansonsten wie gelähmt gefühlt habe. Mit Mühe habe ich ein paar Waschmaschinen gestartet, das Appartement geputzt und die nötigsten Lebensmittel im Mini-Supermarkt auf dem Gelände eingekauft. Es folgten fünf weitere Schichten, zwei davon als Extradienst. Für heute hatte ich mich ursprünglich auch eingetragen, aber da ich Mittwoch und Donnerstag schon unerwarteterweise zusätzliche Dienste ergattert hatte, habe ich meinen Namen wieder aus der Liste gestrichen. So habe ich wenigstens einen Tag frei, bevor es morgen mit regulären Diensten weitergeht. Diesmal geht es mir aber erstaunlich gut und ich bin fit.

In England durften wir maximal vier Zwölfeinhalb-Stunden-Schichten hintereinander arbeiten, und danach waren wir auch wirklich erschöpft. Hier dagegen gibt es in manchen Abteilungen Leute, die endlose Ketten von Diensten arbeiten, also endlos Extradienste schieben, und niemand schert sich darum. Auch ich habe erstaunt festgestellt, dass ich hier relativ mühelos viele Dienste am Stück machen kann; die Erschöpfung ist erst spürbar, wenn ich dann mal zur Ruhe komme. Woran das wohl liegt? Ich denke, es ist die Atmosphäre. Sicherlich gibt es auch hier viele Widrigkeiten und Frustrationen, aber ich kann selbstständig und weitgehend selbstbestimmt arbeiten, während wir in England ständig in allem kontrolliert und eingeschüchtert, bestraft und gemaßregelt wurden. Das hat so viel Energie gekostet und die Stimmung gedrückt, dass wir viel schneller erschöpft waren.

Je nach dem, wo meine Kollegen herkommen, erhalten sie nicht einmal ein Drittel meines Gehaltes. Am Kalif Sutari Hospital bekommen die saudischen Pflegekräfte das höchste Gehalt, dicht gefolgt von USA und Kanada, dann Europa und Australien. Ganz unten rangieren Kollegen aus Indien und den Philippinen, sie verdienen umgerechnet nicht einmal 800 Euro im Monat. Kein Wunder also, dass sie so viele Überstunden wie möglich arbeiten wollen. Mit steigendem Eurokurs wird aber auch mein Gehalt hier immer weniger wert; mein letztes Gehalt war rund 300 Euro weniger wert als mein Anfangsgehalt vor sechs Monaten. Es halten sich Gerüchte über Gehaltserhöhungen, aber laut der Direktion liegt die Entscheidung darüber beim König Abdullah bin Abdulaziz, der durch das Ministerium über die Gefahr der Personal-Abwanderung informiert wurde und hoffentlich bald eine Entscheidung trifft. Es kann sein, dass es die Gehaltserhöhung nur für die Saudis selbst oder höchstens noch für westliche Mitarbeiter (USA, Europa) gibt, so wie es in der Vergangenheit schon einmal geschehen ist. Die Afrikaner, Inder und Philippiner machen sich daher keine großen Hoffnungen.

Über Weihnachten hatte ich einige Tage frei und habe zum ersten Mal in meinem Leben heftiges Heimweh verspürt. Es dauerte eine Weile, bis ich erkannt hatte, warum es mir so mies ging; ich kannte dieses Gefühl bisher nicht. Ich war froh, an Silvester Extradienst machen zu können, und wollte an Neujahr unbedingt auch arbeiten, um nicht zu Hause sitzen und Trübsal blasen zu müssen. Wem es zu ungewiss ist, auf Extradienste auf der eigenen Station zu hoffen, der kann auch auf anderen Stationen arbeiten. So entschied ich mich erstmals für diese Option.

Am Morgen des 1. Januar 2008 marschierte ich also reichlich nervös zur Nachbarstation F2. Ich wusste weder, um welche Fachabteilung es sich handelt, noch kannte ich dort jemanden. Ich bekam schon Panik, als ich erfuhr, dass es sich um eine Station für Nieren- und Lebererkrankungen und Transplantationen handelte – ich habe noch nie in diesem Bereich gearbeitet! Ich bekam Übergaben für drei „Nieren-Patienten"; jeweils so lang und ausführlich, dass mir angst und bange wurde. Ich kritzelte in Windeseile die wichtigsten Informationen auf kleine Zettelchen, von denen ich hoffte, dass sie mir über den Tag helfen würden. Dabei hatte ich Probleme, alles zu verstehen, da ich mit der englischen Terminologie für Nieren- und Lebererkrankungen nicht vertraut bin und überhaupt vom „Urin-Business" keinen blassen Schimmer habe! Am liebsten hätte ich mich auf dem Absatz umgedreht und wäre wieder nach Hause gelaufen. Dafür war es nun aber zu spät…

Obwohl der Grundriss fast genauso ist wie auf U2, werden die Räume auf F2 teilweise anders genutzt. Wo bei uns zum Beispiel orthopädisches Equipment verstaut ist, hat hier die Stationsschwester ihr Büro. Ich beschloss, meine

Runde durch die mir zugewiesenen Zimmer zu starten, wie ich es auch auf meiner Station mache. Bewaffnet mit einem fahrbaren Dinamap (zur Messung von Blutdruck, Puls und Sauerstoff-Sättigung), Thermometer, Stethoskop und Blutzuckergerät machte ich mich auf den Weg und musste feststellen, dass die Zimmer hier nur mit arabischen Zahlen beschriftet sind (auf U2 sind sie in beiden Schreibweisen). Mit Hilfe der Kollegen fand ich endlich meine Patienten. Der erste, ein alter blinder Mann, lag mit seiner Ghutra (die typische Kopfbekleidung saudischer Männer) im Bett, schrie und fuchtelte wild mit den Armen, die sich in den Infusionsschläuchen verfangen hatten. Sein Sohn, der als Sitter mit im Zimmer war, schlief entweder tief und fest oder ignorierte das Geschrei. Ich berührte den Alten sachte am Arm und sagte: „Saba-al-kheir, Baba, kefahalek?" (Guten Morgen, Baba, wie geht's?), worauf er sich beruhigte und nun ständig „quees, shukran!" (gut, danke!) wiederholte, während ich ihn aus dem Geflecht von Schläuchen befreite. „Baba" heißt eigentlich „Papa", wird aber auch von Fremden als eher fürsorgliche Anrede älterer Männer verwendet.

Alle meine drei Patienten waren multimorbide und ich war den ganzen Tag damit beschäftigt, Infusionen zu erneuern, Blut und Blutprodukte zu transfundieren, irgendwelche Laborwerte anzufordern, von denen ich noch nie gehört habe, Urinproben jeglicher Art wegzuschicken, Anordnungen an die Apotheke zu faxen und Medikamente zu verabreichen. Um die Medikamente aus dem Pyxis-Automaten entnehmen zu können, wurde mir ein 48-Stunden-Zugang freigeschaltet und ich konnte mich mit meiner ID-Nummer und Fingerabdruck einloggen wie auf meiner Station auch. Als ich jedoch mit dem Medikamentenplan des ersten Patienten startete, geriet ich ins Schwitzen angesichts der langen Liste mir völlig unbekannter Medikamenten-Namen und der länger werdenden Schlange wartender Kollegen hinter mir. Auf F2 ist es allerdings normal, dass sich zu bestimmten Zeiten eine Warteschlange an der Pyxismaschine bildet, dementsprechend zeigten sich die Kollegen sehr geduldig und hilfsbereit.

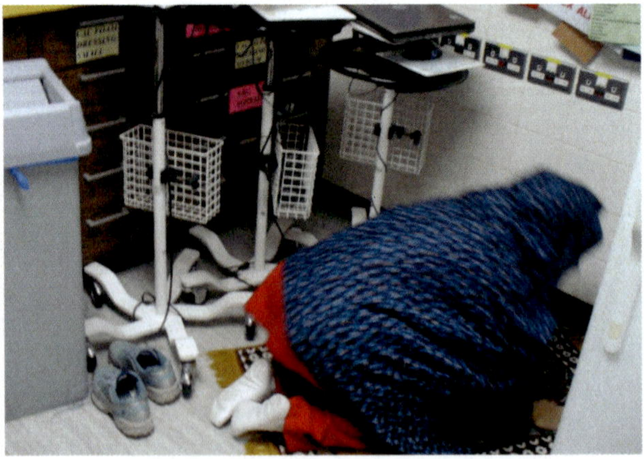

*Äthiopische Putzfrau beim Gebet im Abstellraum*

Bis zum frühen Nachmittag hatte ich größtenteils herausgefunden, was ich wissen muss und was nicht. Das Dokumentationssystem war weitgehend identisch mit dem auf U2, ebenso das Computerprogramm, nur dass sie auf F2 teilweise andere Sachen damit machen. Ich hatte mich soweit sortiert, dass ich zumindest ansatzweise einen Überblick bekam. Meine anfängliche Panik wich einer großen Erleichterung und ich freute mich, es irgendwie geschafft zu haben. Die Kollegen waren allesamt nett und zum Abend hin erhielt ich eine Einladung nach der anderen, meine Extradienste doch öfter mal auf F2 zu machen. Ob ich das wirklich machen werde, weiß ich noch nicht; es ist doch ziemlich stressig, in einer unbekannten Umgebung und Fachrichtung ein Tagesprogramm mit schwerkranken Patienten abzuarbeiten, den Fokus mehr oder weniger auf Schadensbegrenzung gerichtet. Puh! Auf die Tafeln in den Patientenzimmern, auf die die jeweilige Pflegekraft jeder Schicht ihren Namen schreibt, damit der Patient weiß, wer ihn betreut, hatte ich HAPPY NEW YEAR geschrieben. Am Morgen gab es ein paar gute Wünsche unter den westlichen Kollegen – ansonsten war nichts von Feiertagsstimmung und New Year zu spüren (Nicht einmal der Hijra-Neujahrstag ist hier ein Feiertag). Ich hatte aber weder Zeit, darüber nachzudenken noch Trübsal zu blasen, sondern fiel am Abend froh, aber schachmatt ins Bett.

Wieder auf U2, meiner Station für Orthopädie und Plastische Chirurgie, fühlte ich mich geradezu heimisch nach meinem F2-Abenteuer. Eines Morgens kam es zu einem Drama: Khalida, eine saudische Kollegin, kam aus einem Patientenzimmer gestürzt und zerrte mich verzweifelt vom Computer weg, in den ich gerade die Vitalzeichen und Risk-Assessments für meine Patienten eingab. „Come, come, please, my patient is dying!" Es handelte sich um eine Frau Ende 20, die einen Tumor in der Schulter und zahlreiche Metastasen, unter anderem in der Lunge, hatte. Ich kannte sie bereits, da sie einige Tage zuvor meine Patientin war. Mit der Palliativ-Abteilung war abgesprochen worden, dass keine Reanimationsmaßnahmen getroffen werden, wenn die Patientin stirbt. Leider hatte der behandelnde Orthopäde das „No-code-Formular" noch nicht ausgefüllt, welches erforderlich ist, wenn die Wiederbelebung eines Patienten unterlassen werden soll. Khalida war in Panik, einerseits weil die formale Situation unklar war, andererseits weil sie noch nie jemanden hat sterben sehen. Als ich das Zimmer betrat, schnappte die Patientin nur noch gelegentlich unter der Sauerstoffmaske nach Luft und war nicht ansprechbar. Zwei schwarz verhüllte Frauen standen am Kopfende und lasen Suren aus dem Koran vor. Ich versprach Khalida, im Zimmer zu bleiben, während sie sich auf den Weg machte, um zu veranlassen, was immer sie für richtig hielt. Für mich war klar, dass ich gar nichts unternehmen würde, außer der Patientin in ihren letzten Lebensminuten beizustehen. Ich stellte mich an die andere Bettseite, nahm ihre Hand und versuchte, eine friedliche Atmosphäre zu schaffen.

Plötzlich flog die Tür auf und Irene (unsere Head Nurse) kam herein, gefolgt von einigen Kollegen. Für die beiden Verwandten war das der Auftakt zum Finale, sie kreischten und weinten wie auf Kommando laut los und schrien in ihre Handys. Es wurde wild diskutiert, was zu tun sei; ein Arzt kam dazu und fing halbherzig eine Herzmassage an, als er hörte, dass das besagte Formular nicht ausgefüllt sei. Als er merkte, dass ich mich nicht an den Maßnahmen beteiligte, hörte er bald wieder auf und hatte auch nichts einzuwenden, als ich die Kollegen, die mit dem Notfallwagen anrollten, zurückschickte. Stethoskope, Koranbücher und Reanimationsbrett lagen auf dem Bett verteilt, die meisten Kollegen hatten sich wieder entfernt und die Patientin hatte mittlerweile ganz aufgehört zu atmen – sie war gestorben. Im nächsten Moment wurde die Tür aufgestoßen und weitere Verwandte, durch die Handys herbeigerufen, stürzten wütend und brüllend ins Zimmer, allen voran der Bruder der Patientin. Er ging direkt auf den Arzt los, aber wir konnten noch schnell aus dem Zimmer flüchten, bevor der farbige Araber sich weiter in seinen Wutanfall steigerte. Selbst die Männer vom Sicherheitsdienst, die eilig gerufen worden waren, konnten ihn nicht davon abhalten, im Zimmer zu randalieren. Zwischendurch kam er heraus und brüllte über den Flur. Ich fragte unseren Stationssekretär, warum der Mann so wütend sei, und er übersetzte mir, dass die Verwandten uns alle für den Tod der jungen Frau beschuldigten. Die Situation war so aggressionsgeladen, dass wir Angst bekamen. Der Sicherheitsdienst schob den tobenden Mann wieder ins Zimmer zurück, woraufhin die Verwandten die Tür von innen verbarrikadierten. Sie öffneten nur, um weitere Grüppchen von Verwandten hereinzulassen, die nach und nach ankamen – bis das Zimmer brechend voll war. Die Patientin war immer noch nicht offiziell für tot erklärt und lag unter der Sauerstoffmaske, aber wir hatten keine Chance, hineinzugehen. Der behandelnde Arzt saß am Schreibtisch und schrieb eilig das No-code-Formular, um die Situation wenigstens formal abzusichern. Unseren Vorschlag, doch bitte mit dem Bruder zu reden, lehnte er ab mit der Begründung, er könne nur mit dem Ehemann reden und der sei nicht da. So seien nun mal die Regeln in diesem Land. Na, als Saudi muss er es ja wissen. Und Saudis drehen die Rechtslage gerne nach Belieben, wie mir scheint. Meiner Meinung nach wollte der Arzt nur so schnell wie möglich abhauen, was er dann auch gemacht hat.

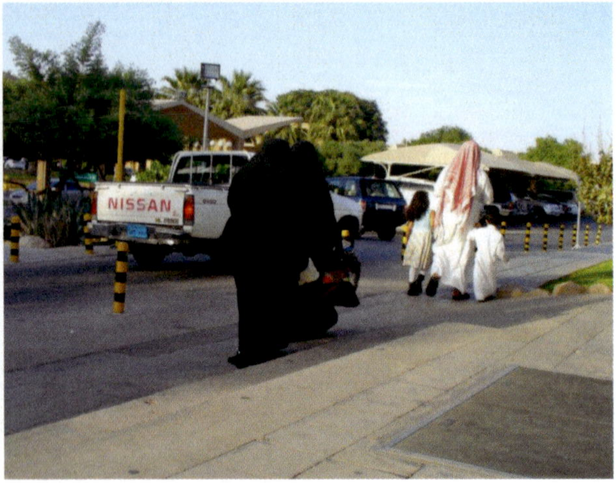


*Saudische Familie auf dem Klinikgelände*

Das anhaltende Gekreische lockte viele Patienten und Sitter auf den Flur und wir hatten Mühe, sie zurück in ihre Zimmer zu schicken. Wir standen noch etwas ratlos herum und warteten, bis sich die Situation beruhigte, als die Tür erneut aufging und drei Männer einen Körper herausschleppten. Erst dachte ich, jetzt stellen sie irgendetwas mit der Leiche an, aber es handelte sich um eine der verhüllten Frauen, die durch ihr hysterisches Geschrei hyperventiliert hatte und schließlich kollabiert war. Wir legten sie in einem freien Zimmer ins Bett und leiteten Notfallmaßnahmen ein. Inzwischen waren zwei weitere Frauen kollabiert und wurden mit Sauerstoff versorgt. Nach einem kleinen Disput mit meinem jordanischen Kollegen, der sich von mir nicht sagen lassen wollte, dass man Hyperventilation nicht mit Sauerstoffgabe behandeln sollte, beschloss ich, mich aus dem Blödsinn herauszuhalten und ging los, um die vielen Patientenklingeln zu beantworten, auf die niemand reagierte. Piepsende Infusionspumpen, Fragen nach Schmerzmitteln, durchgeblutete Verbände, das Übliche eben. Ein sicherer Job, kein Trouble.

Irgendwann kehrte Ruhe ein, die hysterischen Frauen waren in die Notaufnahme gebracht worden, glücklicherweise begleitet von zahlreichen Verwandten. Khalida traute sich nicht allein ins Zimmer der toten Patientin und so ging ich mit ihr. Wir fanden die Leiche auf dem Bett, mitten in dem verwüsteten Zimmer, in merkwürdig verdrehter Position, weil sich jeder Verwandte weinend auf sie geschmissen und an ihr herumgezerrt hatte. Der Beistelltisch war umgeworfen, Bilder von der Wand gerissen, die Zimmertür so beschädigt, dass sie nicht mehr zu schließen war; Kleenex-Packungen, Telefon, Koran lagen auf dem Fußboden. Wir drehten den Sauerstoff endlich ab und befreiten die Frau von der Maske. Ich war froh, dass sie trotz allem einen sehr friedlichen Gesichtsausdruck hatte, und hoffe, dass sie von dem Theater nichts mehr mitbekommen hat. Etwas später wurde sie von zwei Männern in einen Plastiksack gelegt und in die Leichenhalle gebracht.

Die Dienste auf Station fallen ganz unterschiedlich aus. An den meisten Tagen geht es mir gut und die Arbeit macht Spaß, aber manchmal ist es auch unerträglich. Dann kann ich mich ärgern über idiotische, faule oder arrogante Kollegen, über eine unfaire Zuteilung von Patienten und frustrierende Ereignisse. Aber so geht es einem ja eigentlich überall, oder?

Gestern hatte ich eine interessante Unterhaltung mit der Sitterin eines kleinen Jungen, der mein Patient war. Der Achtjährige ist geistig und körperlich behindert – das häufige Ergebnis der Verheiratung von Cousin und Cousine 1. Grades über mehrere Generationen hinweg. Die Sitterin war eine Philippinin und Haus-Maid der Familie. Die Kindsmutter ließ sich überhaupt nicht blicken; sie ist von dem Vater des Jungen geschieden und nun die vierte Ehefrau eines reichen Mannes, der gleichzeitig mit drei anderen Frauen verheiratet ist. Die Maid sprach einigermaßen gutes Englisch und erzählte, dass die Mutter den Tag über schläft und abends mit Freunden ausgeht. Sie kennt viele andere Maids, und in jeder der Familien, in denen sie arbeiten, gibt es mindestens ein behindertes Kind. Ihr Gehalt beträgt 1000 Rials pro Monat (das sind nicht einmal 200

Euro) plus freie Kost und Logis. Davon spart sie sogar noch und unterstützt ihre Mutter und jüngeren Geschwister in ihrer Heimat, weil ihr Vater gestorben und damit der Hauptverdiener ausgefallen ist. Als ich mich wunderte, dass sie sich eine Abaya anzieht und sich zum Gebet vorbereitet, erklärte sie mir, dass sie – so wie alle Maids, die sie kennt – von ihrem Arbeitgeber gezwungen wurde, zum Islam zu konvertieren. Sie muss also auch fünf Mal am Tag beten. Aber für sie ist das in Ordnung, sie hat sich daran gewöhnt, und wenn sie erstmal wieder in ihrer Heimat ist, wird sie wieder Christin sein, sagt sie. So einfach ist das. Na ja, von der Anpassungsfähigkeit asiatischer Arbeitskräfte habe ich ja schon viel gehört, aber sie beeindruckt mich immer wieder.

Einige Patientenzimmer haben einen kleinen Vorraum. Seit einiger Zeit sitzt in einem dieser Vorräume eine ältere indisch aussehende zierliche, kleine Frau. Offenbar ist sie die Dienerin der Familie des Patienten, der mit seinem Sitter im eigentlichen Zimmer schläft. Sie füllt die vielen messingfarbenen Kannen mit arabischem Kaffee auf und sorgt im Zimmer für Ordnung, ansonsten sitzt sie den ganzen Tag auf einem Stuhl ganz in der Ecke im Neonlicht dieses kleinen fensterlosen Vorraumes. Ich frage mich, was sie die ganze Zeit denken mag, und bin erschüttert und erstaunt über so ein kleines Leben. Vielleicht geht es ihr aber auch gut dabei? Sie schenkt mir jedes Mal ein warmes Lächeln, wenn ich das Zimmer betrete. Leider spricht sie kein Englisch, deshalb kann ich nichts über sie erfahren.

Ich bin froh, dass ich nicht auf der V.I.P.-Station arbeite. Die V.I.P.s sind mitunter auch auf anderen Stationen untergebracht, entweder weil eine ernste Erkrankung sie zwingt, in einer speziellen Fachabteilung zu liegen, oder weil sie selbst entscheiden wollen, wo sie behandelt werden. Auf U2 haben wir nur selten V.I.P.s, aber zurzeit beehrt auch uns so ein „Exemplar". Sie ist Prinzessin, Ende 20 und leidet an akuter Psychose. Keine Ahnung, warum sie damit auf einer orthopädischen Station liegt. Sie schläft den ganzen Tag, raucht im Bett und abends kommen Ströme von Besuchern und feiern laut bis tief in die Nacht und niemand kann etwas dagegen tun.

Kala, die in der Kardiologie arbeitet, hat dagegen häufig mit V.I.P.s zu tun. Die Patienten selbst sind meist gar nicht so unerträglich; oft sind es eher die Verwandten, insbesondere Töchter und Ehefrauen, die dem Personal das Leben schwer machen. Sie stolzieren zum Beispiel direkt bei Ankunft ins Zimmer und beanstanden sofort die Klimaanlage, das Telefon oder das Essen, verlangen umgehend die Handwerker, weil der Toilettenabzug angeblich nicht funktioniert und so weiter. Kala muss sich dann sehr beherrschen, wenn sie ihnen höflich den Hebel zeigt und eine problemlose Toilettenspülung demonstriert. Oder sie werfen ein ganzes Bettlaken in die Toilette und beschweren sich dann, dass die Toilette verstopft sei. Besonders Neureiche sind schwer zu ertragen. Sie verlangen zum Beispiel ein anderes Bett, obwohl mit dem vorhandenen alles in Ordnung ist. Als Begründung sagen sie dann, sie wollen das neue Bett, weil sie eben V.I.P. sind und verlangen können, was sie wollen. Ätzend!

Kala kommt ein ums andere Mal entsetzt vom Dienst, weil die schlecht ausgebildeten, dafür aber umso arroganteren Ärzte auf ihrer Station falsche Diagnosen stellen und Therapien zu spät oder falsch ansetzen und nicht einmal EKGs lesen können. Kala hat in Schweden auf einer kardiologischen High Dependence Unit gearbeitet, wo jede pflegerische Beobachtung und fachliche Einschätzung beachtet und geschätzt wurde. Hier in Saudi-Arabien sterben Patienten, obwohl ihnen mit der richtigen Diagnosestellung und korrekten Therapie hätte geholfen werden können. Die arabischen Ärzte können aber keinen Hinweis oder Vorschlag von einer Krankenschwester akzeptieren; scheinbar würde sie das in ihrem Stolz verletzen. An dieser Stelle muss ich sagen, dass arabische Ärztinnen/Mitarbeiterinnen ihren männlichen Kollegen in Sachen Arroganz in keiner Weise nachstehen, teilweise sogar noch schlimmer sind. Eine saudische Röntgen-Technikerin weigerte sich, für einen Notfall auf die Station zu kommen, weil es draußen zu kalt sei (sie hätte aus einem anderen Gebäude herüberkommen müssen) und drohte Kala am Telefon, einen „Incident Report“ zu schreiben, falls sich herausstellte, dass die Röntgenaufnahme nicht dringend nötig gewesen sei.

Derzeit werden wir auf die anstehende JCIA-Zertifizierung vorbereitet. Es geht um die Rezertifizierung des Krankenhauses. Das KSH hofft, das amerikanische Zertifikat, welches bescheinigt, dass wir nach amerikanischem Standard arbeiten, ein zweites Mal zu erhalten. Policys und sonstige Verfahrensweisen und Regeln werden uns eingebläut, um sicherzustellen, dass wir die richtigen Antworten geben, wenn Mitte März eine amerikanische Delegation kommt, um eine Woche lang das Krankenhaus auf den Kopf zu stellen. Dass es sich dabei weitgehend um eine Show handelt und kaum etwas dem wirklichen Arbeitsalltag unter realistischen Bedingungen entspricht, wissen wahrscheinlich alle Beteiligten. Aber es geht halt um ein wichtiges Stück Papier.

Liebe Grüße aus Riad,

*von Ulla*

# 17. Trouble ohne Ende

## 07.02.2008, 02:55 Uhr

Der gestrige Bombenanschlag auf die Botschaft von Tschad hier in Riad verstärkt mein derzeitiges Gefühl: Es brodelt in allen Ecken. Seit kurzem sind die Sicherheitsmaßnahmen im Krankenhaus und den Wohncompounds verstärkt worden und bislang hat mir niemand Auskunft über das Warum geben können. Hier in meinem Wohn-Komplex sitzt jetzt Tag und Nacht – zusätzlich zu den regelmäßig patrouillierenden Sicherheitsmännern – eine Sicherheitsfrau. Auch an den Eingängen zu manchen Stationen sitzen neuerdings Frauen in weinroten Kitteln mit „Security"-Aufschrift. Was diese meist jungen saudischen Frauen allerdings im Ernstfall ausrichten sollen, ist mir unklar. Verschleiert sitzen sie den ganzen Tag auf ihrem Stuhl und langweilen sich. Da sie kein Englisch sprechen, konnte ich sie bisher nicht fragen, was es mit ihrer Anwesenheit auf sich hat.

Letzte Woche habe ich einen Extradienst auf S3, einer Station für gynäkologische Onkologie, abgeleistet. Der Tag dort war sehr viel einfacher für mich, als es Neujahr auf F2 gewesen war. Vieles wird dort ähnlich gemacht wie auf U2, meiner orthopädischen Station, und mit Gynäkologie kenne ich mich besser aus als mit Nephrologie. Die Krankenzimmer auf S3 sind sehr groß; an den jeweils zweifachen Wandanschlüssen für Sauerstoff und Druckluft konnte ich sehen, dass es sich um ehemalige Zweibett-Zimmer handelt. Jetzt stehen in jedem Zimmer – außer dem Krankenbett und dem ausziehbaren Sessel für den Sitter – komplette Couchgarnituren, durch die sich viele Verwandte eingeladen fühlen, als zusätzliche Sitter über Nacht zu bleiben. Da offiziell nur ein Sitter gestattet ist, hat diese Station es besonders schwer, die Einhaltung dieser Regelung durchzusetzen.

Eine der Patientinnen, die mir zugeteilt worden waren, war eine Frau mittleren Alters, die im Sterben lag. Ich betrat das Zimmer und zählte vier Frauen, die als Sitter übernachtet hatten. Als ich später am Vormittag ging, um die Frau zu waschen, assistierten alle vier (zwei Schwestern, die Mutter und Großmutter). Anfangs war ich verunsichert von der ungewohnten Arbeitsteilung. Ich ließ die arabisch sprechenden Frauen gewähren, auch wenn die Pflege dadurch alles andere als fachmännisch ausfiel. Am Nachmittag kamen weitere Besucher und auf großen ausgebreiteten Teppichen ließen sie sich im Kreis nieder und speisten gemeinsam. Die Einladung, an ihrem Mahl teilzunehmen, schlug ich jedoch aus.

Die arabischen Speisen kommen mir gar nicht so exotisch vor. Meist ist es Reis mit ganzen Hühnern und Gemüse in verschiedenen Varianten. Zum Frühstück werden kleine Stücke von dünnen Brotfladen gerissen. Diese werden in verschiedene Töpfe mit „Foul“ getunkt. Das sind braune oder grünliche Breie aus Erbsen und Linsen, vermischt mit Kräutern, Öl und Gewürzen. Das eigentlich Fremde daran ist, dass alles mit den Händen gegessen wird, gemeinsam aus einem Topf oder von einem Haufen, und das vorzugsweise auf dem Boden sitzend.

Der Kontrast zwischen Tradition und Moderne ist hier in Saudi-Arabien – für mich natürlich besonders auf das Krankenhaus bezogen – immer wieder beeindruckend. Der Stationsarzt, der gerade noch fachliche Aspekte eines medizinischen Procederes diskutierte und eigentlich in Eile war, wurde augenblicklich zum traditionellen Araber, als ein paar ältere Männer in Dishdashas erschienen. Er zelebrierte die ausgiebige und zärtliche Begrüßung, die hier unter Männern üblich ist, mit Hingabe: Umarmungen, Küsse, Verneigungen, langes Händchenhalten, viel Körperkontakt, freundliches Lachen und häufiges Wiederholen von Höflichkeitsformeln.

Oder ein Patient, der sein Mittagessen relativ „westlich“ angerichtet auf einem Krankenhaus-Tablett serviert bekommt und sich überhaupt nicht daran stört, dass es weder einen Tisch im Krankenzimmer gibt, noch Besteck mitgeliefert wurde. Mit der rechten Hand vermischte er den Reis mit der Soße und begann zu essen, während er sich mit seiner linken, als unrein geltenden Hand das neueste Nokia-Modell ans Ohr hielt, um lautstark zu telefonieren.

Auch die vielen völlig schwarz verhüllten Frauen geben ein kurioses Bild ab, wenn sie sich mit ihren Henna-bemalten Händen verstohlen die „moderne Welt“ hinter den Schleier schieben: die neuesten Handys zum Plausch mit der Freundin und ganz unarabisches Essen wie Hamburger von McDonald's, Pizza Hut und so weiter.

Meine arabischen Kollegen bringen sich nie etwas zum Essen mit in den Dienst. Sowohl zum Frühstück als auch zu Mittag bestellen sie sich Speisen bei einem Lieferdienst und breiten dann alles auf einer Folie auf dem Tisch im Personalraum oder auf dem Boden eines Nebenraums aus, um gemeinsam davon zu essen; mittags ist das meist „Kapsa“, ein großer Haufen Reis, drapiert mit ganzen Hühnern.

Die Philippiner bringen ihr selbst gekochtes Essen in dünnen Einweg-Plastikbehältern mit, essen aber ebenfalls mit bloßen Händen und bedienen sich gegenseitig aus ihren verschiedenen Töpfchen. Wenn es mal Kuchen für alle gibt, wird der mit Plastiklöffeln zerteilt und aus Styroporbechern gegessen, da es auch im Personalraum kein Geschirr und Besteck gibt. Es wird ausschließlich aus Plastikdosen und Fastfood-Verpackungen, auf Papier, Servietten oder Einweggeschirr gegessen, mit offenem Mund geschmatzt und dann ungeniert gerülpst. Angewidert von diesem Gebaren, bin ich zum Gegenangriff übergegangen und habe mir zwei schöne Keramikteller gekauft, die ich in meinem Spind aufbewahre, zusammen mit meinem edlen englischen Besteck. Meine

Kollegen machen regelmäßig große Augen, wenn ich mein selbst gekochtes Essen appetitlich auf meinem Teller anrichte und mit solidem Besteck esse. Für mich ist das ein ganz privater Spaß, auch eine Form von Auflehnung, wenn ich mal wieder inmitten eines Sprachgewirrs aus aller Welt sitze und Schmatz- und Rülpsgeräusche ertragen muss. Ich hätte nie gedacht, wie ungewöhnlich es sein kann, von einem ganz normalen Teller zu essen.

Ich habe Ahmed, unseren Stationssekretär, gefragt, warum so viele arabische Männer an kleinen Stöckchen herumkauen. Diese kleinen, stumpfen Ästchen mit Rinde werden Meswak genannt und dienen der Zahnpflege. Die Männer stochern damit stundenlang im Mund herum, während sie gehen oder beisammen sitzen und plaudern. Auf meine Frage, warum die Frauen keine Meswak benutzen, meinte Ahmed, dass dies eigentlich nichts mit dem Geschlecht zu tun habe, sondern eher mit dem Umstand, dass es unpraktisch ist, es hinter dem Schleier zu benutzen. Allerdings habe ich auch noch keine Frau, die keine Gesichtsverschleierung trägt, ein Meswak benutzen sehen. Vielleicht ist es ein ähnliches Phänomen wie mit den Zahnstochern in Deutschland, die doch auch vorwiegend von den Männern benutzt werden?

Khalida, meine saudische Kollegin, hat sich verliebt. Das heißt, eigentlich hat sie sich in das Foto eines jungen Mannes verliebt. Durch die Vermittlung von Freunden hofft sie nun, dass seine Eltern ein Treffen mit ihren Eltern arrangieren, um über eine mögliche Eheschließung zu verhandeln. Wenn es zu einer Zusammenkunft der beiden Familien käme, dürfte sie sich – natürlich verschleiert und im Beisein aller Anwesenden – mit dem jungen Mann unterhalten. Wenn es zu einem Hochzeitsantrag kommt, kann sie zustimmen oder ablehnen. Sie hat schon mehrere Männer, die ihr vorgestellt wurden, abgelehnt, aber diesmal hofft sie sehr auf einen Antrag. Mit 25 Jahren und als älteste unter ihren Geschwistern steht sie zunehmend unter dem Erwartungsdruck ihrer Eltern, endlich zu heiraten. Wenn sie einen Antrag annimmt, kann die Verlobung gefeiert werden. Zwar kann ein verlobtes Paar zusammen ausgehen, allerdings nie, ohne von Verwandten begleitet zu werden und auch nicht zu häufig. Hauptsächlich basiert der Kontakt zwischen den Verlobten bis zur Hochzeit daher auf ausgedehnten Telefonaten. In Khalidas Vorstellung ist diese Art des Kennenlernens der Inbegriff der freien Partnerwahl.

Bis jetzt lebt sie mit ihren Geschwistern und der Mutter zusammen; der Vater ist nur zeitweise anwesend, da er noch eine zweite Frau und weitere Kinder hat. Khalida findet es richtig und gut, dass Frauen, die unehelich schwanger werden oder Sex haben, in Saudi-Arabien im Gefängnis landen. Sie sagt, Sex gehöre in die Ehe und es sei einer der höchsten Werte ihres Landes, jungfräulich zu heiraten. Dass allerdings kaum ein Mann wegen unehelichen Geschlechtsverkehrs im Gefängnis landet, kann sie dagegen akzeptieren. Der Gedanke an Gleichberechtigung scheint bei vielen saudischen Frauen gar nicht verankert zu sein.

Alle meine arabischen Kolleginnen haben eine Maid zu Hause, die ihre Dienst-Uniform wäscht, das Haus putzt und für die Familie kocht, außerdem einen Chauffeur, der sie durch die Stadt kutschiert. Ihre Freizeit verbringt Khalida mit weiblichen Familienangehörigen oder Freundinnen. Es wird zusammen gegessen, geredet, gelacht, mit den Handys herumgespielt, einkaufen gegangen, Beauty-Tipps ausgetauscht und ferngesehen. Lesen? Höchstens mal ein Hochglanz-Magazin. Keine meiner arabischen Kolleginnen, die ich gefragt habe, hat jemals ein ganzes Buch durchgelesen.

Wenn Frauen in Saudi-Arabien Auto fahren dürften, gäbe es vielleicht weniger Staus auf den großen Straßen Riads. Khalida zum Beispiel wohnt am anderen Ende der Stadt, von wo sie der Chauffeur ihrer Familie (ein Bangladeshi, der einen kleinen Anbau direkt am Haus bewohnt und seine Familie in der Heimat nur einmal jährlich besuchen kann) täglich zum Kalif-Sutari-Krankenhaus zur Arbeit bringt und wieder abholt. Abends strömen unzählige in Abayas gehüllte Frauen zum Einkaufsbummel in die großen Shopping-Malls, bis sie zu einer schwarzen, wogenden Masse verschmelzen. Direkt vor den Eingängen der Malls steigen sie aus Limousinen und Geländewagen, wo ihre Ehemänner oder Chauffeure sie absetzen und später wieder abholen. Es werden so viele Fahrten doppelt gemacht, nur weil Frauen irgendwo hingebracht und wieder abgeholt werden müssen.

Meine Kollegin Manju aus Indien hat derzeit ein ganz anderes Problem. Mit ihrem Mann und ihren Kindern lebt sie in einem Haus außerhalb des Krankenhausgeländes. Ihre Maid (Haus- und Kindermädchen), ebenfalls Inderin, ist schwer erkrankt und muss operiert werden. Da Manju sie schon seit Jahren kennt, wäre sie bereit, die hohen Kosten für die Operation zu tragen. Krankenversicherungen gibt es hier nicht und ausländische Arbeiter lassen sich, soweit sie es sich leisten können, im Notfall in (teilweise billigen) privaten Krankenhäusern versorgen oder kehren in ihre Heimat zurück. Als qualifiziertes Personal eines staatlichen Krankenhauses wie dem KSH dagegen wird uns eine kostenlose medizinische Versorgung (außer Zahnmedizin) gewährt, was ansonsten nur der saudischen Bevölkerung zusteht.

Die Brüder der Maid haben Manju nun darüber informiert, dass ihre Iqama (Arbeits- und Aufenthaltsgenehmigung) gefälscht sei. Das bringt Manju als Arbeitgeberin in höchste Gefahr. Die Brüder rieten ihr, die Maid an der indischen Botschaft abzusetzen und dann zu verschwinden und ihr Handy für mehrere Wochen ausgeschaltet zu lassen, um so eine Rückverfolgung der illegalen Maid zu verhindern. Manju bringt das nicht über's Herz und ist verzweifelt. Die nötige Operation würde etwa zwei Monatsgehälter verschlingen (sie verdient für die gleiche Arbeit nicht einmal ein Drittel von meinem Gehalt), außerdem könnte sie im Gefängnis landen, wenn herauskommt, dass sie eine illegale Arbeitskraft beschäftigt. Zusammen mit ihrem Mann versucht Manju nun, mithilfe der Botschaft das Geld für ein Flugticket aufzutreiben, um die Maid wenigstens

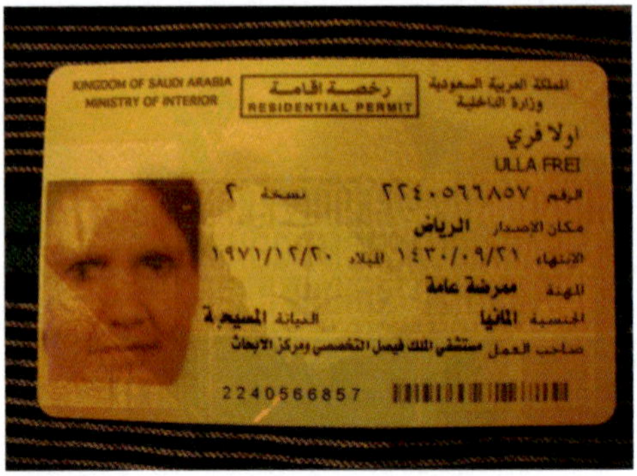

*Meine saudische Arbeitserlaubnis (Iqama)*

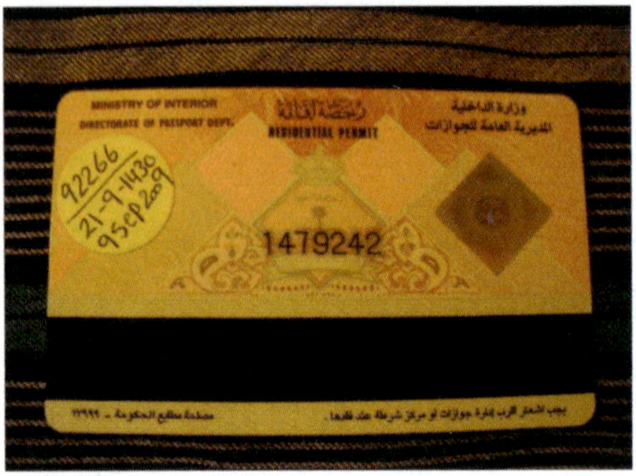

*Rückseite der Iqama mit Ablaufdatum sowohl nach gregorianischem Datum als auch Hijra-Kalender*

zurück nach Indien zu schicken; damit hoffen sie, glimpflich aus der Sache herauszukommen. Die Brüder der Maid sind seit dem letzten Gespräch nicht mehr erreichbar.

Anoud erzählte uns, dass es sehr viele illegale Ausländer in Saudi-Arabien gäbe. Wenn sie sich von ihrem Arbeitgeber, der ihnen die Iqama beschafft und im Austausch ihren Reisepass einbehalten hat (so wie hier üblich), schlecht behandelt fühlen, laufen sie davon und suchen sich woanders Arbeit. Ihren Reisepass sehen sie nie wieder, können also das Land nicht mehr verlassen. Das nehmen sie in Kauf und verweilen Jahr um Jahr hier. Auch kommen viele Maids mit gefälschten Gesundheitszeugnissen ins Land. Wochen oder Monate nach ihrer Ankunft stellt sich dann heraus, dass sie schwer krank sind und hoffen, dass ihr Arbeitgeber ihnen eine Behandlung bezahlt. Die meisten werden jedoch umgehend zurück in ihre Heimat geschickt.

Der Ehemann einer philippinischen Kollegin ist offiziell bei einem Freund angestellt, der ihm auch die nötige Iqama besorgt hat, allerdings hat er gar keinen Arbeitsplatz für ihn. Deshalb arbeitet er „selbstständig", bietet mit einem geliehenen Kleinbus Fahrdienste an und verdient damit mehr als seine Frau bei uns im Krankenhaus.

Angesichts der ungleichen Gehälter für die gleiche Arbeit, der so unterschiedlichen Lebensbedingungen, des durch Existenzangst begründeten Aufenthalts vieler Ausländer hier in Saudi-Arabien, aber auch der eingeschränkten Rechte der Frauen gerät mein Sinn für Recht und Unrecht mittlerweile ins Wanken. Immerhin kann sich die philippinische oder indische Kollegin nach einigen Jahren Arbeit in Saudi-Arabien in ihrer Heimat ein Haus mit Grundstück kaufen, ihren Kindern eine Ausbildung bezahlen oder ein Geschäft eröffnen. Das könnte ich mir trotz meines höheren Gehalts selbst nach mehreren Jahren nicht leisten. Die saudischen Frauen, die in der streng islamischen Kultur aufwachsen, empfinden ihre Lebensbedingungen oftmals nicht als eingeschränkt; vielmehr legen sie eine unglaubliche Arroganz an den Tag und können viel von den Männern fordern. Was also ist gerecht, was ungerecht? Lohnt es, sich den Kopf darüber zu zerbrechen, wenn man es ohnehin nicht ändern kann und die Beteiligten zufrieden erscheinen?

Kürzlich habe ich unbeabsichtigt eine philippinische Kollegin verärgert. Sie hatte mitbekommen, dass ich ein Stück Kuchen abgelehnt hatte, welches mir ein Sitter in einem Patientenzimmer anbot. Ich hatte mir nichts dabei gedacht, ich hatte in dem Moment einfach keinen Appetit auf Kuchen. Die meisten meiner wenig verdienenden Kollegen würden angebotene Speisen auf jeden Fall annehmen, und sei es, um sie an andere Kollegen weiterzugeben oder einzupacken und mit nach Hause zu nehmen. Jeder Krümel verschwindet hier in irgendwelchen Taschen und Dosen! Ein Sudanese aus der Putzkolonne verkauft unter der Hand Handykarten und zwei äthiopische Putzfrauen kratzen nach Entlassung der Patienten Reste aus den Krankenhaus-Duschgelflaschen, um sie in Markenflaschen von Fa oder Nivea umzufüllen und bei Gelegenheit heimlich an Patienten zu verkaufen. Da die meisten Patienten ohne eigene Toilettenartikel anreisen, läuft das Geschäft gut.

Eine Kuriosität stellt für mich der Jargon im Kollegium dar. Nicht wenige Kollegen nennen nahezu jeden Mitarbeiter „Darling", „My dear" oder „Sweety" und rufen sich „I love you" zu. Selbst wenn ich zum Beispiel einen Anruf aus dem Aufwachraum bekomme, um die Übergabe für einen Patienten zu erhalten, der kurz darauf zurück auf unsere Station kommt, ist es nicht ungewöhnlich, wenn mich die Person am anderen Ende „Habebti" (arabisch: Liebling) nennt, obwohl sie mich gar nicht kennt. Solches Verhalten ist mir auch in England schon begegnet und ich finde es nach wie vor unangemessen und schließe mich dem nicht an, auch wenn ich dadurch kühl erscheinen mag. Ich frage mich, wie diese Leute ihre wirklichen Liebsten (zum Beispiel ihre Partner und Kinder) nennen.

Frustriert vom täglichen Kampf mit der Sprachbarriere im Kontakt mit den nicht oder nur wenig Englisch sprechenden Patienten, war ich froh, als ich vor einigen Wochen eine rein Englisch sprechende Patientin zugeteilt bekam: Es war die Head Nurse einer anderen Station. Sie kommt aus Kanada, hat hier einen Libanesen kennengelernt, geheiratet und inzwischen zwei Kinder bekommen. Ich verstand mich gut mit ihr und ließ ihr die beste Behandlung angedeihen. Da ich mehrere Tage hintereinander Dienst hatte, ging ich davon aus, dass ich sie am nächsten Tag weiter betreuen würde. Als ich jedoch am nächsten Morgen zu Dienstbeginn auf die Tafel schaute, stellte ich verwundert fest, dass sie jemand anderem zugeteilt war. Niemand konnte mir die Frage beantworten, warum das so war, also nahm ich es als eine der vielen Ungereimtheiten hin, die immer mal wieder vorkommen. Letzte Woche bekam ich dann unerwartet die Antwort, als mich Irene, unsere Stationsschwester, in ihr Büro zitierte. Sie fragte mich, ob ich wüsste, warum ich nicht weiter mit dieser Patientin betraut wurde. Allein die Frage verursachte mir ein ungutes Gefühl und ich dachte: „Was kommt denn jetzt?" Offenbar hatte sich „Mrs. Head Nurse" über mich beschwert, weil ich morgens nach Betreten ihres Zimmers die vorgeschriebene körperliche Untersuchung nicht durchgeführt hatte. Wie üblich hatte ich mich auf die relevanten Parameter beschränkt, und ihr daher nicht die Fontanellen abgetastet oder sie nach Läusen durchsucht. Was ich nicht wusste, war, dass sie dem Komitee angehörte, welches das umfangreiche Physical Assessment entwickelt hatte. Einige der nachfolgenden Kollegen sind in die gleiche Falle gelaufen.

Irene zeigte sich beschämt über die schlechte Pflege der Krankenschwestern auf U2. Ich war mir bewusst, dass ich vorsichtig formulieren musste, als ich versuchte, ihr zu erklären, dass eine im Einzelfall nur eingeschränkt durchgeführte körperliche Untersuchung nicht automatisch eine schlechte Pflege bedeutet. Irene besteht dennoch auf die Notwendigkeit der vollständig ausgeführten körperlichen Untersuchung zu jedem Schichtbeginn. Sie scheint nicht zu sehen, wie dieser Anspruch mit der Praxis kollidiert. Wenn ich jedem Patienten am frühen Morgen in alle Körperöffnung schauen, die Darmgeräusche an vier Stellen des Unterbauchs abhören, die Fontanellen abtasten, den Kopf nach Läusen absuchen, die Lunge an 18 verschiedenen Stellen abhören, den Puls an 12 Punkten fühlen, jede Narbe dokumentieren, Hör- und Sehfähigkeit testen und die Stärke der Extremitäten prüfen wollte, bliebe mir keine Zeit mehr für die anderen Arbeiten. Zudem würde ich den Unmut der morgens extrem schläfrigen Araber auf mich ziehen, denen ich aufgrund der Sprachbarriere nicht einmal erklären kann, was ich mit ihnen machen muss. Im Handumdrehen würde es Beschwerden über mich hageln. Bei Irene stößt diese Argumentation jedoch auf Unverständnis. Daher halte ich es so wie meine Kollegen auch: Ich messe die üblichen Vitalzeichen und schaue mir kurz die relevanten Körperstellen an. Hinterher fülle ich dann das umfassende Formular über das Physical Assessment aus, ohne die Untersuchungen explizit ausgeführt zu haben.

Da das KSH bemüht ist, wie ein amerikanisches Krankenhaus zu arbeiten, erst recht jetzt, da die erneute Zertifizierung durch eine amerikanische Delegation ansteht, ist es zwecklos, irgendetwas Sinnvolles zu diskutieren. Es wird strikt nach Policy gearbeitet oder vielmehr so getan, als ob. Ich frage mich manchmal, ob Irene an Realitätsverlust leidet oder ob sie tatsächlich an die Sinnhaftigkeit der vielen Policys glaubt und daran, dass diese in der Praxis eingehalten werden. Jedes Mal, wenn ich etwas von der großen Diskrepanz zwischen Theorie und Praxis erwähnte und dem immer größer werdenden Druck durch die Policys, die wir zu unterschreiben gezwungen werden, die aber in der Praxis einfach unmöglich umzusetzen sind, reagierte Irene völlig erstaunt. Auch die Tatsache, dass die Pflege aufgrund der sprachlichen Barriere und der kulturellen Unterschiede von den meisten ausländischen Pflegekräften nicht in gewohnter Qualität geleistet werden kann, wird ignoriert, nicht nur von Irene. Mein Beruf erfordert eigentlich viel Kommunikation; um effektiv arbeiten zu können, muss ich detaillierte Fragen stellen und beantworten können, muss beraten, erklären und anleiten. Das Anknüpfen an die oft geringen Englischkenntnisse der Patienten und mein langsam wachsender arabischer Wortschatz reichen noch lange nicht für einen ausreichend detaillierten Austausch.

Sehr belastet hat mich ein Vorfall vor einigen Tagen. Für die Dauer ihrer Mittagspause übernahm ich die Patienten einer Kollegin. Normalerweise sorgt jeder dafür, dass während der einstündigen Pause keine routinemäßigen Arbeiten für die vertretende Kollegin anfallen. Man schreibt lediglich die Zimmernummern seiner Patienten auf und macht eine kurze Notiz, wenn etwas Besonderes zu beachten ist. Ich war gerade mit meinen eigenen Patienten beschäftigt, als eines der Zimmer, für die ich vertretungsweise zuständig war, klingelte. Ich ging hin und fand eine alte Mama (gebräuchliche Anrede für alte Frauen) im Flügelhemdchen im Sessel sitzend vor. Eine schwarz verhüllte farbige Frau saß neben ihr, außerdem eine von der Familie mitgebrachte philippinische Privat-Krankenschwester, die mich auf Arabisch ansprach. Offenbar wollte sie die alte Frau zurück ins Bett bringen.

Da ich keine Einzelheiten über diese Patientin wusste, versuchte ich zunächst in Erfahrung zu bringen, wie sie denn vom Bett in den Sessel gekommen sei und erfuhr, dass dies mit der Assistenz von zwei Krankenschwestern geschehen sei. Wir griffen sie also von zwei Seiten unter die Arme, aber die Frau hatte nicht genügend Kraft in den Beinen, um zu laufen. Ich verließ deshalb das Zimmer, um weitere Unterstützung zu holen. Zwei afrikanische Krankenschwestern, die ich ansprach, verwiesen mich auf den Physiotherapeuten, der am Computer saß. Dieser schaute auf seine Liste und sagte, für diese Patientin sei er nicht zuständig, kam dann aber doch mit. Wieder zogen wir die Frau vom Sessel hoch, aber ihre Beine gaben erneut nach. Ich zweifelte daran, dass sie überhaupt laufen kann, aber der Physiotherapeut lieh ein Gehgestell von einem anderen Patienten aus, welches viel zu hoch für die kleine Frau war, und machte sich ans Werk. Da auch er die Patientin nicht kannte, ging ich wieder aus dem Zimmer, um in der Akte nach Hinweisen zu suchen, inwieweit die alte Frau überhaupt ihre Beine belasten durfte. Als ich zurückkam, hing sie bereits schief in dem Gehgestell und wurde völlig unkoordiniert irgendwie zum Bett geschleift, gehievt, gezogen. Die farbige Besucherin rempelte mich dabei harsch an und schimpfte laut auf mich ein, weil ich mich nicht an der Aktion beteiligte. Die alte Frau war umringt von Gehgestell, der Privatkrankenschwester, dem Physiotherapeuten und der schwarzen Frau. Wo sollte ich da noch anfassen? Endlich zurück im Bett, legte ich die Patientin gemeinsam mit der

Privatschwester in eine komfortable Position und fragte sie, ob sie Schmerzen habe, was sie verneinte.

Eine halbe Stunde später kam die Kollegin aus der Mittagspause zurück. Offenbar hatte sie schon nach der alten Frau gesehen und beschuldigte mich lauthals, die Patientin in Aufruhr versetzt zu haben, sie sei am Weinen und nicht zu beruhigen. Als ich das Zimmer verlassen hatte, war sie ruhig und eher müde gewesen. Ob sich die stimmgewaltige schwarze Besucherin vielleicht hinterher weiter aufgeregt und Unruhe verbreitet hatte? Jedenfalls war ich jetzt an allem Übel schuld. Ich bekam keine Gelegenheit, die Kollegin zu fragen, warum sie mir keine Informationen über die Patientin gegeben hatte, als sie in ihre Pause ging.

Die Schichtleitung teilte mir mit, dass die schwarze Frau mit dem Königshaus telefoniert habe, um sich über mich zu beschweren. Was ich nicht wusste, war, dass die alte Patientin jahrzehntelang als Kindermädchen der Prinzessin Sultana gearbeitet hat und daher unter der Obhut des Königshauses steht. Obwohl ich mir keiner Schuld bewusst war, ahnte ich, dass ich Ärger zu erwarten hatte.

Ich trat meine Mittagspause an und beruhigte ich mich etwas. Als ich auf meine Station zurückkehrte, bekam ich jedoch wieder ein mulmiges Gefühl, als ich Unruhe und Hektik wahrnahm. Das Rapid-Response-Team war gerufen worden, weil die besagte Patientin inzwischen tief schlafend und nicht erweckbar war. Nach einigem Hin und Her wurde sie auf die Intensivstation verlegt. Obwohl dieses Ereignis über eine Stunde nach dem unglückseligen Rücktransport ins Bett stattfand und niemand es aussprach, konnte ich spüren, dass ich nun auch dafür verantwortlich sein sollte.

Mir wurde immer unwohler, die Geschichte begann, unkontrolliert auszuufern. Ich setzte mich hin und schrieb in Stichworten auf, was vorgefallen war, da ich Angst bekam, dass sich die Ereignisse überschlagen und Tatsachen verdreht werden könnten. Ich war noch nicht ganz fertig damit, als der Nursing Supervisor auf Station erschien und begann, das gesamte Personal zu befragen. Die Besucherin der alten Frau hatte tatsächlich das Königshaus angerufen und sich über mich beschwert. Von dort war die Krankenhausleitung informiert worden. In einem Nebenzimmer konnte ich dem Supervisor in Ruhe erzählen, was vorgefallen war. Im Anschluss fragte er mich dann allen Ernstes, warum ich die Frau nicht einfach zurück ins Bett getragen hätte. Er meinte, diese Leute seien es gewohnt, auf einen Fingerschnips hin ihre Wünsche erfüllt zu bekommen, ungeachtet der besten Methode oder rückenschonenden Technik; spätestens da war mir klar, dass eine sinnvolle Diskussion unmöglich war. Ich hatte doch nur in Erfahrung bringen wollen, warum die Patientin bei uns ist und ob sie ihre Beine überhaupt belasten darf, derweil der Physiotherapeut und die Angehörigen im Zimmer bereits in blinden Aktionismus verfielen und sich die Situation verselbstständigt hatte. Am nächsten Morgen saß ich bei Irene im Büro, hörte mir an, was ihr zugetragen worden war und bekam Gelegenheit, meine Version zu wiederholen. Es wurde schließlich dabei belassen, trotzdem stank die Luft noch nach Vorwurf. Ich war verunsichert und entsetzt, wie leicht man hier in Schwierigkeiten geraten kann. Dem saudischen Physiotherapeuten wurden dagegen keinerlei Vorhaltungen gemacht.

Frustriert ging ich zurück an die Arbeit und musste mich sehr beherrschen, als mir ein anderer Patient das Leben schwer machte. Er klingelte ständig und verlangte neue Bettwäsche, weil er Durchfall habe und das Bett schmutzig sei. Außerdem sei er seit zehn Tagen auf der Station und seitdem sei das Bettzeug kein einziges Mal gewechselt worden. Er sprach kein Wort Englisch, aber Anoud, die widerwillig (weil sehr beschäftigt mit ihren eigenen Patienten) mitgekommen war, übersetzte es für mich. Der Patient wurde laut, als ich versuchte, die Dinge richtigzustellen. Ich hatte nachgesehen und das Bett war fleckenlos sauber. Von Durchfall keine Spur. Außerdem war der Patient erst vier Tage auf Station und nicht zehn, und ich selbst hatte das gesamte Bettzeug am Vortag gewechselt. Nichts stimmte an den Vorwürfen! Trotzdem schien ich diejenige zu sein, die wieder „Trouble" verursacht, und war in der unseligen Position, mich verteidigen zu müssen.

All diese Geschichten passierten innerhalb einer Woche und haben mir ziemlich zugesetzt. In erster Linie deshalb, weil ich hier in einer Umgebung lebe, in der Anschuldigungen, egal welcher Natur und egal wie leicht widerlegbar, eine unglaubliche Macht haben. Offiziell wird zwar so getan, als ob es sich um den Sachverhalt handelte, aber in Wirklichkeit geht es um die Gesichtswahrung der Saudis. Manchmal denke ich, dass auf diese Weise die „Saudization" vorangetrieben und Ausländer vergrault werden sollen.

Unnötigerweise gab es noch ein i-Tüpfelchen, welches meine Abscheu noch verstärkte: Mich erreichte eine SMS von Kala, die ein furchtbares Erlebnis auf der Straße gehabt hatte. Sie war zu Fuß zum nahe gelegenen Hyper-Panda-Supermarkt gegangen. Auf dem Rückweg hielt ein Auto neben ihr an. Ein Militärpolizist und ein Mutawa (Religionspolizist) stiegen aus und forderten sie brüllend auf, ihr Haar zu bedecken. Ohne die reguläre Polizei kann ein Mutawa nicht viel ausrichten, aber in deren Begleitung haben Mutawas viele Rechte. Kala wusste das und geriet in Panik, als die beiden auf sie zugingen. Zum Glück kam gerade ein Taxi vorbei, welches sie anhielt; sie warf ihre Einkäufe auf die Rückbank, zwängte sich hinein und bat den Fahrer, schnell loszufahren – gerade rechtzeitig, da die beiden Männer das Taxi erreicht hatten und mit Händen gegen die Fensterscheibe und auf den Kofferraum schlugen. Sie war froh, dass der Taxifahrer mutig genug war, mit ihr zu flüchten. Zurück im sicheren Compound war sie völlig schockiert und am Zittern, als sie mir die SMS schrieb. Für den Tag gab mir das wirklich den Rest.

Einige andere Kolleginnen sind in letzter Zeit aus dem Supermarkt komplimentiert worden, weil sie ihr Haar nicht bedeckt hatten. Sie mussten ihre vollen

Einkaufswagen stehen lassen und das Geschäft verlassen. Ein Fahrer des Supermarkt-Busses wurde von einem Mutawa angebrüllt, weil er einer Frau half, mit ihren schweren Einkaufstüten in den Bus zu klettern. Er darf das nicht tun, wenn er nicht mit der Frau verheiratet ist. Momentan scheinen die Mutawas vermehrt unterwegs zu sein und maßregeln Saudis und Ausländer gleichermaßen.

Da ich in den letzten Wochen sehr viel gearbeitet und daher keine Energie mehr hatte, zum Supermarkt zu laufen, habe ich lediglich das Allernötigste im Minisupermarkt hier auf dem Gelände eingekauft. Das hat mich gleichzeitig vor unangenehmen Erlebnissen, wie meine Kolleginnen sie hatten, bewahrt. Momentan wüsste ich nicht, wie ich mit solchen Erfahrungen noch umgehen sollte, ich habe keine Kraft mehr. Ich stelle mir vor, was passieren würde, wenn ich mir eine Glatze rasieren und dann mit unbedecktem Kopf einkaufen ginge. Wenn dann ein Mutawa „Cover your hair!“ brüllen würde, bekäme er zur Antwort: „keine Haare, keine Bedeckung“.

Die letzten zwei Arbeitstage waren okay und der Sturm scheint sich gelegt zu haben. Geblieben sind ein verspannter Nacken, Rückenschmerzen und ein Gefühl von Erschöpfung. Aber seit heute habe ich Urlaub! Gerade habe ich mich einen Moment zurückgelehnt und tief durchgeatmet. Dabei musste ich auf einmal breit grinsen, als mir „Bolle“ in den Sinn kam, der sich „dennoch janz kräftig amüsiert“ hat!

Katri ist aus Finnland zurückgekehrt und in zwei Tagen werde ich gemeinsam mit Kala der arabischen Welt entfliehen: Es geht nach Thailand und Laos, um an einer Expedition durch den Norden der beiden Länder teilzunehmen.

Erschöpfte Grüße

*von Ulla*

# 18. Zu viel Sand

## 17.04.2008, 12:15 Uhr

Ob es der heftige Kontrast zu Südostasien war, der mich nach meiner Rückkehr die saudische Kultur kaum mehr ertragen ließ, kann ich nur schwer sagen.

Die letzten Wochen waren geprägt von Ärger, Verzweiflung, Erschöpfung, Verachtung und Müdigkeit. Immer wieder habe ich Erlebnisse, die meine derzeit recht stereotype Beurteilung der Saudis zu untermauern scheinen. Vielleicht gehen mir auch jetzt, nachdem ich eingearbeitet bin und mich auch sonst einigermaßen an die Lebensumstände gewöhnt habe, die Augen auf für das, was auf den ersten Blick nicht erkennbar war. Oder ist es der Einfluss der vielen Mitarbeiter, die düstere Stimmung verbreiten und deren Erlebnisse auch meine frustrierenden Erfahrungen in einen negativen Kontext setzen? Was also hat meine anfängliche Euphorie und tiefe Zufriedenheit verwandelt in Zynismus und Abscheu, sodass mein Aufenthalt hier kaum mehr zum Aushalten ist?

Ich denke, mein Frust setzt sich aus eigenen und erzählten Erlebnissen zusammen, aus kulturellen Eigenheiten und Konflikten mit Einzelpersonen und nicht zuletzt mit dem verlogenen Arbeitssystem im Krankenhaus. Ich gerate mehr und mehr in die Schraubzwinge zwischen den offiziell auferlegten Arbeitsweisen (Policys, Standards) und der Praxis, in der die geforderten Ansprüche aus verschiedenen Gründen einfach nicht zu erfüllen sind. Das klingt abstrakt? Komischerweise wächst meine Frustration zu einem diffusen Knäuel aus Emotionen zusammen und ich frage mich selbst, was eigentlich so schlimm ist. Ich glaube, es sind die Nachwirkungen von vorherigen Negativ-Erlebnissen, die in neuen Ereignissen Bestätigung finden und sich dadurch verstärken, wie ein Teufelskreis. Ich kann nur einige Beispiele nennen, in der Hoffnung, dass sie verständlich machen, was sich in ihrer Summe so demotivierend auswirkt.

Einmal kam ich zum Nachtdienst und stellte bei einer Patientin gleich beim ersten Rundgang einen sehr hohen Blutdruck fest. Erst nach mehrmaligem Anfunken meldete sich der diensthabende Arzt, der sich allerdings als Orthopäde nicht traute, ein blutdrucksenkendes Medikament zu verschreiben. Er kontaktierte deshalb einen Internisten und gab mir dann eine telefonische Anordnung für ein Medikament, außerdem die Funker-Nummer des Internisten, falls weitere Intervention nötig sei. Ich dokumentierte die Anordnung und faxte sie an die Apotheke. Es vergingen weitere zwei Stunden, ehe das Medikament geliefert wurde. Ich injizierte die verschriebene Dosis, aber der Blutdruck senkte sich nur unerheblich und stieg dann wieder an. Diesmal funkte ich direkt den Internisten an, der mich jedoch abwimmelte und darauf bestand, dass ich die richtige Reihenfolge einhalte und erst den für meine Station verantwortlichen

Dienstarzt benachrichtige. Ich funkte also den Orthopäden erneut an, der sich nach 40 Minuten mit schläfriger Stimme meldete. Mit dem Blutdruck wollte er immer noch nichts zu tun haben und bestand darauf, dass ich den Internisten wieder anrufe. Selbst meine Bitte, dass er das machen sollte, da der Internist mich abgewiesen hätte, schlug er ab und legte dann auf. Ich sprach erneut mit dem verärgerten Internisten, der nun anordnete, das bereits angewendete Medikament in dreiminütigen Intervallen zu injizieren bis zur Maximaldosis. Wieder dauerte es lange, bis ich den Nachschub aus der Apotheke hatte, und ich verbrachte die Nacht mit Injizieren, Blutdruckmessen (der sich einfach nicht dauerhaft senkte mit diesem Medikament!) und Herumhetzen, da ich noch jede Menge anderer Arbeiten zu erledigen und Patienten zu versorgen hatte.

Am Morgen übergab ich die Patientin mit unverändert hohem Blutdruck an den Tagdienst und hoffte, dass tagsüber irgendjemand in der Lage sein würde, das Problem zu lösen. Als ich abends wieder zum Nachtdienst kam, war alles wie gehabt. Angeblich war die Patientin von einem Internisten konsultiert worden, aber der hatte lediglich eine neue Tablette zur dauerhaften morgendlichen Einnahme angeordnet. Als ich bei der ersten Runde erneut einen hohen Blutdruck feststellte, wurde der Besucher der Patientin, selbst ein Arzt, wütend und verlangte, mit dem Stationsarzt zu sprechen. Ich hoffte, dass sich jetzt endlich mal etwas tun würde! Er lief aufgeregt hinter mir her, und als ich dem Dienstarzt, der sich noch auf Station aufhielt, die Sache erklärte, fiel mir der Besucher ins Wort und sagte, den ganzen Tag sei kein Internist da gewesen. So erfuhren wir, dass der Internist sich lediglich die Akte angesehen und seine Anordnung gemacht hatte, ohne die Patientin selbst aufzusuchen (wie es so häufig vorkommt!). Wieder wurde die internistische Abteilung bemüht und wegen der drohenden offiziellen Beschwerde durch den Besucher kam der Diensthabende auch gleich persönlich herbeigeeilt. Er zückte sein Stethoskop, wollte aktuelle Vitalzeichen wissen und orderte dann eine ganze Reihe von Diagnosen an: EKG, Röntgen der Lunge, Urin-Analyse, Blutuntersuchungen, alles notfallmäßig natürlich. Nachdem die Ärzte verschwunden und der Besucher nach Hause gegangen war, begann ich mit der Ausführung all der Anordnungen, unter denen ich eines noch immer vermisste: effektive blutdrucksenkende Maßnahmen! Erst einige Stunden später bekam ich eine telefonische Anordnung für ein Medikament. Wieder dauerte es lange, bis es geliefert wurde, und so war ich erst um 3 Uhr morgens, nachdem die Patientin bereits 36 Stunden lang einen massiv erhöhten Blutdruck hatte, in der Lage, diesen dauerhaft zu senken.

Die Beschwerde des Besuchers schlug Wellen, weshalb Irene eine Stellungnahme schreiben musste und mich um Berichterstattung bat. Zu diesem Zeitpunkt war schon mehr als eine Woche vergangen; ich war wieder im Tagdienst, hatte inzwischen viele andere Patienten betreut und hätte mich aus eigenen Stücken nur lückenhaft an den genauen Ablauf jener Nachtdienste erinnern können. Zum Glück hatte ich die Vorgänge gut dokumentiert, sodass ich Irene die Akte vorlegen und im Detail rekonstruieren konnte, was passiert war. Später kam es dann noch zu einem unschönen Feedback, in dem sich zeigte, dass sich die saudischen Ärzte keinesfalls von einer Krankenschwester in Schwierigkeiten bringen lassen. Plötzlich wurde mir vorgeworfen, dass das Medikament, welches ich in der ersten Nacht injiziert hatte, angeblich auf einer Normalstation ohne Monitor-Überwachung gar nicht verabreicht werden darf, sondern nur auf einer Intensivstation. Außerdem wurde mein unfreundlicher Ton am Telefon zum Thema gemacht. Die telefonischen Anordnungen waren zudem noch immer nicht von den jeweils anordnenden Ärzten gegengezeichnet worden, was mir ulkigerweise ebenfalls angelastet wurde. (Telefonische Anordnungen sind legitim; die Ärzte wissen, dass sie später auf Station erscheinen müssen, um diese zu unterschreiben. Allerdings geschieht das nur selten, ohne mehrfach daran erinnert zu werden, und die Unterschrift eines Arztes aus einer anderen Abteilung zu bekommen, ist fast unmöglich).

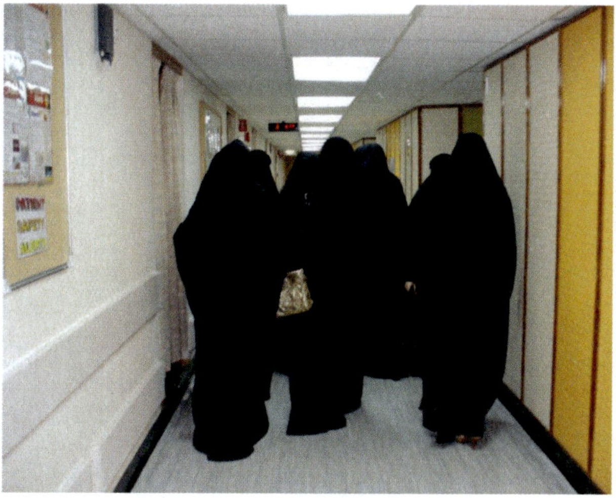

*Gruppen von Frauen strömen zur Besuchszeit durch die Korridore*

Als Irene mir erzählte, der Chairman der Orthopädie habe sich nach meinem Namen erkundigt, hatte ich genug. Als ich ihn wenige Tage später auf der Station antraf, sprach ich ihn an, warum er nach mir gefragt habe, worauf er meinte, er hätte bloß wissen wollen, welche Schwester in „diese Geschichte" verwickelt gewesen sei. Ich erzählte ihm meine Version und informierte ihn auch gleich noch über ein paar weitere delikate Umstände. Dass seine Ärzte zum Beispiel häufig den umfassenden Dokumentationsbogen, den sie nach eingehender Untersuchung eines neu aufgenommen Patienten auszufüllen haben, schon vor dessen Ankunft fertig schreiben – ohne den Patienten je gesehen zu haben! Ich drückte auch mein Unverständnis dafür aus, dass unsere Orthopäden sich scheuen, etwas gegen einen akut hohen Blutdruck zu verschreiben, sondern erst die internistischen Kollegen herbeirufen. Ich war überzeugt, dass jeder Arzt, egal welcher Fachrichtung, in der Lage sein müsste, akute Zustände wie hohen Blutdruck oder Blutzucker zu behandeln, so wie ich es aus Deutschland kenne. Zu meiner Überraschung erklärte mir der Chairman aber, dass dies in der Ausbildung der Orthopäden nicht enthalten sei, sie also keine Ahnung davon hätten. Zunächst schien der Chairman sehr daran interessiert zu sein, was ich über die gängige Praxis auf U2 zu sagen hatte, schwenkte dann aber um und wischte alles Gesagte mit der Bemerkung weg, ich solle nicht so negativ sein. Dann rühmte er die Abteilung für ihre guten Erfolge, betete mir deutlich verbesserte Statistiken der letzten Jahre vor und schwärmte von unserem glanzvollen Auftritt während der Woche, als die amerikanische Delegation des JCIA (Joint Commission International Accreditation) im Hause war, um die Zertifizierung des Krankenhauses zu erneuern. Damit war die Sache dann erledigt.

Neulich versorgte ich eine Patientin, die neben ihrer orthopädischen Diagnose auch Asthma hat. Ihre Sauerstoffsättigung war im Normbereich, aber kurz nachdem ich das Zimmer verlassen hatte, kam ihr Sitter zu mir und bat mich darum, die Patientin an einen Vernebler mit einem Asthmamedikament anzuschließen, so wie sie es auch am Vortag bekommen hatte. Ich erklärte ihm, dass ich dazu eine ärztliche Anordnung brauche, der Arzt aber derzeit im OP sei. Und dann müsste der Atemtherapeut kommen, um diese Anordnung auszuführen. Es sei also nichts, was „mal eben so" gemacht werden könne. Noch mitten in der Erklärung und mit der Sprachbarriere kämpfend (der Sitter sprach nur wenig Englisch), mischte sich fröhlich eine Kollegin ein. Sie schnappte sich die Akte und mit einem munteren „mafi mushkula" („kein Problem!") schrieb sie kurzerhand selbst eine Anordnung und funkte dann den Atemtherapeuten an… In den folgenden zwei Tagen, an denen ich mich um die gleiche Patientin zu kümmern hatte, spürte ich, dass sie mich für inkompetent hielt. Hätte ich ihr erklären sollen, dass es hier im Krankenhaus Regeln gibt, an die ich mich zu halten habe? Dass die Kollegin sich einfach darüber hinweggesetzt hatte? Dass ein Großteil der Regelungen sowieso Schwachsinn sind? Ihr die Lächerlichkeit des Systems erklären, in dem ich arbeite und ihr damit Angst machen, überhaupt Patientin in diesem Krankenhaus zu sein? Selbst wenn ich wollte, auf Arabisch hätte ich es eh nicht sagen können.

Ein Patient sollte um Mitternacht ein intravenöses Antibiotikum bekommen. Als ich es durch den zentralen Venenkatheter injizieren wollte, spürte ich einen starken Widerstand und konnte nicht spritzen. Ein genauerer Blick durch das transparente Pflaster zeigte mir, dass der dünne, flexible Schlauch, der aus der Einstichstelle kommt und unter dem Pflaster in eine Schlaufe gelegt ist, abgeknickt war. Außerdem war die Einstichstelle blutig. Ich holte also Material herbei, entfernte vorsichtig das Pflaster, ohne das Zugangsschläuchlein mit herauszuziehen, reinigte die Stelle, legte eine neue Schlaufe und klebte das Ganze sauber ab. Ohne Probleme konnte ich nun das Antibiotikum spritzen. Dumm war nur, dass ich diesen Vorgang bei der Übergabe am nächsten Morgen erwähnte. Sofort wurde ich belehrt, dass ich die IV-Nurse hätte anfunken müssen, da ich ja nicht zertifiziert sei, den Verband eines solchen Zugangs zu wechseln. Dass ich so etwas jahrelang gemacht habe, spielt dabei keine Rolle. Auch nicht, dass die IV-Nurse sich mit Sicherheit geweigert hätte, für solch eine Nichtigkeit in der Nacht zu kommen. Mein Fehler war bloß, dass ich den Vorgang überhaupt erwähnt hatte. Beim nächsten Mal also: machen – und für mich behalten.

Das ist mein Problem. Ich habe enorme Schwierigkeiten, dieses komische Spiel hier zu spielen und versuche herauszufinden, wie andere das nur schaffen. Folge ich den offiziellen Regeln und Standards, was oft schwer machbar ist, selbst wenn ich wollte, gerate ich in Schwierigkeiten. Mache ich, was ich selbst für gut und richtig halte, gibt's auch Ärger. Ich habe inzwischen erkannt, dass ich das System nicht revolutionieren kann, dazu liegt es mir weder stark genug am Herzen, noch bin ich lange genug dafür hier. Aber es zu akzeptieren, wie es ist, macht mich wahnsinnig! Es gibt Kollegen, vor allem die Asiaten, die eine unglaubliche Anpassungsfähigkeit zeigen. Sie machen es allen recht: den Vorgesetzten, den offiziellen Regeln (vor allem bezüglich der Dokumentation), den Patienten, den Angehörigen, den anderen Kollegen – einfach allen; egal wie gegensätzlich und unvereinbar die Anforderungen mitunter sind. Sie geben keine Widerworte, scheuen jegliche Konfrontation. Schaut man genauer hin, dann ist das natürlich nur Fassade; sie mogeln sich lediglich geschickt durch. Ihren Frust schlucken sie scheinbar hinunter oder sie heulen ihn nachts ins Kissen, es ist mir ein Rätsel. Ich kann auch niemanden motivieren, gegenüber Vorgesetzten den Mund aufzumachen. Besonders die langjährigen Mitarbeiter scheinen zu wissen, dass es wohl wenig ratsam ist, die oft grotesken Anforderungen als solche offen zu deklarieren. Kollegen, die wie ich nur für wenige Jahre hier sind, haben kein Interesse, irgendetwas zu verändern; sie nehmen es einfach hin und sagen „I don't care". Da stehe ich mit meinem Anspruch nach Transparenz und Machbarkeit ziemlich alleine.

Ich habe nur wenige Beispiele erzählt, aber es sind unzählige Geschichten wie diese passiert. Manchmal kämpfe ich bloß noch darum, bei Verstand zu bleiben, und hoffe, dass meine Wertvorstellungen die Zeit in Saudi-Arabien überleben. In Deutschland hatte ich mich bei der Ausübung meines Berufs sehr frei gefühlt, zu handeln, wie ich es für richtig hielt. Im Gegensatz zu hier wurde dort sogar von mir erwartet, kompetente Entscheidungen zu treffen und danach zu handeln, auch wenn das mitunter nicht den offiziellen Regeln entsprach. Es gab einfach nicht so einen Druck, die sinnlosesten Vorgaben einzuhalten, sondern Kompetenz ging klar vor. Hier ist es genau umgekehrt. Wegen des immensen Drucks versuche ich, nach den offiziellen Regeln zu arbeiten, aber es stellt sich als unmachbar heraus. Während ich in Deutschland selbstsicher und flexibel gearbeitet habe, fühle ich mich hier zunehmend verunsichert und inkompetent; fühle mich gezwungen, starr und überkorrekt zu handeln und kann es dennoch nicht recht machen.

Die große Diskrepanz zwischen theoretischem Anspruch und Praxis ist aber kein Phänomen, welches es nur in saudischen Krankenhäusern gibt. Die Krankenpflege wird weltweit mehr und mehr standardisiert, und das stellt sie – trotz einiger Vorteile – vor große Probleme. Einerseits wird der Handlungsspielraum der Pflegekräfte extrem eingeschränkt; kompetente, individuell getroffene Entscheidungen werden dadurch leicht zum Regelverstoß, ebenso Handlungsweisen, die von Zeitmangel, ungünstigen Arbeitsbedingungen, fehlendem Equipment, Mitbestimmung der Patienten und so weiter beeinflusst werden und das Einhalten von Vorschriften teilweise unmöglich machen. Andererseits bilden Standards ein wichtiges Qualitätsmerkmal, zudem sind sie ein unverzichtbares Instrument zur rechtlichen Absicherung pflegerischer Tätigkeit geworden. Leider sind sie auch nötig, um der Arbeit minderkompetenter Mitarbeiter ein Mindestmaß an Qualität zu verleihen, da der pflegerische Arbeitsmarkt eine Zunahme von schlecht qualifiziertem Personal erfährt.

Dass es grundsätzlich Vorschriften und Richtlinien geben muss, ist also klar. Wie sonst sollte sich ein Berufsstand etablieren und fachlich weiterentwickeln, wenn es keine verbindlichen Grundsätze und Anpassungen an neue Erkenntnisse gibt? Wie stark und mit welchen Mitteln jedoch im Einzelfall die Einhaltung von Standards eingefordert wird, ist sehr unterschiedlich. Hier im KSH wird mittels einer stark hierarchischen Struktur Druck ausgeübt, die Mitarbeiter mit Abmahnungen und drohender Kündigung eingeschüchtert. Einen Betriebsrat gibt es nicht. Wir sind hier der Willkür unseres Arbeitgebers ausgesetzt; wer zu unbequem wird, muss gehen.

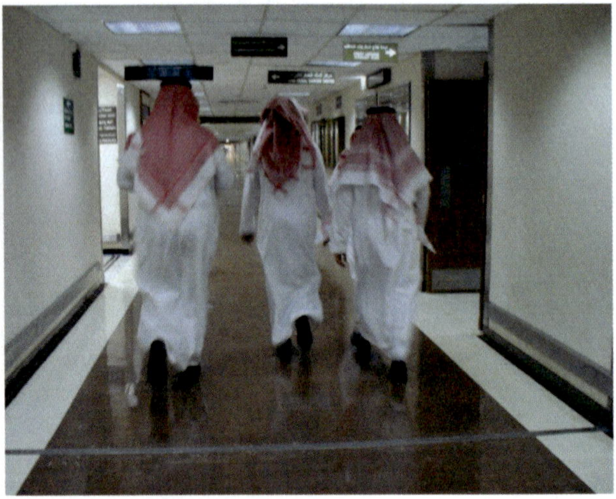
*Im Hauptkorridor des Krankenhauses*

Auf U2 sind die meisten Medikamente für 9 Uhr morgens verschrieben. Jeder sieht also zu, dass er sie rechtzeitig aus dem Pyxis-Automaten holt. Jede Tablette ist einzeln verpackt und muss so zum Patienten gebracht und dann unter Aufsicht eingenommen werden. Um 9 Uhr schlafen aber die meisten Patienten noch, weil die Saudis, auch bedingt durch das Klima, lieber die späten Abendstunden bis in die Nacht, wenn es draußen kühler ist, nutzen und daher morgens länger schlafen. Das Frühstückstablett steht oft bis zum Mittag unangerührt auf dem Nachttisch. Ohne Frühstück im Bauch verweigern die meisten Patienten jedoch die Tabletteneinnahme. Ich darf die Medikamente aber nicht einfach beim Patienten stehen lassen. Zurück in den Automaten kann ich sie nicht tun. Ich kann sie aber auch nicht den ganzen Vormittag in der Kitteltasche herumtragen. Ich könnte sie entsorgen und im Medikamentenbogen dokumentieren, dass der Patient sie noch nicht einnehmen möchte. Klingelt er aber eine halbe Stunde später und will seine Medikamente haben, verweigert der programmierte Automat die Ausgabe, weil es natürlich zu früh ist, erneut ein Medikament zu geben, welches nur einmal in 24 Stunden angeordnet ist. Was machen also die meisten Kollegen? Klar, sie lassen die Tabletten einfach beim Patienten und hoffen, dass Irene es nicht sieht. Es ist nur eines von unendlich vielen Beispielen, die belegen, dass man viele Standards einfach nicht befolgen kann. Aber sie werden gepredigt und es wird ohne Ende von Professionalität gefaselt – und keiner macht den Mund auf. Die Regeln werden von Leuten gemacht, die keine Ahnung haben, ob sie überhaupt umsetzbar sind. Und ob es Sinn macht, ein amerikanisches System in der saudischen Kultur anzuwenden, ist meines Erachtens ohnehin fraglich. Zumindest sollte man Abstriche machen und offen mit diesen umgehen.

Ich glaube, mein Kulturschock steht mittlerweile in voller Blüte. Ich bin genervt von allem, was mir als „typisch saudisch" oder „typisch arabisch" erscheint. So reagierte ich ungehalten, als kürzlich ein rauschebärtiger Sitter direkt vor der Patienten-Teeküche stand und mich bat, ihm heißes Wasser zu geben. Ich wunderte mich, warum er es nicht selbst holt, so wie die anderen auch. Aber in der Küche hielten sich gerade zwei verhüllte Frauen auf, also war es tabu für ihn, auch hineinzugehen. Oder ein Spezialist von einer anderen Abteilung war gekommen, um eine Patientin zu untersuchen. Ich ging wie üblich vor, um sie zu informieren, dass jetzt ein Arzt das Zimmer betreten will und sie Gelegenheit hat, sich zu verschleiern. Aber die Patientin und die Sitterin waren am Beten und ließen sich durch nichts davon abbringen. Sie antworteten mir nicht einmal, als ich fragte, wie lange es denn noch dauern würde und sie darauf hinwies, dass der Arzt nicht viel Zeit habe. Die Untersuchung hat dann tatsächlich nicht mehr stattgefunden, da der Arzt nicht so lange warten konnte und wieder wegging. So oft sehe ich Menschen weiterbeten, ohne auf Vorgänge in ihrer Umgebung zu reagieren; selbst den Fernseher lassen sie oft laut weiter laufen oder die Verwandten sitzen direkt daneben und sprechen laut in ihr Handy. Kann man sich so auf ein Gebet konzentrieren? Ich bekomme oft den Eindruck, dass die täglichen Gebete zum obligatorischen Ritual geworden sind und ohne innere Beteiligung ausgeführt werden. Auch angefunkte Ärzte rufen nicht zurück oder kommen nicht zu einem Notfall, weil sie gerade beten; das Gebet hat eben höchste Priorität, inshallah!

Die „Patient Care Assistants" (PCA), deren Aufgabe es ist, Patiententransporte zu machen und Hilfstätigkeiten auf den Stationen zu verrichten, stellen durch ihre geradezu provokativ zur Schau gestellte Arbeitsunlust ein häufiges Ärgernis dar. Wenn sie beispielsweise Patienten vom Aufwachraum zurück zur Station bringen, helfen sie nicht, den Patienten von der fahrbaren Trage ins Bett zu lagern (oder umgekehrt beim Abholen). Sie bleiben grundsätzlich vor der Tür stehen. Als Männer dürfen sie weibliche Patienten sowieso nicht anfassen, aber bei männlichen Patienten helfen sie ebenfalls nicht mit. Auch sonst stehen sie oft tatenlos herum und glänzen durch Nutzlosigkeit. Selbst an ihre täglichen Routinearbeiten müssen sie regelmäßig erinnert werden. Von alleine erkennen sie meist keine Arbeit, dabei gäbe es so viel für sie zu tun. Fast immer handelt es sich dabei um saudische junge Männer ohne Berufsausbildung, vereinzelt auch junge saudische Frauen. Katri ist im Emergencyroom oft verärgert darüber, dass die PCAs keine weiblichen Patienten auf die Stationen bringen dürfen, es sei denn, ein männlicher Verwandter ist dabei.

Auf den Stationen dürfen Krankenpfleger keine weiblichen Patienten versorgen; sie bekommen also ausschließlich männliche Patienten zugeteilt. Wenn ein Arzt ein Gespräch mit den Eltern eines Kindes führt, dann kann es bei sehr religiösen Familien vorkommen, dass nur der Vater der Gesprächspartner ist, während die Mutter völlig verhüllt etwas abseits in der Zimmerecke steht, das verschleierte Gesicht zur Wand gerichtet.

Meinen Antrag zur Vertragsverlängerung musste ich von zwei männlichen Zeugen unterschreiben lassen. Obwohl ich zu Beginn einen Zweijahresvertrag abgeschlossen habe, muss ich ihn nach einem Jahr erneuern. Jeder kann hier jährlich seinen Vertrag um ein weiteres Jahr verlängern und so lange bleiben, wie er will oder es aushält. Die Vertragsverlängerung ist ein umfangreiches Procedere, welches man am besten schon drei Monate vor Ende des laufenden Vertragsjahres startet. Es umfasst unzählige Formalitäten, erfordert Leistungsnachweise, Fortbildungen und vieles mehr. Das war nur eine der Überraschungen, von denen mir vor meinem Arbeitsantritt hier nichts gesagt worden war. Oft überlege ich, ob es das Geld wert ist, hier meine Seele zu verkaufen und ständig entgegen meiner Überzeugung zu arbeiten und zu leben. Aber ich brauche das Geld, um später studieren zu können; ich werde also durchhalten, es sei denn, ich überlege es mir ganz spontan anders, wenn das Fass irgendwann überläuft.

Katri hatte kürzlich im Emergencyroom ein Kleinkind mit einem Hydrocephalus (Wasserkopf) zu versorgen. Aufgrund der Symptome wurde befürchtet, dass der Shunt (implantiertes Ablaufröhrchen für das Hirnwasser), welcher kurz nach der Geburt implantiert worden war, verstopft sei. Eine Computertomografie (CT) sollte Klarheit verschaffen. Aufgrund ihrer Einschätzung der Situation wollte Katri einen venösen Zugang legen und Medikamente vorbereiten, bevor es ins CT ging, da ein solcher Notfall während des CT erfahrungsgemäß jegliche Überraschung bieten kann. Der Arzt hielt sie aber davon ab, stellte sie als dummes kleines Mädchen hin mit der Begründung, dass das Kind friedlich schlafe und daher keine sedierenden Mittel erforderlich wären. Katris Einwände schnitt er ab und schickte sie ohne ihre geplanten Vorbereitungen los. Im CT wachte das Kind beim Umlagern natürlich auf und begann zu schreien und zu zappeln, was die Untersuchung unmöglich machte. Nun war Katri mit der verärgerten Reaktion des CT-Personals konfrontiert, weil sie das Kind ohne intravenösen Zugang gebracht hatte. Einer ihrer Kollegen musste aus dem Emergencyroom kommen, um den Zugang zu legen und Medikamente zu bringen. Katri fühlte sich ohnmächtig vor Wut! Solche und ähnliche Situationen entstehen hier häufig und sind höchst frustrierend. Es hat zur Folge, dass die wirklich guten Leute nur kurz bleiben und die langjährig Angestellten entweder von vornherein auf niedrigem Niveau arbeiten oder längst resigniert haben.

Kama, eine erfahrene Palliativ-Krankenschwester aus Australien, kam mit der Ambition nach Riad, die spezielle Pflege sterbender Patienten am KSH zu etablieren. Sie arbeitet nicht im Stationsalltag, sondern besetzt eine eigens eingerichtete Position, in welcher sie ihre Aufgaben selbst definieren und gestalten sollte. Ich habe sie als innovative und hoch motivierte Person kennengelernt und beobachte nun, wie auch sie zunehmend frustriert ist. Auf der Station, der sie zugeordnet ist, arbeiten zwei Palliativ-Mediziner, die sich gegenseitig nicht ausstehen können und kein Wort miteinander reden. Einer von ihnen stammt aus Jordanien, der andere ist Saudi und Mutawa (Religionsaufseher). Der Mutawa vertritt die Ansicht, dass alle Moslems die gleichen Empfindungen haben und das Sterben als gottgegeben hinnehmen. Kama, die so viele tolle Ideen hat zur individuellen Pflege Sterbender, ermüdet langsam in ihrem Kampf um kooperative Zusammenarbeit. Gerade in diesem Bereich ist das Zusammenspiel von Pflege und Medizin so wichtig. Zudem informieren beide Ärzte sie oft nicht, wenn sie auf Visite gehen; trotz wiederholter Versprechen vergessen sie immer wieder, sie einzubeziehen. Geht sie doch einmal mit, kommt sie sich vor, als sei sie lediglich dazu da, den Herren die Tür aufzuhalten.

Ich muss oft grinsen, wenn ich an Kalas trocken hervorgebrachten Scherz denke, den sie auf unserem Rückflug von Bangkok machte, denn der lässt sich so gut auf die Situation im Kalif-Sutari-Krankenhaus übertragen. Bis das Flugzeug abgehoben und eine bestimmte Höhe erreicht hatte, waren die thailändischen Stewardessen natürlich verschwunden, da sie sich selbst anschnallen müssen. Da sie für uns ähnlich aussehen wie Philippinerinnen und Kalas Scherz ohnehin auf's Krankenhaus abzielte, meinte sie, als die Stewardessen endlich zum Essenverteilen erschienen: „I'm sure, the plane is actually controlled by the Philippines. They take off, get it in the right position and tell the pilots: ‚just leave everything as it is, don't touch anything! We'll be back in no time!', and then they hurry up to serve our food." (Auf Deutsch: Ich bin mir sicher, dass das Flugzeug eigentlich von den Philippinerinnen gesteuert wird. Sie starten die Maschine, bringen sie in die richtige Position und fordern dann die Piloten auf: „Fasst bloß nichts an, lasst alles so, wie es ist, wir sind gleich wieder zurück!", und dann eilen sie davon, um den Passagieren das Essen auszugeben.)

Ich habe Tränen gelacht bei der Vorstellung; auch als für Kala gegen Ende des Fluges klar war, dass die „Philippinerinnen" nur wieder verschwanden, um das Flugzeug zu landen. Aber es ist schon etwas dran. Die Krankenschwestern übernehmen hier so viel, was eigentlich Aufgabe der Ärzte wäre, bügeln deren Nachlässigkeiten aus und nehmen dabei viele Risiken in Kauf. Vor allem die

Philippiner und Inder, die jeglichem Ärger aus dem Weg gehen, sei es aufgrund ihrer Mentalität oder weil sie am meisten von diesem Job abhängig sind, nehmen das ohne Murren hin. Kalas Scherz ist durch häufiges Weitererzählen mittlerweile in passenden Situationen zum Running Gag geworden: „The Philippines are flying the plane!"

Philippiner und Inder bilden den größten Anteil unter den langjährigen Mitarbeitern des KSH. Ihre scheinbar grenzenlose Geduld und Willfährigkeit ist zum Teil vielleicht Mittel zum Zweck. Von ihrem Gehalt leben ihre Kinder, wird die Schulausbildung bezahlt, viele Verwandte unterstützt und Häuser in der Heimat gekauft. Viele von ihnen leben ohne ihre Familien hier und schicken jeden Monat Geld nach Hause. Ihre Energie zum Aufbegehren gegen mangelnde Fairness oder Gleichberechtigung zu verschwenden, kommt ihnen gar nicht in den Sinn. Ich bekomme ohnehin immer mehr das Gefühl, dass Gleichberechtigung eher ein „westliches" Bedürfnis zu sein scheint. Ich beginne zu lernen, dass hier jeder seine ganz persönliche Motivation für sein Verhalten hat, und sei es noch so angepasst und unverständlich für mich.

Und sonst? Anoud, meine saudische Kollegin, hat ihren Ausstand gegeben und zieht bald mit ihrem Mann in die USA. Bebinn aus unserer GNO-Gruppe hat tatsächlich den Ägypter geheiratet, geht weiterhin verschleiert und wir hoffen, dass sie damit glücklich wird. Irgendwann will sie mit ihrem Mann in ihre Heimat Irland ziehen, um dort zu leben.

Auf dem Krankenhausgelände werden immer mal wieder die Sicherheitsvorkehrungen verschärft. Vor jedem Compound werden momentan die ankommenden Autos angehalten und der Kofferraum kontrolliert. Ins Personalrestaurant und den kleinen Supermarkt wird man ohne Dienstausweis nicht mehr eingelassen. Die deutsche Botschaft schickt häufig Warnungen vor möglichen Attentaten durch Einzeltäter, provoziert durch Staatsbesuche von westlichen Politikern wie Präsident Bush aus den USA oder wegen eines den Islam verhöhnenden Comicfilms, der Schlagzeilen machte. Ich bleibe daher in meiner Freizeit meist auf dem Gelände. Ich fühle mich ohnehin oft erschöpft durch den enormen körperlichen und mentalen Stress und bin froh, wenn ich mich mal ausruhen kann. Zum Schreiben konnte ich mich in den letzten Wochen nicht aufraffen. Meist lese ich viel, vor allem englischsprachige Bücher. Inzwischen ist es anstrengend geworden, auf Deutsch zu denken und zu schreiben; auch das Verfassen meiner Berichte ist mühseliger geworden.

Ich versuche, die vergangenen schweren Wochen als Krise zu begreifen. Ich bemühe mich, zu einer Einstellung zu finden, die mich hier ein weiteres Jahr überleben lässt. Nicht jeder Tag ist furchtbar, aber derzeit gehe ich doch mit einiger Anspannung zur Arbeit, in der bangen Hoffnung, dass es keine allzu nervenaufreibenden Vorkommnisse gibt. Vielleicht sollte ich auch nicht alles so ernst nehmen. Mit etwas Abstand betrachtet, haben manche Situationen ja durchaus komödiantisches Potential. Wenn aber die nötige Distanz fehlt und zudem das Privatleben so eng mit der Arbeitsstelle verknüpft ist, fällt es zuweilen schwer, cool zu bleiben. Dann bin ich verzweifelt und wünsche mir, irgendwo anders auf diesem Planeten zu sein. Ich habe aber das Gefühl, dass ich mich so langsam wieder fange… und dann geht's wieder bergauf!

Heute habe ich frei und werde nach langer Zeit mal wieder im Pool schwimmen und sonnenbaden!

Frühsommerliche Grüße aus Teufels Küche

*von Ulla*

# 19. Alles Kamele

## 16.05.2008, 20:59 Uhr

Einen Kamelmarkt in Saudi-Arabien zu besuchen, war eine Idee, die wir schon längere Zeit ins Auge gefasst hatten. Endlich fanden wir einen gemeinsamen Termin und Kama aus Australien, Gayle aus Neuseeland, Katri und ich bestellten uns ein Taxi, um einen solchen Markt zu besuchen. Man hatte uns empfohlen, den Taxifahrer für die gesamte Dauer des Besuchs zu mieten, da Kamelmärkte reine Männersache sind und männlicher Begleitschutz uns mehr Sicherheit bieten würde. Wir hatten einen guten Preis ausgehandelt und standen pünktlich am vereinbarten Ort. Unser Taxifahrer kam mit einem gewöhnlichen Pkw, was ein Problem bedeutete: In Saudi-Arabien ist es Frauen nicht nur untersagt, selbst Auto zu fahren, sondern in einem Taxi dürfen sie nicht einmal vorne neben dem Fahrer sitzen. Wir waren verärgert, da die Taxifirma wusste, dass wir vier Frauen sind und versprochen hatte, einen Minibus zu schicken. Nach minutenlanger Diskussion und einigen Telefonaten ging der Fahrer schließlich das Risiko ein, uns zu transportieren – mit Gayle auf dem Vordersitz.

Es dauerte nicht lange, bis wir die Stadt hinter uns gelassen hatten und uns auf dem Highway befanden, der durch spärlich besiedelte Außenbezirke führte. Der Fahrer kannte sich offensichtlich nicht gut aus und hielt mehrmals an Gabelungen mitten auf dem Highway an, um nach dem Weg zu fragen. An solch gefährlichen Stellen anzuhalten, gehört hier zum normalen Straßenbild, ebenso wie gelegentlich Fußgänger den Highway überqueren und streckenweise sämtliche Fahrspurmarkierungen fehlen. In den Gebieten um Riad sieht es „wüst" aus: Einzelne Gebäude nah und fern des Highways, Zäune, Kamele, vereinzelt verdorrtes Gewächs, braunes Gestein, Sand, zerlumpte Beduinenzelte, kaputte Autos und viel, viel Müll.

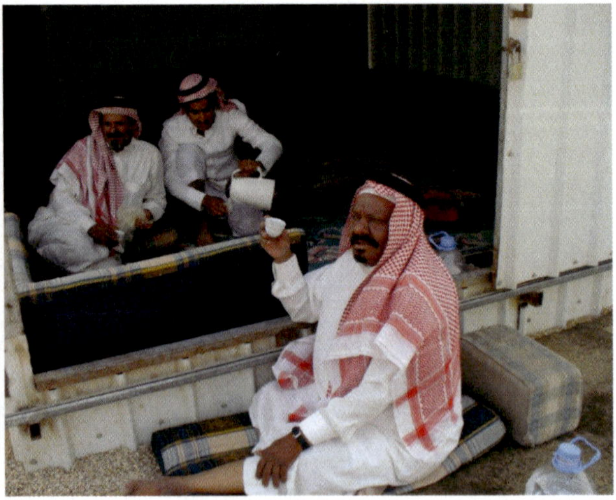

*Kamelverkäufer*

Schließlich erreichten wir den Kamelmarkt, der jedoch ganz anders aussah, als wir ihn uns vorgestellt hatten. Wir waren in einem riesigen Gebiet weit draußen in der Wüste, welches eher an Slums erinnerte als an einen Markt. Als wir das erste Mal aus dem Auto kletterten, stieg uns ein penetranter Gestank in die Nase – der Geruch von Kamelen und deren Ausscheidungen. Schmale Sandwege führten durch unzählige primitive Parzellen, in denen die Kamele standen. Etliche Pickups und Viehtransporter manövrierten vor und zurück. Kamele wurden eingefangen, brutal zu Boden gezwungen, in Gurte gelegt und mittels Seilwinden unter lautem Geblöke auf Fahrzeuge verladen. Häufige Windböen wirbelten Sand, Spreu und Staub auf, sodass wir kaum atmen konnten. Selbst unsere Abayas, Schals und Sonnenbrillen boten nicht viel Schutz; wir sahen aus wie paniert, da wir in der Hitze sehr schwitzen und alles an uns kleben blieb.

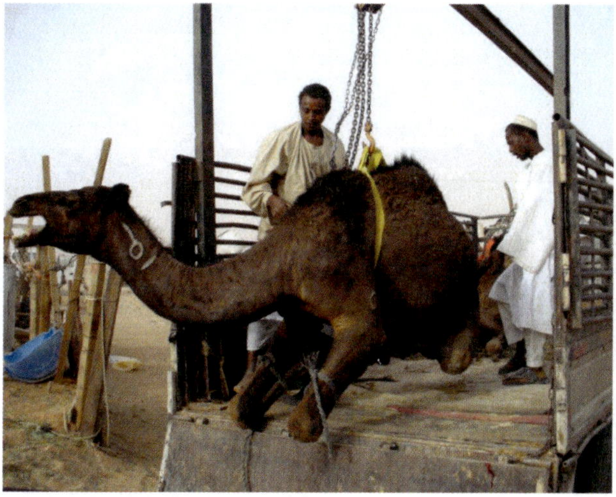
*Auf dem Kamelmarkt*

Kamelkäufer konnten wir keine entdecken. Auch keine großen Herden von Kamelen. Es war einfach nur ein riesiges Gelände von Gehegen, die teilweise leer standen oder wenige Kamele beherbergten, die trockenes Gras aus großen Futtertrögen fraßen. Zwischen den Tiergehegen standen zahlreiche heruntergekommene Hütten und Buden, in denen Beduinen inmitten von Dreck und Müll wohnten. Strom entnehmen sie alten Autobatterien und die Wasserversorgung erfolgt durch mehrere kleine Wasser-Tanklaster. Inmitten dieses unwirtlichen Chaos findet man dennoch arabisches Flair: In windgeschützten Ecken oder vor primitiven Behausungen waren Teppiche ausgebreitet, auf denen sich Gruppen von Männern in Dishdashas und Ghutras, gemütlich auf Liegekissen gebettet, um Thermoskannen und Schüsseln voller Datteln scharten. Manche boten uns arabischen Kaffee an und wollten wissen, woher wir kommen, als wir an ihnen vorbeigingen.

Wir haben keine weiteren Frauen auf dem Gelände angetroffen. Die meisten Männer, die uns begegneten, reagierten neugierig und ausgesprochen freundlich auf unser Erscheinen. Autos hielten an, um kurz mit uns zu plaudern. Für sie waren wir die Attraktion des Tages. Gerne hätten wir mehr über den Markt erfahren, zum Beispiel die Preise für die Kamele, wer die Käufer sind und wie viele Rassen es gibt, aber die Sprachbarriere machte einen detaillierten Austausch unmöglich. Wenn es an einem Schauplatz nichts mehr zu sehen gab, fuhren wir weiter über die holperigen Sandwege, bis es wieder interessant wurde. Die meisten Kamele waren schwarzbraun oder wollweiß; nur vereinzelt gab es auch braune. Wir haben große, trächtige Kamelkühe gesehen und auch kleine, flauschige Kälber, die bei der Mutter Milch saugten. Ein Kamel wurde gerade geschoren und ein anderes gemolken. Auf der vollen Milchschüssel schwamm am Ende eine hohe weiße Schaumkrone. Im Krankenhaus bringen Besucher oft Kamelmilch in zugeknoteten Beuteln für ihre Angehörigen mit; bei Kama auf der Palliativstation sogar ein Gemisch aus Kamelmilch und Kamelurin. Unter Beduinen ist Kamelurin ein altbewährtes Getränk, dem eine heilende und lebensverlängernde Wirkung nachgesagt wird.

Bevor wir gegen Abend diese in Kamelgehege eingebettete Bretterstadt verließen, hielten wir ein letztes Mal an, um ein bunt geschmücktes Kamel zu bewundern. Der Besitzer bot uns an, einmal aufzusitzen. Da sich die anderen nicht trauten, schickten sie mich vor. Für die Männer, die an den umliegenden Gehegen beschäftigt waren, schien das eine willkommene Abwechslung zu sein. Sie liefen zusammen und lachten und winkten begeistert, als ich hoch oben auf dem großen Tier thronte.

Aus dem Gelände herauszukommen, war nicht so einfach. Pick-ups und Pkws standen in alle Richtungen und hupten, gleichzeitig wurden immer wie-

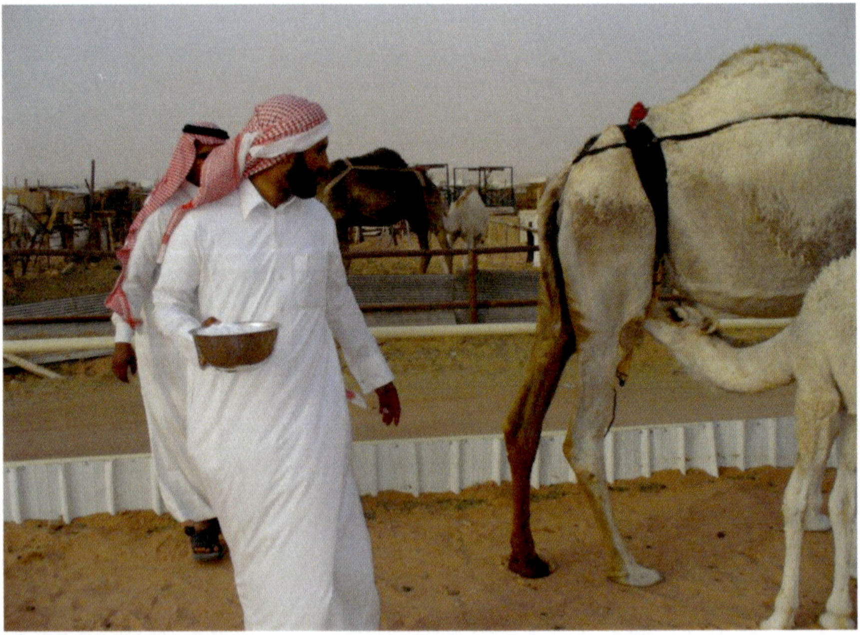

*Frisch gemolkene Kamelmilch*

der kleine Herden von Kamelen durch das Verkehrs-Chaos getrieben und wirbelten so viel Staub auf, dass man überhaupt nichts mehr sehen konnte. Es gab keinerlei Hinweisschilder, und so dauerte es eine ganze Weile, bis wir den Weg zurück zum Highway gefunden hatten. Im Auto stank es nun genauso wie auf dem Markt, und Sand und Staub steckten uns in allen Poren. Nach ein paar hundert Metern fuhr unser Taxifahrer rechts ran. Er hatte ein zweites Taxi bestellt, welches schon auf uns wartete. Abends sind die Kontrollen durch die Mutawas (Religionspolizei) häufiger, und er wollte durch das Befördern einer Frau auf dem Beifahrersitz nicht seine Lizenz riskieren. Kama und Gayle stiegen deshalb in das andere Taxi um.

Als Katri kürzlich von einem Einkauf in einer Shopping-Mall zurückkehrte, fuhr ihr Taxi gerade an der auf grün gesprungenen Ampel an, als von hinten ein Auto angebraust kam und heftig auffuhr. Die einzige Sorge des Taxifahrers war der Schaden an seinem Auto; er fragte Katri nicht einmal, ob sie unversehrt sei. Erst auf ihre Aufforderung hin rief er ihr ein anderes Taxi.

Jack, in dessen Auto ich am liebsten steige, wenn es zu Hash-Wanderungen in die Wüste geht, hatte vor wenigen Wochen ebenfalls einen Unfall. Ein Taxi raste in seinen schweren Geländewagen und bohrte sich in die Beifahrerseite. Der Passagier des Taxis, nach Jacks Vermutung ein Pakistani, schien schwer verletzt zu sein; er blutete stark, erschien bewusstlos und war zudem im Autowrack eingeklemmt. Innerhalb weniger Minuten waren weitere pakistanische Männer zur Stelle, die es schafften, ihn zu befreien. Einer von ihnen schulterte den verletzten Mann und legte ihn in den Krankenwagen, der inzwischen eingetroffen war. Als er dort wieder zu Bewusstsein kam, kletterte er von der Trage und lief davon. Einige Pakistani lasen ihn vom Highway auf und verschwanden mit ihm. Allem Anschein nach war er einer der vielen Illegalen hier im Land.

Apropos Einkaufen: Das ist hier eine sehr zeitaufwändige Angelegenheit – zumindest, wenn es um Kleidung geht. Sofern man nicht den allabendlichen Krankenhausbus benutzt, der schon nach 90 Minuten Einkaufzeit wieder zurückfährt, nimmt man sich ein Taxi und sucht eine Shopping-Mall seiner Wahl auf. Die meisten sind ab 16 Uhr geöffnet, aber der größte Ansturm setzt erst am Abend ein, wenn Massen schwarz gekleideter Frauen ihrer Einkaufslust frönen. Es sieht grotesk aus, wenn sie mit Abaya und Gesichtsschleier verhüllt die Läden stürmen, um sich teure westliche Artikel zu kaufen. Die Verkäufer sind ausnahmslos Männer, auch in Dessous-Läden. Die Anprobe von Kleidung direkt im Geschäft ist streng verboten, allerdings gibt es in jeder Shopping-Mall zentrale Umkleiden, je eine für Männer und für Frauen, die von Sicherheitspersonal bewacht werden. Man muss die Sachen, die man anprobieren will, erst bezahlen und kann dann damit zur Umkleide, zu der es mitunter ein ziemlich weiter Weg ist. Will man dann die Sachen, die man nicht haben möchte, zurückbringen, ist inzwischen meist schon wieder Prayertime und man steht vor verschlossenen Ladentüren. Erst nach etwa 20–30 Minuten wird wieder geöffnet und man kann die Sachen umtauschen und bekommt sein Geld zurück. Einmal fragte ich in einem Geschäft, ob sie einen Änderungs-Service hätten, da mir eine Hose gut gefiel und auch passte, allerdings die Hosenbeine zu lang waren. Daraufhin wurde ein indischer Schneider, der mit seinem Nähstübchen in einem Hinterzimmer untergebracht war, gerufen. Dieser eilte herbei und wollte wissen, um wie viele Zentimeter er die Hose kürzen solle. Auf meinen fragenden Blick erklärte er mir, dass die Frauen in Saudi-Arabien normalerweise eine passende Hose mitbringen, an der sich der Schneider orientieren kann, oder aber sie wissen ganz genau ihre Maße. Es ist den Schneidern nicht erlaubt, an einer Frau Maß zu nehmen, beziehungsweise ist es den Kundinnen nicht erlaubt, ihre Abaya zu öffnen. Schon leicht genervt vom bisherigen Einkauf, reagierte ich ungehalten auf diesen erneuten Stolperstein. Der Inder beschwichtigte mich, sah sich verstohlen um und führte mich hinter einen der dicht bepackten Kleiderständer. Dort ließ er mich meine Abaya öffnen, kniete sich hin und nahm Maß, wobei er ängstlich zu mir hochblickte und fragte: „No problem, M'am?" Erst hieß es, die Hose sei in zwei Tagen fertig, aber da ich nicht extra einen weiteren freien Tag opfern wollte, nur um mit dem Taxi quer durch die Stadt zu fahren und die Hose abzuholen, sagte ich, dass ich sie dringend bräuchte. Siehe da, auf einmal sollte ich sie nach nur einer halben Stunde abholen. Als ich zurückkehrte, legte der Schneider gerade letzte Hand an. Er hatte sehr gute Arbeit geleistet. Schüchtern fragte er mich, wo ich arbeite, und als ich vom Krankenhaus erzählte, wollte er wissen, ob seine behinderte kleine Tochter dort möglicherweise eine dringende Operation bekommen könnte. Eigentlich wusste er schon selbst, dass er das nur durch eine „Royal Order" erreichen kann, welche in seltenen Fällen aufgrund eines an den König gerichteten Bittbriefes ausgestellt wird. Aber er schien trotzdem auf ein Wunder zu hoffen. Wie so viele Arbeiter in Saudi-Arabien kann er sich eine medizinische Versorgung nicht leisten; seine Tochter wird daher bald sterben müssen.

Solche und viele andere Gegebenheiten gehören hier zum ganz normalen Alltag. Wenn ich im Krankenhaus das Arztzimmer betrete, treffe ich häufig einen der diensthabenden saudischen Ärzte dösend auf der Couch vor. Ich gehe dann einfach an ihm vorbei und setze mich an den Schreibtisch, um kurz das Internet zu benutzen. Ich bin immer amüsiert, wenn sie dann erschreckt aufspringen, sobald sie mich bemerken. Da ihre Religion es ihnen verbietet, sich mit einer weiblichen Person allein in einem Raum aufzuhalten, machen sie die Tür ganz weit auf, um damit die Intimität eines geschlossenen Zimmers zu vermeiden und möglichem Gerede vorzubeugen. In solchen Dingen, erpicht auf ihren guten Ruf, lassen einige bei Gelegenheit ihr Handy offen liegen, auf dessen Display gerade erotische Filme laufen.

Da hier jedem Mitarbeiter jährlich ein Freiflug in die Heimat zusteht, hat das Krankenhaus ein eigenes Travel Department eingerichtet, um die nötigen Formalitäten vor Ort abwickeln zu können. Dort war ich vor einigen Wochen, um meinen Heimflug im Juni zu buchen. Der Mann am Schalter war freundlich, aber unglaublich langsam. Schlussendlich bekam ich einen Papierstreifen mit den ausgedruckten Flugzeiten. Allerdings sollte ich am nächsten Tag wiederkommen, um die Flüge zu bestätigen. Am folgenden Tag bekam ich erneut einen Termin zum Bestätigen. Als ich an besagtem Tag wiederum dort auftauchte, stand ich vor heruntergelassenen Jalousien. Es war 15.30 Uhr, aber laut Aushang hatte das Department bis 16 Uhr geöffnet. Ich hatte nicht an die Prayertime gedacht, die wohl gerade begonnen hatte – und danach würden sie den Schalter wohl nicht mehr öffnen. Hinter der Jalousie sah ich jedoch jemanden sitzen. Also hob ich sie etwas an, schob meinen Papierschnipsel mit den Flugdaten durch und sagte, ich bräuchte die Flüge dringend bestätigt und verwies auf die offiziellen Öffnungszeiten. Der Mann erklärte, er dürfe mich nicht bedienen, aber ich könne mit seinem Manager sprechen. Also wurde ich durch die Hintertür hereingewunken. Das Managerbüro war so eingerichtet wie viele Büros im Kalif-Sutari-Krankenhaus: mit einem wuchtigen braunen Schreibtisch in altmodischem nordamerikanischen Stil und an der Wand Gemälden saudischer Könige. Der Manager saß in seiner langen weißen Dishdasha und rotweißer Ghutra auf dem Kopf am Computer, an dem er mühsam per Zweifingersystem etwas schrieb. Er überprüfte tatsächlich die Flüge für mich und erklärte mir dann, dass diese gecancelt seien. Ich solle morgen wiederkommen, dann sei man, inshallah, in der Lage, meine Flüge erneut zu buchen.

Zum Glück konnte ich die gleichen Flüge wieder buchen lassen, aber natürlich gibt es eine neue Deadline zum Bestätigen. Solange mein Urlaubsantrag nicht durch alle Instanzen gelaufen ist, bekomme ich die Flug-Tickets nicht. Dabei hatte ich alles so früh wie nur möglich angeleiert. Voraussetzung für den Freiflug ist die Komplettierung der umfangreichen Formalitäten zur Vertragsverlängerung. Ich hatte rechtzeitig alles eingereicht, aber offensichtlich dauerte es einige Tage, bis das Travel Department die entsprechenden Informationen erhielt.

Im Rahmen der Vertragsverlängerung musste ich auch zahlreiche Fachtests im Internet absolvieren. Die meisten Themengebiete wurden mit rund 30 Fragen abgehandelt, welche im Multiple-Choice-Verfahren zu beantworten waren. Nach korrekter Lösung aller Aufgaben kann man eine Urkunde für den entsprechenden Test ausdrucken, auf welchem dann auch der Name der Testperson steht. Die Urkunden reicht man zusammen mit all den anderen Unterlagen ein. Bei nur einer falschen Antwort hat man den Test nicht bestanden, das Programm verrät einem aber nicht, welche, sondern nur wie viele Fragen falsch beantwortet wurden. Ich gab dieses endlose Spiel bald auf und besorgte mir von den philippinischen Kollegen eine Kopie mit allen Antworten und so war ich schnell fertig. Als ich Irene, meiner Head Nurse, den Stapel ausgedruckter Urkunden überreichte, fiel ihr auf, dass sie alle dasselbe Datum trugen. Ich zuckte nur mit den Schultern und sagte, dass ich meinen freien Tag dazu genutzt hätte, alles fertig zu bekommen – was ja stimmte. Zum Glück hat sie die Uhrzeiten nicht näher angesehen. So dicht hintereinander hätte keiner die Tests machen, ja, nicht einmal die Fragen durchlesen können.

Ein weiteres Erfordernis zur Verlängerung war das Abhalten einer Fortbildung vor den Kollegen meiner Station. Da ich keine Energie verspürte, eine solche vorzubereiten, fragte ich Carson, meinen Clinical Instructor (Lehrer/Dozent), um Rat. Zu ihm kann ich einfach immer kommen, er ist verständnisvoll und macht mir das Leben leichter, wo er nur kann. Er schaute seine Unterlagen durch, ob er ein Thema für mich fände, welches sich schnell und unkompliziert vortragen ließe. Gegen Mittag kam er zu mir und meinte, er habe eine Videopräsentation über Anti-Thrombose-Strümpfe und Thromboseprophylaxe. Als der Computer, den wir meist für Vorträge benutzen, frei wurde, legte er die DVD ein und ich dachte, er zeigt sie mir nur, damit ich mich vorbereiten kann. Aber weit gefehlt, sobald die erste Seite erschien, rief er schon die Kollegen zusammen. Ich habe also aus dem Stegreif den Vortrag gehalten, ohne mich zuvor mit dem Thema befasst zu haben. Um meine eigene Überraschung zu kompensieren, habe ich erst einmal ein bisschen frei erzählt, was ich selbst über das Thema wusste, und mich dann durch die Präsentation geklickt. Manche groß gedruckten Seiten habe ich einfach vorgelesen, klein gedruckte schnell weitergeklickt und war froh, wenn es Bilder und Diagramme gab, die ich erläutern konnte. Währenddessen sammelte Carson Unterschriften für die Teilnehmerliste, und nach einer halben Stunde war die lästige Pflicht getan.

Unser Leben als Expatriates (Fachkraft im Ausland) ist so designed (gestaltet), dass man nicht wirklich Teil der Gesellschaft wird. Das ist so vorgesehen und wahrscheinlich auch das Beste. Unser Leben ist hier prinzipiell sehr einfach. Wir leben abgeschottet, aber auch beschützt im Compound, brauchen keine Strom- und Wasserrechnungen oder Miete zu bezahlen, müssen keine Reparaturen oder Gartenarbeiten erledigen, haben keine privaten Verpflichtungen – zumindest nicht hier vor Ort. Alles ist geregelt und vorgegeben. Wenn man Dienst hat, ist man im Krankenhaus; wenn man frei hat, sitzt man am Pool oder am Computer, geht einkaufen, liest ein Buch, besucht Partys, nimmt an Hashwalks teil, je nach Vorliebe – oder arbeitet Extradienste. Die Möglichkeiten, aber auch die Verantwortungen sind begrenzt. Mitarbeiter, die aus den verschiedensten Gründen mehrere oder sogar viele Jahre hier verbringen, entwickeln in dieser Vakuum-Atmosphäre mitunter recht sonderbare Verhaltensweisen. So kommen einem zum Beispiel Compoundbewohner mit verlorenem Blick auf den schmalen Korridoren entgegen, die der Welt so entrückt zu sein scheinen, dass sie auf einen freundlichen Gruß keinerlei Reaktion zeigen. Eine Dozentin erzählte uns kürzlich am Pool, dass nach sieben Jahren am KSH ihre Beziehung, die sie damals zu einem Saudi hatte, zerbrach und sie deshalb nach Australien zurückgekehrt war. Dort konnte sie jedoch kein Heimatgefühl mehr entwickeln, von Familie und Freunden fühlte sie sich entfremdet. Plötzlich empfand sie sich als entwurzelter Mensch im eigenen Land. Nach nur sechs Monaten entschied sie sich wieder für ihre vertraute Umgebung in Riad. Mittlerweile sind es 11 Jahre, die sie hier lebt. Nicht, dass sie damit besonders glücklich wäre, aber sie wusste einfach nicht, wohin sie sonst hätte gehen sollen. Solche Schicksale sind hier nicht ungewöhnlich und Leute arrangieren sich auf ganz unterschiedliche Weise mit den Gegebenheiten.

Für Katri ist es in zwei Wochen so weit: Ihren einjährigen Vertrag hat sie dann erfüllt und sie freut sich auf ihre Freiheit und ihr Zuhause in Finnland. Für den Umzug wurde ihr von einer Cargo-Firma eine große Metallkiste geliefert; das ist günstiger, als am Flughafen für Übergepäck zu bezahlen. Als die Kiste kam, wurde der Lieferant von einem Sicherheitsbeamten des KSH begleitet, der ständig zur Eile antrieb, aber keine Anstalten machte, mit anzufassen. Katri war das sehr peinlich. Als der Lieferant nur drei Schritte in unser Appartement kam, weil Katri das Geld für die Kiste aus ihrem Zimmer holen musste, wurde er von dem Beamten sofort wieder rausgedrängt.

Nachdem ich einige Male krank war, eine Operation überstanden und viel Ärger mit Formalitäten hatte, geht es mir inzwischen wieder recht gut. Abgesehen von den üblichen Querelen und Ärgernissen des Alltags fühle ich mich wohl im Kreise meiner Kollegen auf U2. Zwischendurch hatte ich immer mal wieder überlegt, die Segel zu streichen, besonders, als ich kürzlich ein attraktives Jobangebot aus England erhielt. Aber solange nichts wirklich Haarsträubendes passiert, ist es einfacher, hier wie geplant das zweite Jahr dranzuhängen; ich habe mich eingelebt und eingearbeitet, da macht es keinen Sinn, noch einmal den Stress eines Wechsels auf mich zu nehmen. Jetzt freue ich mich erstmal auf meinen Heimaturlaub im Juni – die Zeit eilt wie der Wind – und genauso schnell wie das erste wird auch das zweite Jahr hier vergehen!

In diesem Sinne,
liebe Grüße

*von Ulla*

# 20. Heimat, ich komme!

## 11.06.2008, 15:52 Uhr

Ein Jahr in Saudi-Arabien und noch immer schüttele ich den Kopf, wenn ich im chaotischen Straßenverkehr minderjährig aussehende Jungen Autos lenken sehe, Kleinkinder und Babys auf dem Schoß des Fahrers sitzen oder im Auto herumklettern, sich auf der Rückbank drei bis fünf Frauen zusammenquetschen, während der Beifahrersitz leer ist und natürlich niemand angeschnallt ist.

Um Katris Abschied zu feiern, haben wir gemeinsam mit einigen ihrer Kollegen aus dem Emergencyroom ein libanesisches Restaurant im Al Faisalia Tower, einem der höchsten Gebäude der Stadt, besucht. Bevor wir den Lift zum 11. Stockwerk nehmen konnten, mussten wir durch eine Sicherheitskontrolle ähnlich wie an Flughäfen: Unsere Handtaschen wurden einer Röntgenkontrolle unterzogen und wir gingen durch einen Metalldetektor-Türrahmen. Am Aufzug stand ein schwer bewaffneter Wachmann. Obwohl der 11. Stock bei weitem nicht das oberste Stockwerk des Towers ist, hatten wir von unserem Tisch direkt hinter der Glasfassade eine gute Aussicht auf das nächtliche Riad. Beim Essen vom Buffet wurde viel über Kuriositäten des Alltags in Saudi-Arabien geredet. Über die riesigen Supermärkte, die auf den ersten Blick alles bieten, aber dann doch unsere vertrauten und bevorzugten Lebensmittel vermissen lassen. Über die großen Töpfe im Kühlregal, auf deren Etikett „**XXXXX**pudding" steht und man erst nach sehr genauem Hinsehen das Wort „Christmas" entziffern kann, welches sorgfältig von Hand geschwärzt wurde. Oder Verpackungen von Wasserspielzeug, auf denen Frauen im Badeanzug mit spielenden Kindern abgebildet sind und deren nackte Extremitäten ebenfalls schwarz übermalt wurden. Ebenso werden westliche Zeitschriften, sofern sie hier zugelassen sind, von Regierungsmitarbeitern sorgfältig durchgeblättert und alle als zu freizügig befundenen Abbildungen (nackte Arme und Beine, zu tiefe Ausschnitte, küssende Paare etc.) schwarz übermalt, bevor sie in den Handel kommen.

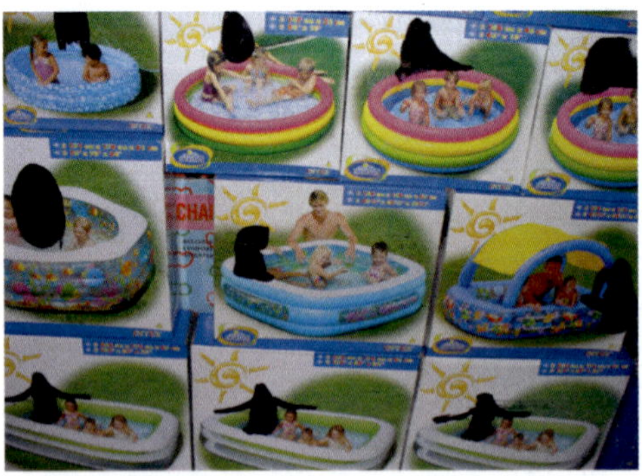

*Im Supermarkt: auf Verpackungen für Wasserspielzeug sind die Abbildungen westlicher Frauen im Badezeug geschwärzt worden*

In der islamischen Gesetzgebung, der Sharia, gelten Zeugenaussagen von Frauen vor Gericht als unzulässig. Dafür werden vier Gründe angegeben: 1. Man geht davon aus, dass Frauen emotional sehr leicht beeinflussbar sind und daher ihre Wahrnehmung verfälscht ist. 2. Da Frauen größtenteils vom öffentlichen Leben ausgeschlossen sind, spricht man ihnen ab, beobachtete Vorgänge objektiv einschätzen und wiedergeben zu können. 3. Frauen sind zum Gehorsam ihren männlichen Familienangehörigen gegenüber verpflichtet und würden daher lediglich das aussagen, was ihnen seitens der Familie befohlen wurde. 4. Frauen seien von Natur aus vergesslich und neigten dazu, ihre Gedächtnislücken mit Erfindungen zu füllen. Inzwischen werden zwar in Einzelfällen auch Frauen vor Gericht befragt, aber ihren Aussagen wird keinesfalls die gleiche Beweiskraft beigemessen wie denen eines männlichen Zeugen.

Im Strafrecht gibt es drei Kategorien von Verbrechen: Das „Hadd“, Straftaten, deren Bestrafung im Koran niedergeschrieben ist (Ehebruch, schwerer Diebstahl, Genuss von Alkohol etc.), dann die „Qisas“, Verbrechen, für die das Prinzip der Vergeltung gilt (zum Beispiel Mord und sonstige Verbrechen gegen Leib und Leben, für die das Opfer oder der nächste männliche Angehörige die gleiche Tat am Täter ausüben darf), und letztlich das „Ta'zir“, Verbrechen (zum Beispiel Betrug, Kidnapping), für die der Richter selbst aus einer Fülle von Bestrafungen wählen kann, zum Beispiel Peitschenhiebe, Verbannung oder Gefängnisstrafen.

Das besonders strengreligiöse Leben in Saudi-Arabien gründet sich allerdings nicht ausschließlich auf den Koran, sondern vielfach auch auf Traditionen. Im Rahmen dessen sind zahlreiche Regeln Sache von Auslegung, die entsprechend unterschiedlich gehandhabt werden. Auch wenn es Unterschiede im Ausleben der Religion gibt, zeigen sich die Saudis durchweg gottesfürchtig.

Wenn man mit dem Auto auf dem Wüstenhighway einsame Gegenden durchquert, sieht man des Öfteren einzelne Autos, deren Insassen am Straßenrand angehalten haben, um ihren Teppich gen Mekka auszubreiten und zu beten. Wenn ich im Krankenhaus etwas aus dem orthopädischen Geräteraum brauche, kann es sein, dass ich dort einen muslimischen Kollegen oder eine Kollegin antreffe, der oder die gerade, notdürftig ein Handtuch als Teppich benutzend, nach Mekka geneigt betet. Die täglichen Ge-

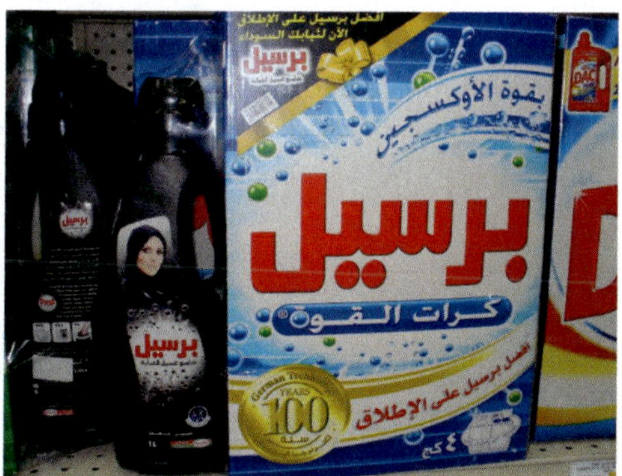

*Persil Black Abaya*

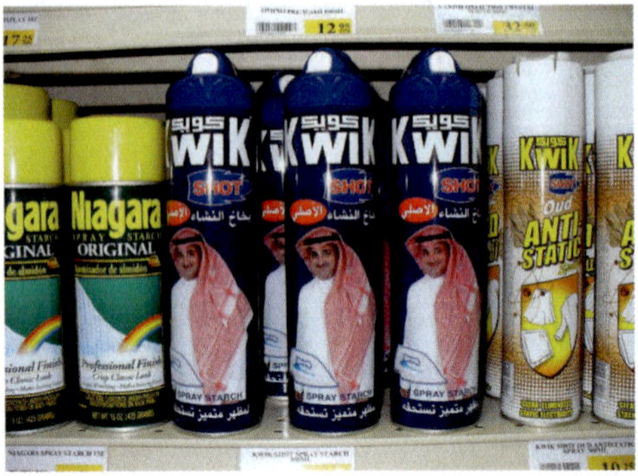


*Sprühstärke für Ghutras (Kopfbedeckung für Männer)*

bete sind fester Bestandteil des saudischen Alltags.

Was mir beruflich oft zu schaffen macht, ist die Tendenz vieler Patienten, Pflegepersonal als Diener zu betrachten und ausschließlich nach ihren eigenen Vorstellungen behandelt werden zu wollen. Dies beschneidet meine Kompetenz als Krankenschwester und degradiert mich zur gefügigen Servicekraft. Besonders Mitglieder des Königshauses oder V.I.P.-Patienten machen dem Krankenhaus insgesamt zu schaffen mit ihrem eigenwilligen Verhalten. Auch in Deutschland gibt es gelegentlich Patienten, die in ihrer Anspruchshaltung ein Krankenhaus mit einem Hotel verwechseln, aber da in Riad fast jeder Haushalt über Bedienstete verfügt, meinen hier doch recht viele Patienten, die Krankenschwester sei das Äquivalent dazu und daher für ihren persönlichen Service zuständig. Vor allem meine asiatischen Kollegen scheinen kein großes Problem damit zu haben. Sie zeigen ein angepasstes Verhalten und gehen den Weg des geringsten Widerstandes. Da sie in der Überzahl sind, macht es keinen Sinn, dagegen aufzubegehren. Entweder halte ich das aus oder ich muss die Konsequenz ziehen und gehen. Den Ärzten ergeht es teilweise nicht besser. Passt einem V.I.P.-Patienten die vorgeschlagene Therapie nicht, ruft er einen Prinzen der Royal Family an und über Umwege erhält der Arzt dann die Anweisung, den Wünschen des Patienten nachzukommen. Ob das medizinisch gesehen Sinn macht oder nicht, ist dabei unerheblich.

Finanzieller Reichtum und hohe gesellschaftliche Stellung gehen oft nicht mit guter Bildung oder Kenntnissen über eigene Körperfunktionen, gesunden Lebensstil oder sinnvolle Ernährung einher. Ins Krankenhaus geht man, um von hoch spezialisierten Ärzten mit gutem Ruf behandelt, von Pflegepersonal bedient und dann geheilt entlassen zu werden. Dass der Genesungsprozess erheblich von der Kooperation und dem eigenen Bemühen des Patienten abhängt, ist ihnen völlig fremd und wird auch nicht akzeptiert, wenn versucht wird, ihnen diesen Gedanken näherzubringen. Natürlich begegnet mir solches Verhalten in unterschiedlichen Ausprägungen, aber wohltuende Ausnahmen sind eher selten.

Keine meiner saudischen Kolleginnen hat nach eigenem Bekunden je ein Buch ganz durchgelesen. Noch nie habe ich auf dem Nachttisch eines Patienten ein anderes Buch als den Koran gesichtet. Kein einziges Kind habe ich malen oder etwas Kreatives basteln sehen. Selbst meine gut betuchte Patientin von letzter Woche, die über einen Universitätsabschluss verfügt, glaubt an die heilende Wirkung ihres gelben Kräutertranks, in dem auf Papier gekritzelte Koranverse schwimmen. Damit spült sie unsere Schmerzpillen herunter. Schwer zu sagen, was dann wirklich ihre Schmerzen lindert...

Das Kalif-Sutari-Krankenhaus hat sich aufgrund der Entlassungsproblematik von V.I.P.s, Mitgliedern des Königshauses sowie Leuten, die durch Beziehungen bei uns Behandlung erhalten, etwas einfallen lassen. Wenn sich mal wieder ein Patient dieser Kategorie häuslich bei uns niedergelassen hat (inklusive privater Möbel) und zum Zeitpunkt der medizinisch geplanten Entlassung keine Anstalten macht, das Krankenhaus zu verlassen, wird ihm nun eine Verlegung in ein nobles Privatkrankenhaus vorgeschlagen. Geht er darauf ein, wird er von diesem anderen Krankenhaus meist kurz darauf ebenfalls entlassen. Da die privaten Häuser im Gegensatz zum KSH keine Verpflichtung haben, sie zu versorgen, können sie ihren Aufenthalt dort nicht nach eigenem Gusto verlängern. Ein geschickter Schachzug, der jedoch nur selten funktioniert, da er oft zu früh durchschaut wird.

In unserem Krankenhaus finden auch Organtransplantationen statt. Das wirft die Frage auf, wo die Organe herkommen. Kama hat zu diesem Thema mehrere interne Vorträge besucht, bei denen ein Dozent erstaunlich offen über die gängige Praxis berichtete. Die Saudis selbst sind nach seinen Aussagen äußerst spende-unwillig, sei es aus religiösen oder egoistischen Gründen. Also werden Organe im Ausland gekauft und behandlungsberechtigten Saudis eingepflanzt. Leute aus der Mittelschicht oder Unterschicht, die ein neues Organ benötigen, jedoch über keine Behandlungsberechtigung verfügen, wenden sich oft mit einem Bittbrief an das Königshaus. Mit etwas Glück erhält er daraufhin 80.000 Dollar für eine Transplantation im Ausland. Die Familie reist also mit dem Kranken beispielsweise nach Indien und bekommt dort das gewünschte Organ transplantiert. Gerne wird ein großer Teil des Geldes abgezweigt und für andere Dinge ausgegeben, also hält man Ausschau nach einer möglichst billigen Transplantation. Das Ergebnis sind häufig unpassende Spenderorgane, unsaubere Operationsbedingungen, Infektionen und letztlich Abstoßung des Organs und/oder Tod des Patienten. Über den vermutlich gigantischen Organ-Schwarzhandel kann in diesem Zusammenhang nur spekuliert werden.

Seit ich im Ausland lebe und so viel Kontakt zu Menschen aus aller Welt habe, wird mir bewusst, wie viel Elend, Ungerechtigkeit und unglaubliche Lebensbedingungen es gibt. Es ist etwas anderes, wenn man Leute persönlich kennenlernt, die in Not und Bedrängnis leben, als wenn man in der Heimat sitzt und nur durch die Medien darüber erfährt. Vor ein paar Tagen brachte ich einen Patienten zum OP und übergab ihn dort einer philippinischen Kollegin. Als ich sie zuletzt gesehen hatte, war sie hochschwanger, jetzt war sie dünn, geradezu abgemagert. Als ich sie nach ihrem Baby fragte, brach sie in Tränen aus und erzählte, dass sie vor zwei Monaten entbunden habe, das Baby aber zu ihrem Ehemann in die Heimat gebracht hat. Da ihr Mann nicht in Saudi-Arabien lebt, hat sie keine Berechtigung, das Baby hierzubehalten. Die Familie daheim braucht dringend das Gehalt, welches sie hier verdient, um den Lebensunterhalt davon zu bestreiten. Sie hatte also keine andere Wahl, als sich von ihrem Baby zu trennen, und verbringt seitdem schlaflose Nächte.

Angesichts solcher Schicksale erscheinen mir gesellschaftliche und finanzielle Probleme in Deutschland beinahe nichtig. Natürlich gibt es auch dort Missstände, die es zu verbessern gilt, auch wenn sie im Vergleich zu manch anderem Fleckchen Erde unbedeutend erscheinen. Trotzdem denke ich, dass ein gelegentlicher Blick über den Tellerrand mitunter zu mehr Zufriedenheit führen könnte.

Mir ist aufgefallen, dass der Swimmingpool fast nur von westlichen Frauen (USA, Kanada, Australien, Europa) genutzt wird. Ich sehe nie die Afrikanerinnen dort; die Inderinnen, Philippinerinnen und Araberinnen kommen höchstens, um ein paar ungeschickte Schwimmübungen in kurioser Badebekleidung abzuhalten, bevor sie wieder verschwinden. Die Sonnenliegen benutzen sie ebenfalls nicht; sie scheinen ihre gesamte Freizeit im Haus zu verbringen.

Kürzlich erschien eine der Putzfrauen draußen, um uns zu fragen, ob die Handwerker am Pool vorbeigehen dürften, weil sie im anderen Gebäudeteil etwas zu tun hätten. Die Frage löste allgemeine Erheiterung aus; so etwas konnte auch nur in Saudi-Arabien gefragt werden! Den indischen Handwerkern fielen fast die Augen aus dem Kopf, als sie sahen, dass wir ungeniert in Badesachen auf den Sonnenstühlen lagen und uns nicht in Handtücher gehüllt hatten, obwohl wir wussten, dass sie kommen. Aber auch angezogen wird man hier als westliche Frau oft neugierig beäugt.

Katri ist nun seit 12 Tagen wieder daheim in Finnland und fühlt sich frei wie ein Fisch im Wasser. Ich bin gespannt, wann ich eine neue Mitbewohnerin bekomme und hoffe, dass es mit ihr genauso reibungslos zugeht wie mit Katri. Kama ist im Urlaub und auch für mich wird es höchste Zeit, endlich wieder Heimatluft zu schnuppern. Heute Abend ist Kofferpacken angesagt und um Mitternacht geht's zum Flughafen – auf nach Köln!

Auf der Suche nach Mitbringseln wurde mir bewusst, wie wenig typisch Saudisches es gibt: Datteln, Kamele, Öl, Sand. Typisch saudisch ist eben, nichts selbst zu machen, sondern machen zu lassen; alles zu kaufen und zu importieren. Macht nichts. Fliege ich also nur mit ein paar Datteln.

Viele Grüße

*von Ulla*

## 21. Kulturschock Deutschland

### 06.07.2008, 13:43 Uhr

Das war ein seltsames Gefühl, als das Flugzeug durch die Wolkendecke brach und sich dem Köln-Bonner Flughafen näherte. Grüne Wiesen und Wälder, grauverhangener Himmel – und plötzlich musste ich weinen. So viel angestauter Druck und Anspannung, entstanden durch die große Herausforderung, es in Saudi-Arabien irgendwie „zu schaffen", das Leben und Arbeiten in einer ganz fremden Kultur, das Anpassen an ungewohnte Verhaltensweisen, das Aushalten von Erniedrigungen, das Aufgeben von Ansprüchen und Erwartungen, die eingeschränkte Freiheit im Alltag – das alles suchte sich beim erlösenden Anblick der Heimat ein Ventil durch den Tränenkanal.

Am ersten Tag erschien mir vieles auf erfreuliche Weise fremd: Weit und breit lief niemand verschleiert herum, Frauen sprachen völlig ungezwungen mit Männern, trugen Shorts und ärmellose Tops, fuhren Auto und Fahrrad, arbeiteten als Verkäuferinnen. Leute saßen in offenen Cafés und Restaurants, liefen die Straßen entlang, Paare umarmten sich öffentlich; ich sah Schaufensterpuppen mit Köpfen und Gesichtern, und Kinder, die mit Puppen spielten. Wie beruhigend, dass es so etwas noch gibt; in Saudi-Arabien wäre all das undenkbar.

Obwohl ich todmüde war, fuhr ich am Abend los, um an der Abschiedsfeier einer Kollegin teilzunehmen, bei der ich auch weitere Mitarbeiter aus meinem Kölner Krankenhaus treffen wollte. Endlich selbst Auto fahren! Ich drehte das Radio auf, kurbelte die Scheibe herunter, gab Gas, streckte eine Faust aus dem Fenster und jubelte „Freedom!". An der Autobahn fiel mir ein Plakat auf, welches eine Frau zeigte, die zu einer Sprechblase mit dem Slogan „Raser haben so viel Hirn" die entsprechende Minimal-Geste mit Daumen und Zeigefinger macht. Eine solche Aussage, dazu von einer Frau, und dann noch im ärmellosen Top fotografiert, wäre in Riad ein Skandal.

Mein zweiwöchiger Heimaturlaub war angefüllt mit Begegnungen und Aktivitäten: Familientreffen, Schulfest, Besuch von Freunden und Geschwistern, Radfahren, Inlineskaten, Sauna, Aufsuchen weiterer Kollegen im Krankenhaus, Stadtbummel, Arzttermine und Verweilen an altvertrauten Orten. Unterwegs mit dem Fahrrad durch Köln, vorbei an saftigen Wiesen und Feldern, fühlte ich mich frei wie ein Vogel im Wind. Ich genoss es, für mich ungewohnt gewordene deutsche Alltagssituationen ganz bewusst zu erleben: Ein altes Ehepaar im Partnerlook gekleidet, saß am Baggersee und beobachtete abwechselnd mit einem Fernglas die Enten auf dem Wasser; ein Teenagerpärchen war so in seine Liebeleien vertieft, dass es die Straßenbahn verpasste; ein junger Vater auf Inlineskates bescherte seinem Sprössling im Sportbuggy einen rasanten Ausflug;

im Supermarkt meckerte eine Verkäuferin die Kunden an, weil sie endlich ihre Kasse schließen wollte; Polizeiautos waren mit weiblichem Personal besetzt; in Wartezimmern saßen Männer und Frauen gemeinsam – eine Normalität, wie ich sie nach meiner endgültigen Rückkehr aus Riad gerne wieder annehmen werde.

Die Tage vergingen wie im Fluge und ehe ich mich versah, war es Zeit, den Koffer für die Rückreise zu packen. Das Wiedersehen mit meiner Familie und meinen Freunden hatte ich dringend nötig gehabt; es tat gut zu spüren, dass sie mir immer noch nahstehen, trotz meiner langen Abwesenheit. Ich habe „Deutschland" aufgesaugt wie ein trockener Schwamm und am Ende war ich sogar in der Lage, mich auf das zweite Jahr in Saudi-Arabien zu freuen. Ohne Arbeitsstelle und eigene Wohnung war ich diesmal nur Gast in Köln – mein derzeitiges Zuhause ist nun einmal in Riad. Hier habe ich meine eigenen vier Wände, eine vertraute Umgebung und Kollegen, die darauf warten, dass ich meinen Dienst wieder antrete. Wartete bei meiner ersten Anreise im letzten Jahr das große, unbekannte Abenteuer auf mich, so wusste ich diesmal genau, worauf ich mich einlasse: mein eingespieltes kleines saudisches Leben.

Auf der Rückreise nach Riad hatte ich einen mehrstündigen Zwischenstopp im türkischen Istanbul. Mit dem Bus fuhr ich in die Innenstadt und stürzte mich in das bunte Treiben dieser lebhaften 11-Millionen-Einwohner-Stadt. Unzählige Dönerbuden, Restaurants, Lampen-, Bekleidungs- und Souvenirgeschäfte reihten sich aneinander. Der Duft appetitlicher türkischer Spezialitäten und kunstvoll hergerichteter Süßigkeiten lag in der Luft. Heiße Kessel mit Maiskolben oder Karren mit Frischobst machten auf der Straße einem den Mund wässrig. Während in vielen islamischen Ländern und Städten auffallend wenige Frauen auf den Straßen zu sehen sind, findet sich im farbenfrohen Menschengewühl Istanbuls ein ausgeglichenes Gemisch von Frauen, Kindern und Männern in westlicher Kleidung. Trotz der Betriebsamkeit wurde mir überall mit unaufdringlicher Aufmerksamkeit begegnet. Sobald ich einen suchenden Gesichtsausdruck zeigte, wurde mir freundlich Hilfe angeboten.

Auf der Suche nach einem türkischen Hammam (Dampfbad) fuhr ich mehrmals kurze Strecken mit den hoffnungslos überfüllten Straßenbahnen. Selbst hier wurde mir fast jedes Mal ein Platz angeboten. Schließlich fand ich ein türkisches Badehaus, wo ich eine traditionelle Waschzeremonie genießen wollte. Mir wurde ein Spind zugewiesen und ich bekam ein großes, dünnes Baumwolltuch und Badeschlappen ausgehändigt. Neugierig betrat ich den großen kreisförmigen steinernen Hammamraum. Es war circa 60 Grad warm und schwül, jedoch nicht so feucht wie in einem Dampfbad. Auf einem warmen, runden Marmorstein von mindestens acht Metern Durchmesser lagen mehrere Frauen. Die dämmerige Beleuchtung entstand durch Tageslicht, welches durch unzählige kleine runde Öffnungen im hohen Kuppeldach einfiel. Entlang des kreisrunden Raumes waren in gleichmäßigen Abständen geschwungene steinerne Durchgänge eingelassen, durch die man in kleine Grotten gelangte, in denen sich Granitwaschbecken, Krüge und Schüsseln befanden. Ich suchte mir einen Platz auf dem großen Marmor und legte mich auf mein Baumwolltuch. Während ich die Wärme genoss und sich die hohe Luftfeuchtigkeit langsam auf meiner Haut perlte, konnte ich beobachten, wie andere Frauen bereits die Waschung erhielten, die mir noch bevorstand.

Die „Wäscherinnen" waren allesamt ältere, mollige Frauen, die lediglich mit einem knappen Slip bekleidet waren. Die geübten Bewegungen, mit denen sie die Waschungen durchführten, ließen ahnen, dass sie tagein, tagaus nichts anderes tun, als Frauen abzuschrubben. Dann war ich an der Reihe. Zuerst ergossen sich zwei Eimer mit angenehm lau-kühlem Wasser über mir. Mit einem rauen Waschhandschuh wurde ich von Kopf bis Fuß abgerieben. Aus einem Eimer mit Seifenwasser zog die Wäscherin ein langes Baumwolltuch, wrang es leicht aus und schlug es kurz über die Marmorkante. Sie öffnete die Stofflagen und blies hinein und jetzt konnte ich sehen, dass es sich bei dem Lappen um einen länglichen Stoffbeutel handelte, der sich aufblähte. Die Frau hielt nun das obere Ende zu, beugte sich über mich und strich mit der anderen Hand die Luft wieder heraus, wodurch sich Unmengen von Seifenschaum über meinen Körper ergossen. Mit bloßen Händen verteilte sie nun den glitschigen Schaum auf mir, wusch und massierte mich. Als die Rückseite fertig war, machte sie mir mit einem kurzen Klatsch auf den Po klar, dass ich mich umdrehen sollte. Nachdem ich mit eimerweise Wasser erneut abgespült worden war, führte sie mich in eine der gegenüberliegenden Grotten. Die Alte nahm auf dem breiten Beckenrand Platz, während ich mich auf eine Steinstufe zu ihren Füßen setzte. Hier bekam ich eine Haarwäsche, Kopf- und Nackenmassage vom Feinsten! Anschließend stand es mir frei, so lange im Hammam zu verweilen, wie mir beliebte. Ich entspannte also noch einmal 20 Minuten auf dem warmen Marmor, bevor ich mich nochmals abspülte und anschließend in den Umkleideraum begab.

Zurück auf der Straße, fühlte ich mich herrlich erfrischt. In bester Laune bummelte ich über den „Grand Bazar", gab meine letzten türkischen Lira für kleine Souvenirs aus und drückte den Türken die Daumen für das am Abend anstehende UEFA-Cup-Spiel Türkei gegen Deutschland. Strahlend schönes Wetter machte den Nachmittag perfekt. Istanbul war, soweit ich es gesehen habe, viel sauberer als das schmuddelige Izmir, wo ich vor einigen Jahren mal war. Mit der Straßenbahn ging es zurück zum Flughafen und frohgemut setzte ich meine „Heimreise" nach Riad fort.

Zwei Tage blieben mir noch, um am Swimmingpool zu lümmeln und den Effekt der sehr erholsamen und kraftspendenden Tage in der Heimat zu spüren. Und dann war ich – schneller, als ich denken konnte – wieder eingebunden in den Arbeitsalltag. Wenn ich auch nach wie vor eine große innere Distanz zur arabischen Kultur und islamischen Religion verspüre, so kann ich hier doch nicht leben, ohne mich ein Stück weit darauf einzulassen und auch Positives darin zu suchen. Auf der Skala zwischen Akzeptanz und Ablehnung befinde ich mich wohl meist irgendwo in der Mitte; je nach Ereignis mal mehr dem einen oder anderen Pol zugewandt. Natürlich wird mich dann und wann wieder der Frust überkommen, aber wo hat man das nicht? Auf U2 wurde ich herzlich empfangen und momentan verspüre ich die gleiche tiefe Zufriedenheit, wie ich sie in den ersten Monaten hier empfunden habe. Die Vorfreude auf die endgültige Heimkehr ist groß und gibt mir Kraft; gleichzeitig aber genieße ich es jetzt sehr, noch einmal eintauchen zu dürfen in diese fremde Kultur, die mir so fremd gar nicht mehr ist.

In Saudi-Arabien haben die dreimonatigen Sommerferien begonnen. Viele Saudis verbringen die heißesten Monate des Jahres im kühleren Ausland oder in Taif, einer kühlen Berggegend im Lande. Das Sommerloch beschert uns auf U2 etwas ruhigere Zeiten und bietet Gelegenheit, sich intensiver um die Patienten zu kümmern und mit den Kollegen zu plauschen.

Meine Kollegin Khalida erzählte uns von ihrem Kummer. Es gibt einen jungen Mann, den sie gerne heiraten würde, aber aus irgendeinem Grund lehnt ihre Familie ihn ab und sie muss sich ihren Eltern beugen.

Ein arabischer Kollege aus dem Aufwachraum hat eine Beschwerde über mich geschrieben, weil ich ihn gebeten hatte, eine Patientin anders von der Trage ins Bett umzulagern, als er es tat. Das kann er als Mann natürlich nicht auf sich sitzen lassen, und ich wurde um eine schriftliche Stellungnahme gebeten.

Als ich gestern einer gerade neu angereisten Ergotherapeutin aus Neuseeland das Freizeit-Center auf dem Gelände zeigen wollte (wo es einen kleinen Supermarkt, ein Personalrestaurant und dergleichen gibt), stellte sich ein Security-Mann breitbeinig vor uns auf und verlangte unsere Dienstausweise. Ich hatte meinen im Compound vergessen, also erzählte ich ihm, wir seien beide gerade erst angereist und besäßen daher noch keinen. Daraufhin grinste er breit und mit einem „Welcome to Saudi-Arabia" machte er uns Platz. Na, geht doch!

Mit all solchen kleinen Geschichten weiß ich mittlerweile umzugehen; mal amüsieren sie mich, mal verärgern sie mich. In der letzten Woche musste ich eher darüber lachen und dachte dabei: Willkommen zurück in Saudi-Arabien!

Viele Grüße

*von Ulla*

# 22. V.I.P.

## 11.08.2008, 12:41 Uhr

Es erstaunt mich selbst, mit welchem Gleichmut ich inzwischen Situationen beiwohne, die mich einige Monate zuvor noch mit Unverständnis und Verachtung erfüllt hätten. Kürzlich besuchte uns Rida, eine libanesische Krankenschwester, auf U2. Sie hatte bis zur Geburt ihres Babys bei uns gearbeitet und ist dann in die Zahnklinik gewechselt. Wir kennen sie als extrovertierte, lebenslustige Person, die keine Party und keinen Modetrend auslässt. Ihre lebhafte Art ist geblieben – allerdings konzentriert sich ihre Begeisterung nun auf den bedingungslosen Gehorsam gegenüber ihrem saudischen Ehemann. Freudestrahlend erzählte sie uns, dass sie von jetzt an mit keinem Mann mehr spricht, alle Freundschaften zu Männern abbricht, keine Partys mehr besucht und ausnahmslos alles tut, was ihr Ehemann will. Wenn sie männliche Patienten hat, spricht sie nur das Allernötigste und unterlässt jeglichen Smalltalk oder persönliche Bemerkungen. Zugegeben, ein wenig stand mir doch der Mund offen bei so viel Hingabe und Liebesbekundung gegenüber einem Mann, der ihre Freiheit so stark einschränkt. Interessant, dass sich ihre bisherigen Lebensgewohnheiten so leicht in die traditionelle Rolle einer guten saudischen Ehefrau umwandeln ließen. Verbarg sich unter der Oberfläche der offenen, modernen Frau vielleicht die Sehnsucht nach streng gelebter Religion und traditioneller Unterwerfung? Jedenfalls hat sie jetzt das, was sie offenbar wollte und schwimmt im Glück. Ich wünsche ihr, dass es so bleibt.

Unser Krankenhaus arbeitet weiterhin an Strategien, wie wir verspätete Entlassungen von Patienten vermeiden können. Die V.I.P.s und Royals sind dabei ein besonders großes Thema, aber es gibt auch Probleme mit dem „normalen" Volk. Häufig kommen Patienten mit dem Flugzeug aus anderen Landesteilen oder Nachbarländern. Oft haben sie Schwierigkeiten, den Rückflug genau zur Entlassungszeit zu buchen, oder sie sind am geplanten Entlassungstag doch noch nicht fit genug, um mit dem Flugzeug zu reisen. Für diese Fälle haben wir ein Gästehaus, in dem sie kostenlos über-

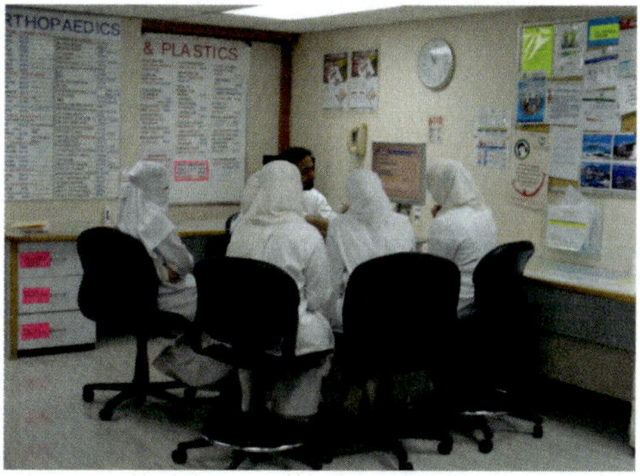

*Krankenpflegeschülerinnen*

nachten, in Ruhe ihre Rückreise organisieren und sich weiter erholen können. Manchmal hilft dieses Angebot dennoch nicht weiter. Als wir eine Vierzehnjährige, die von ihrer Mutter begleitet wurde, entlassen wollten, stießen wir auf Widerstand. Den angebotenen Transport zum Gästehaus lehnte die Mutter vehement ab und bestand darauf, auf ihren Ehemann zu warten, der in der Stadt Verwandte besuchte und erst am Abend ins Krankenhaus zurückkehren würde. Frauen strenggläubiger Familien ist es nicht erlaubt, ohne Begleitung eines männlichen Verwandten (Vater, Bruder oder Ehemann) zu reisen; das gilt auch für kurze Strecken innerhalb der Stadt und Reisen innerhalb des Landes. Es gibt inzwischen viele Familien, die etwas großzügiger mit dieser Regel umgehen, aber in diesem Fall bissen wir auf Granit. Das Zimmer blieb also besetzt und konnte nicht neu belegt werden.

Vor ein paar Wochen wurde ich auf K4, die V.I.P.-Station, geschickt, um dort einen Tag lang auszuhelfen. Als ich die Station betrat, war ich überrascht vom altmodischen Stil und veralteten Zustand der Einrichtung. Ich hatte erwartet, dass ich dort, wo in erster Linie Mitglieder aus dem Königshaus behandelt werden, mehr Pomp und Glanz antreffen würde. Zwar sind die Patientenzimmer recht groß (ehemalige Zweibett-Zimmer), aber die Couchgarnituren, Beistelltische und ausgelegten Teppiche sahen ziemlich schäbig und abgewetzt aus. Den Patienten schien das nichts auszumachen, fehlte es doch nicht an der allerwichtigsten Ausstattung: einem riesigen SONY Flachbild-Fernseher in jedem Zimmer, außerdem einem großen Kühlschrank mit einer Auswahl an kalten Getränken und Snacks und einem Heiß-Wasser-Kessel für Tee und Kaffee.

Bei der Übergabe wurde mir eingebläut, dass ich die Patienten unter keinen Umständen aufzuwecken habe – nicht für die morgendliche körperliche Untersuchung (nicht einmal zur Vitalzeichenkontrolle), nicht zur Medikamentengabe, nicht zum Essen. Nur gibt es leider keine Ausnahmeregelung, die das Pflegepersonal offiziell davon befreit, pflegerischen Tätigkeiten und ärztlichen Anordnungen nachzukommen. Die bekannte Zwickmühle trifft daher das Personal auf K4 besonders hart.

Mir wurden vier Patienten zugeteilt: Drei von ihnen waren Prinzen aus dem Hause Al Saud, einer kam aus der Al-Rashid-Familie. Die Al Rashids hatten in der Geschichte (gegen Ende des 19. Jahrhunderts) die Al Sauds aus Saudi-Arabien vertrieben und die Macht übernommen, bis Abdul Aziz Al Saud, damaliges Familienoberhaupt und Gründer der heutigen Dynastie, das Land über Nacht zurückeroberte (1902). Die Könige, die seither das Land regierten, sind allesamt Söhne von Abdul Aziz.

Sind die Saudis an sich schon ein Volk, welches gerne bis in die Mittagsstunden hinein schlummert und dafür die Nacht zum Tag macht, werden sie in dieser Tendenz von den Royals noch übertroffen. Vor 17 Uhr bequemte sich weder einer meiner vier noch irgendein anderer Patient der V.I.P.-Station aus dem Bett. Die Zimmer blieben den ganzen Tag verdunkelt. Was ich an diesem Tag zu sehen bekam, war laut dem, was die Kollegen mir erzählten, exemplarisch für die meisten Patienten auf K4. Alle meine Patienten litten an Depressionen und jahrelangem Alkohol- und Drogenmissbrauch. Es waren körperliche Wracks, die ich in den Betten vorfand. Blutunterlaufene Augen, aufgedunsene Gesichter, vergilbte Fingernägel, ungewaschene Haare. In den kurzen Wachphasen ihres Dämmerschlafes rauchten sie Zigaretten im Bett und verlangen nach Schmerzmitteln. Mein jüngster Patient war ein 19-jähriger Al-Saud-Prinz. Innerhalb von vier Wochen hatte er drei Autounfälle und einen Sturz vom Pferd erlitten – alles unter Einfluss von Drogen. Obwohl Drogen in Saudi-Arabien strengstens verboten sind, ist die Royal Family von der sonst üblichen harten Strafverfolgung ausgenommen. Der junge Prinz hatte noch Glück gehabt und wies lediglich eine verstauchte Wirbelsäule auf. Dennoch erachtete er sich selbst als so krank, dass er bereits seit 14 Tagen auf dem Rücken lag und Unmengen an Schmerzmitteln einnahm. Der Anblick dieses hageren, blassen Jungen mit seiner großen „Big Boss"-Tätowierung auf dem Oberarm rief beinahe Mitleid in mir hervor. War dieses Häuflein Elend das Ergebnis unvorstellbaren finanziellen Reichtums?

Die anderen Prinzen waren mittleren Alters und in einem Zustand, wie man ihn nach vielen Jahren eines solchen Lebensstils erwarten kann. Irgendwie leben sie wie Maulwürfe, die nie das Tageslicht zu sehen bekommen. Die Tage schlafend im dunklen Zimmer, die Nacht unruhig herumstreunend. Ich war froh, die Schicht beenden zu können, ohne in Schwierigkeiten geraten oder schlecht behandelt worden zu sein. Zwar kann sich diese Klientel von Patienten auch nett und zugänglich zeigen, aber man weiß nie, wann sie sich entschließen, ihre grundsätzliche „Ich bin alles, du bist nichts"-Haltung nach außen zu kehren. Dann hagelt es Beleidigungen und Demütigungen und man hat keine Handhabe, sich dagegen zu wehren. Seitens der Krankenhausleitung ist keine Rückendeckung zu erwarten; wer aufmuckt würde eher entlassen oder versetzt werden, als dass ein Mitglied der Royals in die Schranken gewiesen würde. Alles in allem ist es eine heikle Angelegenheit, dort zu arbeiten, und ich habe Irene, meiner Head Nurse, gesagt, ich würde dort nicht noch einmal aushelfen wollen.

Es gibt jedoch immer wieder Mitarbeiter, die mit diesem Meister-Knecht-Verhältnis gut zurechtkommen. Das Personal auf K4 hat trotz hohem Frustrationslevel Wege gefunden, damit klarzukommen. Offenbar macht es ihnen nichts aus, sich durchweg duckmäuserisch zu geben, wissen sie doch, dass sie wegen ihres guten Gehalts hier sind und es die reichen Patienten sind, die sich in einem bedauernswerten Zustand befinden. Auf K4 arbeitet größtenteils westliches Personal. Die Saudis lieben die gute Ausbildung, das selbstbewusste Auftreten und das freie Denken der „Westler". Kommen jedoch ihre Launen an die Oberfläche, dann fordern sie auch von ihnen das gleiche Maß an Unterwürfigkeit und Gehorsam, wie sie es von Philippinern und Indern gewöhnt sind.

Carmen, die deutschstämmige Physiotherapeutin, die zwei Jahre lang für den König gearbeitet hatte, ist seit ihrer Rückkehr ins KSH exklusiv für V.I.P.-

Patienten zuständig. Wenn ein Mitglied des Königshauses oder ein sonstiger V.I.P. Krankengymnastik benötigt, kann er eine Fachkraft aus dem Kalif Sutari Hospital anfordern, die dann zu ihm nach Hause kommt. Carmen sagt, sie habe sich mittlerweile an die Royals und ihren Stil gewöhnt und es mache ihr nicht viel aus. Am schlimmsten, sagt sie, sind meistens die Haus-Maids, die als persönliche Diener der Royals arbeiten. Oft verhalten sie sich ziemlich bossy (herrisch) gegenüber anderen Bediensteten und wollen ihr dann sogar vorschreiben, wie sie ihre Arbeit zu machen hat. Das lässt sie sich zwar nicht gefallen, aber manchmal finden hinter den Kulissen anstrengende Auseinandersetzungen statt; dabei ist ihre Arbeit schon genug erschwert durch die Ansprüche ihrer Patienten. Physiotherapie hat nun einmal viel mit Anleiten und guter Mitarbeit des Betroffenen zu tun, um gute Erfolge zu erzielen. Dies steht jedoch im Widerspruch mit der Erwartung, bedient zu werden. Im Zuge dessen, dass sich V.I.P.s nicht gerne etwas sagen lassen, bestehen sie oft darauf, dass Therapien nach ihren eigenen Vorstellungen durchgeführt werden. Davon ist Carmen eigentlich am meisten frustriert. Das, was sie letztlich mit ihren Patienten macht, ist oft nicht mehr als professionell zu bezeichnen und könnte durchaus von einer Maid erledigt werden. Auch wenn sie 12 Stunden am Tag für solch sinnfreie Arbeit parat steht, wird großer Wert darauf gelegt, dass sie sich regelmäßig fortbildet; schließlich wollen V.I.P.s von top ausgebildeten Leuten behandelt werden. Immer wieder erlebt sie Situationen wie diese, dass beispielsweise eine extrem übergewichtige Prinzessin auf ihrem Sofa sitzt und die Klingel drückt, damit die Maid erscheint und ihr die Fernbedienung für den Fernseher reicht, die direkt vor ihr auf dem Couchtisch liegt. Warum sich eine solche Person eine Physiotherapeutin nach Hause beordert, bleibt eine spannende Frage.

Die Bevölkerung Saudi-Arabiens lässt sich grob in vier Gruppen einteilen, deren unterschiedliche Interessen für den König schwer vereinbar sind: Da ist zum einen seine riesige Royal Family mit einigen zehntausend Mitgliedern, die Fortschritt und Privilegien fordern und mit ihrem dekadenten Verhalten immer wieder von der religiösen Seite scharf kritisiert werden. Die Vertreter der Religion bilden die zweite große Gruppe, die Saudi-Arabien als heiliges Land des Islam vertritt, ihre Macht für die Einhaltung religiöser Regeln einsetzt und gegen den Verfall moralischer Werte und Traditionen kämpft. Dann gibt es große

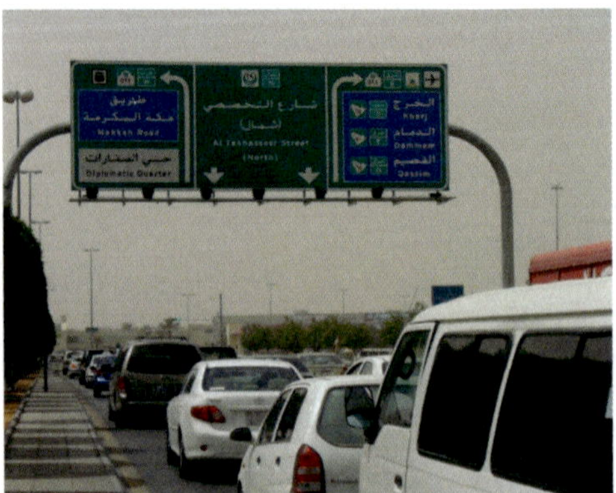

*Straßenverkehr in Riad*

Populationen von Beduinen, die meist an den Stadträndern und Wüstengebieten angesiedelt sind. Sie kämpfen für den Erhalt ihres Lebensraums und im Zuge dessen gegen die Modernisierung des Landes; gleichzeitig wehren sie sich gegen zu starke religiöse Reglementierung. Die vierte Gruppe bildet sich aus den bürgerlichen Saudis, die die Städte bewohnen und zunehmend arbeiten gehen. Ihnen ist einerseits die Dekadenz der Royal Family ein Dorn im Auge, andererseits die Maßregelungen durch die Mutawas (Religionspolizei), auch wenn sie grundsätzlich die Aufrechterhaltung der bestehenden Werte und Regelungen gutheißen.

Die Entwicklung des „Saudization"-Programms wird immer deutlicher; das Krankenhaus erlebt gerade eine wahre Invasion von saudischen Krankenpflegeschülerinnen. Wie in vielen anderen (auch europäischen) Ländern ist Krankenpflege hier eine akademische Ausbildung. Eine kanadische Dozentin, die sich um die Studenten während ihres praktischen Einsatzes im Krankenhaus kümmert, erzählte mir, dass während des Studiums so viel Religion gelehrt wird, dass die Schülerinnen, wenn sie im 5. Jahr erstmals mit Patienten in Kontakt kommen, ungefähr auf dem Stand von Auszubildenden anderer Länder im 2. Jahr sind. Nach abgeschlossener Ausbildung müssen sie ein weiteres Jahr unter Anleitung einer qualifizierten Kollegin arbeiten und tragen noch keine volle Verantwortung. Erst danach werden sie den ausländischen Pflegekräften gleichgesetzt.

Auch in anderen Bereichen gibt es saudischen Zuwachs. Während einer Mittagspause auf U2 kam ich mit einer jungen Frau ins Gespräch, die sich schüchtern ihr Essen Bissen für Bissen hinter den Schleier schob. Sie hat gerade ihr fünfjähriges Studium als Health Educator (Gesundheitserzieher) an der Universität abgeschlossen und ist nun erstmalig mit der Praxis konfrontiert. Die zierliche Frau war sehr interessiert an europäischen Lebensumständen, besonders was Familienstrukturen und Freundschaftsbeziehungen angeht, von denen ich ihr gerne berichtete. Sie selbst ist 22 Jahre alt, aber da sie noch unverheiratet ist, lebt sie natürlich bei ihren Eltern. Diese rufen sie etwa zweistündlich auf ihrem Handy an, während sie im Krankenhaus arbeitet, und sie muss genau Auskunft geben, was sie gerade macht.

Ich hatte irrtümlicherweise angenommen, dass vor allem der jüngeren saudischen Bevölkerung der westliche Lebensstil nicht unbekannt ist; zumindest das Fernsehen müsste ihnen doch durch amerikanische Spielfilme eine Idee vermitteln, wie es im Westen zugeht. In vielen Familien werden jedoch nur rein arabische Sender angesehen, die ihre eigene Kultur widerspiegeln; einen englischsprachigen Film mit arabischem Untertitel zu verfolgen, ist vielen zu anstrengend. Das Lesen von Büchern ist ebenfalls höchst unpopulär. Deshalb stammen die einzigen Informationen über den oft als verdorben deklarierten und doch so verlockenden Westen meist nur vom Hörensagen. Allerdings wächst der Anteil aufgeschlossener Familien, die Wert auf Bildung legen und besser informiert sind. Auch das Internet bekommt in diesem Zusammenhang eine wachsende Bedeutung.

Das Ausüben von Kontrolle über die Frauen gehört für viele saudische Männer zum anerzogenen Rollenverständnis. Die Beziehungen sind von Misstrauen geprägt, sei es innerhalb der Ehe, unter Geschwistern oder zwischen Vätern und Töchtern. So viel Reglementierung führt bei vielen Frauen dazu, Meisterinnen im Manipulieren zu werden, denn aus offener Konfrontation würden sie klar als Verliererinnen hervorgehen. Bei manchen Familien habe ich den Eindruck, dass sie sich dieser Struktur überhaupt nicht bewusst sind. Den Männern wird von klein auf beigebracht, dass man auf Frauen aufpassen muss und diese als nicht mündig zu betrachten sind; viele Frauen hingegen glauben, dass sie ohne männlichen Schutz und Führung nicht existieren können. Selbst die Gesetzgebung unterstützt diese Denkweise: Eine weibliche Zeugenaussage ist kaum etwas wert, Frauen dürfen nicht ohne Begleitung oder schriftliche Erlaubnis eines männlichen Verwandten reisen, die finanzielle Entschädigung für eine durch Unfall oder Mord getöteten Frau beträgt nur die Hälfte der Summe, die für einen getöteten Mann gezahlt wird und so weiter.

Diese starren Strukturen sind jedoch im Begriff, sich zu lockern. Es wird sicherlich noch lange Zeit große Anteile der Bevölkerung geben, die weiter daran festhalten werden. Gleichzeitig wächst aber die Anzahl liberaler Familien, die vor allem ihren Töchtern ein freies Leben, soweit es unter den gegenwärtigen Umständen denkbar ist, zugestehen. Es ist ein konfliktbeladener Prozess, da es starke Gegenbewegungen zu diesen Lockerungen gibt. Saudi-Arabien hat diesbezüglich noch einen weiten Weg vor sich und manchmal bezweifle ich, dass sich wirklich langfristig grundsätzlich etwas ändern wird. Seit Menschengedenken hinken die Araber gewissermaßen der westlichen Welt hinterher; groteskerweise kultivieren sie diese Eigenschaft und sind stolz auf die Erhaltung ihrer konservativen Gesellschaft. Solch allgemeine Aussagen relativieren sich jedoch in dem Maße, in dem sich zunehmend die Geister der Araber, respektive der Saudis, individuell voneinander scheiden.

Einer der Stadtteile in Riad ist Batha, den man auch als „Philippino-Town" beschreiben könnte. Hier gibt es Leben auf den Straßen! Männer und Frauen bevölkern die Plätze und Gassen; es gibt offene kleine Läden, fahrbare Gemüse- und Obst-Stände und Wassermelonen direkt vom Toyota Pick-up. In größeren Gebäuden finden sich zig Handy- und Kleinelektronik-Geschäfte nebeneinander. Die meisten Ladenbetreiber sind Philippiner, ebenso wie der Großteil ihrer Kunden. Passend dazu bildet das Kaufhaus namens „Manila" das Zentrum. Der Zustand der Häuser in Batha ist schlecht und die Preise der Waren sehr niedrig. Vor einigen Monaten gab es ein großes Feuer, von dem circa 500 Geschäfte betroffen waren. Viele Läden sind danach kurzerhand mit dem, was übrig war, in andere Gebäude umgezogen. Philippinische Speisen und Süßigkeiten sind überall erhältlich, ebenso wie nachgemachte Markenkleidung. Auch Inder und Pakistani haben ihre Läden hier. Weintrauben werden aus der Schubkarre verkauft und fliegende Händler laufen herum und bieten Sonnenbrillen und Armbanduhren an. Ich war so erfreut über einen solch bunten und lebhaften Ort in Riad, dass ich fast vergaß, wo ich war. Als ich vorschlug, uns in einer Dönerbude zu einem Imbiss niederzulassen, musste Kala mich daran erinnern, dass wir als Frauen dort nicht sitzen dürfen – herrje, ja, wir sind immer noch in Saudi-Arabien!

Donnerstags ist der einzige Tag, an dem der Shopping-Bus nach Batha fährt. Oft wollen so viele Mitarbeiterinnen – fast ausschließlich Philippinerinnen – mit, dass ein zweiter Bus organisiert werden muss, um alle zu transportieren. Hier ist momentan Hochsommer und die Tagestemperaturen steigen manches Mal über 45 Grad Celsius (nachts sinken sie dann nicht unter 35 Grad). Die Klimaanlagen in den alten Bussen fallen des Öfteren aus, und dann wird die Hitze im Bus unerträglich, zumal man schon zusammengepfercht sitzt.

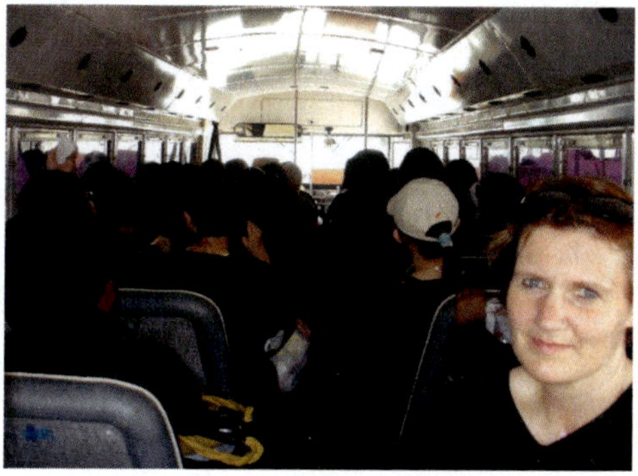
*Im Einkaufsbus*

Mein Alltag auf U2 verläuft derzeit ohne große Turbulenzen; der ganz normale Wahnsinn inmitten der Saudis mit all seinen wunderlichen Begebenheiten, die mir mittlerweile so vertraut sind. In mein Englisch fließen zunehmend arabische Brocken, dennoch reicht es nicht für eine detaillierte Verständigung. Es macht mir Spaß, in einem englischsprachigen Umfeld zu arbeiten und ich bin stolz, mittlerweile englische Bücher fast so zügig lesen zu können wie deutsche. Meist denke ich sogar auf Englisch und ich spüre die Anstrengung, die es mich kostet, alle Erlebnisse und Gedanken für diesen Bericht auf Deutsch zu formulieren.

Seit vorgestern habe ich eine neue Mitbewohnerin: Clare aus England. Sie ist Strahlentherapeutin und plant, zwei Jahre lang zu bleiben. Mit ihr kann ich mein Englisch sicherlich weiter verbessern. Sie schaute mich schon mehrmals unverwandt an, wenn ich versehentlich arabische Wörter in unsere Unterhaltung einfließen ließ, ohne es zu merken.

Masalama (good bye)!

*von Ulla*

# 23. Üble Geschichten

## 27.09.2008, 23:22 Uhr

Es wäre wohl zu schön gewesen, wenn alles einfach so glatt weitergelaufen wäre wie in den ersten Wochen nach meinem Heimaturlaub. Meine Glückseligkeit verwandelte sich an einem Freitagmorgen in einen Albtraum. Ich betreute einen Patienten auf U2, den ich einige Zeit zuvor schon einmal gepflegt hatte. Ich wusste bereits, dass es sich um einen Mann mit unfreundlichem Naturell handelt, hatte aber kein größeres Problem damit gehabt. So auch an diesem Morgen. Schon als ich das Zimmer betrat, brüllte er mich auf Arabisch an. Die Verständigung war schwierig, da er kein Englisch sprach. Ich wollte gerade seinen Blutdruck messen, als er Anstalten machte, zu erbrechen. Also reichte ich ihm eine Plastikschüssel und verhalf ihm zu einer aufrechteren Position. Er würgte einige Male, schaffte es aber nicht, sich zu übergeben. In der Zwischenzeit hatten seine Infusionspumpen angefangen, Alarm zu geben. Ich war gerade dabei, mich darum zu kümmern, als er mit einem Knurren von mir verlangte, die Schüssel wieder zu entfernen. Als ich ihn auf Arabisch bat, sich einen Moment zu gedulden, wurde er wütend und schleuderte die Schüssel quer durchs Zimmer. Nun hatte ich genug! Ich hob die Schüssel auf und warf sie zurück aufs Bett. Daraufhin gab er Ruhe und ich arbeitete ganz normal weiter und verschwendete keinen weiteren Gedanken an diesen Vorfall – stellte er doch keine wirklich ungewöhnliche Situation im Pflegealltag dar.

Umso überraschter war ich, als wenige Stunden später eine mir unbekannte Frau auf Station erschien und nach mir fragte. Ohne sich vorzustellen, redete sie auf mich ein und es wurde schnell klar, dass es um den besagten Vorfall mit diesem Patienten ging. Offenbar hatte sich der Bruder des Patienten, der als Sitter mit im Zimmer war, über mich beschwert. Da Wochenende war, konnte er sich nicht an die Stationsschwester wenden (das Büro war geschlossen), sondern ging stattdessen zum sogenannten EOD (Executive on Duty). Das sind in der Regel saudische Männer relativ weit oben in der Krankenhaus-Hierarchie, die mit einigen Befugnissen ausgestattet sind. Dieser EOD kontaktierte daraufhin den diensthabenden „Nursing Supervisor" (das war diese mir unbekannte Frau), damit diese auf Station geht und die näheren Umstände des Vorfalls herausfindet.

Ich schilderte der Frau also kurz, was geschehen war. Mit dem Worten „Just to let you know, the EOD knows!" ließ sie mich dann stehen: Es klang wie eine Drohung! Und in der Tat fühlte ich mich danach elend; nicht, weil ich dachte, eines Vergehens schuldig zu sein, sondern weil mir schwante, dass es Ärger geben würde. Gegen Ende meines Dienstes entschloss ich mich, meine Version der Geschichte schriftlich festzuhalten und verfasste einen sogenannten Incident Report (schriftlicher Bericht), für den es in unserem Computerprogramm eine Vorlage gibt und der zur Dokumentation „besonderer Vorfälle" dient.

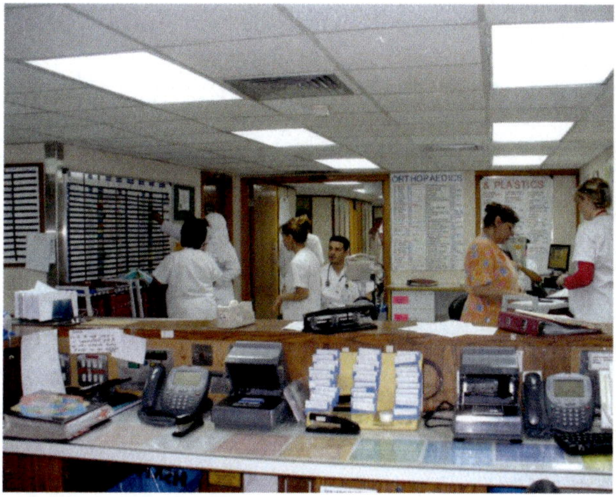

*Zur Übergabezeit auf U2*

Am nächsten Morgen wusste bereits das „Chief of Nursing Department" Bescheid, welches sich an Irene (unsere Stationsschwester) wandte, und die große Untersuchung des Falls konnte losgehen! Irene zitierte mich in ihr Büro, wo ich alles noch einmal erzählen musste, da sie einen Bericht darüber zu schreiben hatte. Danach passierte zwei Tage lang nichts und ich begann zu hoffen, dass der Zirkus vorbei wäre und entspannte mich langsam. Dann teilte mir Irene jedoch mit, dass es noch ein Gespräch geben und ich eine Abmahnung erhalten würde. Für mich kam das wie ein Schock und ich empfand diese Maßnahme als absolut unangemessen und ungerecht. Der Sitter dieses Patienten hatte sich zuvor schon über andere Kollegen beschwert, allerdings war das zufällig immer an Werktagen und er konnte seinen Unmut direkt bei Irene abladen, die die Wogen glättete und den Frieden wiederherstellte. Mich erwischte es leider am Wochenende, wo Irenes Büro geschlossen ist, und das war der Grund, warum die Beschwerde beim EOD landete – und ich auf dem „Grill".

An meinen freien Tagen fühlte ich mich wie betäubt; ich hoffte aufzuwachen und alles wäre nur ein böser Traum. Wie war es möglich, dass eine so kleine Situation, der ich kaum Beachtung geschenkt hatte, so dermaßen aufgewirbelt wurde? Welche Absicht steckte dahinter? Wenn es für solch eine Lächerlichkeit eine Abmahnung gibt, dann können sie mir täglich mehrere davon ausstellen, und meinen Kollegen ebenfalls, denn kleine Querelen mit Patienten gibt es überall, wo Krankenpflege stattfindet. Am liebsten wäre ich schnurstracks zum Flughafen gefahren und nach Hause geflogen. Wie der Zufall es will, befindet sich mein Reisepass (der in Saudi-Arabien üblicherweise vom Arbeitgeber aufbewahrt wird) gerade in meinem Besitz, sogar mit gültigem Ausreise-Visum, weil ich einen Kurztrip nach Doha/Katar in Erwägung gezogen, es mir dann aber anders überlegt hatte. Ich hätte also nur einen Flug zu buchen brauchen. Wie gerne wäre ich in einer Nacht-und-Nebel-Aktion verschwunden! Irgendetwas hielt mich aber doch davon ab. Um mir wenigstens theoretisch eine Option zu verschaffen, schickte ich eine E-Mail nach England, um zu fragen, ob das Jobangebot noch gültig sei …

Ich frage mich, wie viel Ungerechtigkeit ich zu ertragen bereit bin für mein Gehalt. In meine Aufbruchstimmung schleicht sich jedoch eine gewisse Trägheit, denn es sind nur noch eine Handvoll Monate, bevor mein Vertrag hier endet. Bis zum Antritt eines neuen Jobs würden mindestens zwei Monate ins Land gehen, bis alles arrangiert ist. Ich hätte den ganzen Stress zu bewältigen, den ein Umzug in ein anderes Land und das dortige Einleben und Arbeiten bereiten, bevor ich dann kurze Zeit später zum geplanten Zeitpunkt nach Hause zurückkehren würde. Das lohnt sich nicht mehr. Ein vorzeitiger Vertragsabbruch in Riad hätte zudem signifikante finanzielle Einbußen zur Folge.

Das angekündigte Gespräch fand letztlich nur zwischen Irene und mir statt, und ich konnte offen mit ihr reden. Ich weiß, dass die Idee mit der Abmahnung nicht ihre war, dennoch ist sie es, die sich zum gehorsamen Arm des Systems macht und ihre Unterschrift daruntersetzt. Sie sagte mir, mein schriftlicher Bericht (Incident Report) sei sehr gut geschrieben und sie zeigte mir dann ihren eigenen Bericht, der meinem inhaltlich weitgehend entsprach. Auf dem eigentlichen Abmahnungsformular hatte sie dann nur „unprofessional behaviour" (unprofessionelles Verhalten) geschrieben, mit einem Verweis auf die beigefügten Berichte. Obwohl ich viele meiner Prinzipien und Überzeugungen unterdrücken beziehungsweise für mich behalten muss, um hier zu überleben, konnte ich doch nicht anders, als meine Unterschrift auf dieser Abmahnung zu verweigern. Das wurde schriftlich vermerkt und so gingen die Papiere auf die Reise in die oberen Etagen – um dort hoffentlich abgehakt zu werden.

Meine angeschlagene Selbstsicherheit und Fröhlichkeit bekamen einen weiteren Tritt, als ich eine Weile später einen Umschlag aus meinem Postfach holte, der eine Kopie der Abmahnung für mich enthielt. Das Formular war nun um einige Unterschriften reicher und beigefügt war ein „Actionplan", der mich dazu verdonnerte, an zwei Fortbildungen teilzunehmen: einer für Kommunikation und einer für Konfliktlösung. Ich empfand das als so beleidigend und demütigend, dass ich es kaum aushalten konnte. Ironischerweise hatte ich mich viel früher schon über Termine zu genau diesen Kursen informiert, da ich grundsätzlich an diesen Themen interessiert bin. Aber unter diesem Vorzeichen wird mir schon beim bloßen Gedanken daran schlecht. Normalerweise würde Irene, so wie ich sie kenne, mir diese Papiere selbst übergeben, zumal sie an diesem Tag im Dienst war. Den unpersönlichen Weg über das Postfach interpretiere ich als einen Wink mit dem Zaunpfahl, dass die Sache vorbei ist und niemand mehr etwas erwähnen wird – auch bezüglich der angeordneten Disziplinarmaßnahmen. Ich kann damit natürlich auch falsch liegen, keine Ahnung. Ich selbst werde jedenfalls nicht aktiv werden und mich einschreiben oder in irgendeiner Weise an der Sache rühren. Zurück bleibt dennoch ein ungutes Gefühl.

Dies ist nun bereits meine zweite Abmahnung. Die erste bekam ich letztes Frühjahr wegen einer ebenfalls hanebüchenen Geschichte. Laut meinem Vertrag kommt das Krankenhaus in vollem Umfang für meine medizinische Versorgung auf. Als für mich eine Operation nötig wurde, bekam ich sehr spät – nachdem alle Voruntersuchungen gemacht und der OP-Termin vor der Tür stand – mitgeteilt, dass ich erst eine Genehmigung bräuchte. Der Chirurg bescheinigte mir auf einem Formular die medizinische Notwendigkeit des Eingriffs, aber die Krankenhaus-Administratoren verweigerten ihre Unterschrift, weil es ein neues Genehmigungs-Procedere gäbe, welches zu befolgen wäre. Im Laufe der folgenden Monate wurde klar, dass dieses Procedere praktisch noch gar nicht existierte. Zuerst sollte ich einen formlosen Antrag schreiben, der dann von meiner Stationsschwester, dem Programmdirektor, dem Chief of Nursing und letztlich den Administratoren unterschrieben und somit genehmigt werden würde. Es wurde ein nervenaufreibender, nicht enden wollender Prozess daraus, denn offenbar fungierte mein Antrag als Prototyp für das neue Genehmigungsverfahren. So wurden mehrfach das Layout, der Text (der am Ende nichts mehr mit meinem ursprünglichen Schreiben gemeinsam hatte) und die Adressaten geändert. Jede neue Version wurde wieder an Irene geschickt, wir unterschrieben beide und der Antrag startete erneut die endlose Reise durch all die Büros. Der Briefkopf der 7. oder 8. Version nahm ca. 3/4 der Seite ein, so viele Leute sollten nun die Genehmigung mittels ihrer Unterschrift erteilen. Im Grunde wusste einfach keiner, wer eigentlich gefragt werden und von nun an solche Entscheidungen treffen sollte. Der angesetzte OP-Termin war inzwischen längst verstrichen und ich geriet unter Druck, da die Operation dringend wurde. Die Case-Manager, die die OP-Pläne aufstellen, erzählten mir, dass weiterhin jede Woche mehrere Mitarbeiter den gleichen Eingriff gemacht bekämen – ganz ohne Genehmigung, und kein Mensch fragte danach. Ich hatte diese Möglichkeit jedoch nicht, da meine Vorgesetzten von mir verlangten, auf die Erteilung dieser ominösen Genehmigung zu warten und ich nicht abzuschätzen vermochte, welche Konsequenzen mich erwarten könnten, wenn ich mich widersetzen würde.

Eines Tages vereinbarte ich trotz allem einen neuen OP-Termin und irgendwie konnte ich nicht anders, als Irene davon zu berichten. Sie wies mich darauf hin, dass ich es ohne Genehmigung nicht machen dürfe, versuchte aber, den Antrag für mich rechtzeitig zum neuen Termin durchzubekommen – leider erfolglos. Der Termin rückte näher – und mit dem Mut der Verzweiflung ging ich schließlich einfach ohne Genehmigung. Kama stand mir bei, bis ich in den OP geschoben wurde, und wartete dann, meinen Instruktionen folgend, noch eine halbe Stunde, bevor sie auf meine Station ging, um mich für die folgenden Tage krankzumelden. Ich wollte sichergehen, dass mich niemand in letzter Minute stoppt. Ich war äußerst nervös wegen dessen, was hinterher passieren könnte, und malte mir die wildesten Szenarien aus: Würden sie mich direkt vom

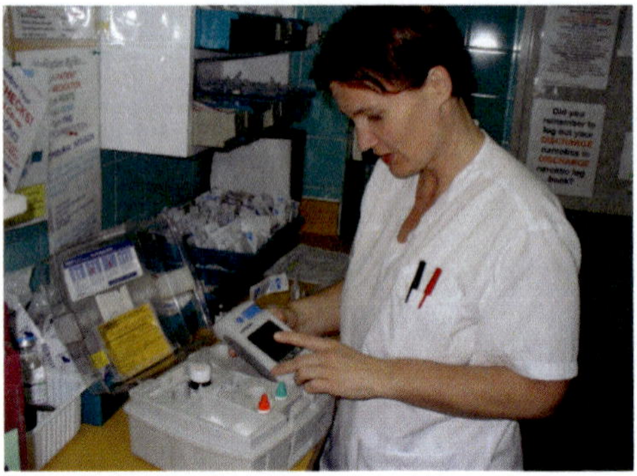

*Im Arbeitsraum auf Station*

Aufwachraum zum Flughafen schieben? Mich für die OP bezahlen lassen? Meinen Vertrag kündigen? Nichts von alldem geschah. Stattdessen verlangten sie, dass ich für die Fehlzeit Urlaub nehme. Das konnte ich aber nicht, da ich den verbleibenden Urlaub für das laufende Vertragsjahr bereits beantragt und genehmigt bekommen hatte und schon einen Flug gebucht hatte. Das hat den Programmdirektor offenbar so frustriert, dass er mir ersatzweise eine Abmahnung verpasst hat – wegen Ungehorsams gegenüber meinen Vorgesetzten, die mir verboten hatten, ohne Genehmigung zur OP zu gehen, und weil durch meine Handlungsweise die Personalbesetzung der Station nicht gesichert gewesen sei. Na – geschenkt!

Die letzte Version des Antrags ist übrigens bis heute, also Monate später, nicht zurückgekommen – soweit ich weiß, liegt er seit Wochen auf dem Schreibtisch des obersten Krankenhaus-Bosses zur allerletzten Unterschrift. Dort kann er meinetwegen verstauben. Diese Abmahnungen würden mir ja allesamt nichts ausmachen, wenn sie bei einer gewissen Häufung nicht die Kündigung zur Folge haben könnten. Und der Gedanke, von diesen Idioten auch noch rausgeschmissen zu werden, wo ich doch so oft am liebsten von selbst abhauen würde, macht mich krank. Die Erfahrung, dass solche Nichtigkeiten meinen Arbeitsplatz gefährden können, gibt mir das Gefühl, fortan nicht einmal mehr frei atmen zu dürfen. Egal wie ich mich verbiege oder ducke und jede schlechte Behandlung erdulde, ohne aufzumucken: Weitere Abmahnungen werde ich nicht verhindern können. Wenn bestimmte Leute in bestimmten Positionen Ärger machen wollen, dann können sie das tun – ob mit oder ohne berechtigten Anlass. Und natürlich handeln sie alle ganz nach Vorschrift. Kala aus Schweden sagte mal, es scheine, als ob „das System" selbst lebe. Jeder fürchtet es wie ein Monster. Alle folgen den Regeln und schalten dabei ihr Gehirn und vor allem ihre Persönlichkeit aus. Gleichzeitig unterstützt das System Leute, die ihre Position missbrauchen.

Es ist interessant, dass ich ausgerechnet von Leuten, die mich überhaupt nicht kennen, mich noch nie gesehen haben, und vor allem nie mit mir über die Sache gesprochen haben, zu einem Kommunikationskurs „verurteilt" werde. Dass Irene, die meine Reaktion auf den aggressiven Patienten nachvollziehen konnte und – zumindest vorgeblich – auf meiner Seite steht, Bericht und Abmahnung formuliert und signiert, ist für mich ein weiteres Beispiel für reines

Funktionieren im System. Niemand steht hier auf und verteidigt eine Pflegekraft. So etwas wie einen Betriebsrat gibt es hier nicht. Wen wundert es also, dass jährlich 400–500 Pflegekräfte aus dem Kalif Sutari Hospital abwandern?

Mir sind die vergangenen Wochen so an die Substanz gegangen, dass ich Zeit brauchte, neue Energie zu sammeln und etwas Abstand zu gewinnen, bevor ich alles in geordneter Manier zusammenfassen und aufschreiben konnte. Es fällt mir auch schwer, es auf Deutsch zu erzählen, da ich es auf Englisch erlebt, gedacht und diskutiert habe.

Ich bin nicht einmal wütend auf den Sitter (den Bruder des Patienten), der sich über mich beschwert hatte. Patienten und Angehörige im Krankenhaus befinden sich nun einmal in einer Ausnahmesituation, in welcher sich oft die erstaunlichsten Facetten ihres Charakters zeigen. Dass es eine Anlaufstelle gibt, wo sie sich beschweren können und ihnen Gehör geschenkt wird, ist gut und notwendig. Wir sind doch dazu da, ihnen zu helfen und sie zu unterstützen. Es entsetzt mich aber, wie das Krankenhaus intern mit solchen Beschwerden umgeht. Anstatt dem Personal zu helfen, auch schwierige Patienten zu ertragen, wird kurzerhand bestraft und Schrecken verbreitet. Der Sitter weiß doch gar nicht, was er mit seiner Beschwerde losgetreten hat. Der war froh, dass er wie üblich seinen Unmut loswerden konnte, und damit war es für ihn erledigt.

Ich bezweifle, dass irgendjemandem in diesem undurchsichtigen hierarchischen Konstrukt, welches mein Arbeitgeber darstellt, bewusst ist, wie viel Energie und Arbeitsfreude mir mit diesen Vorgängen genommen wurde und wie negativ es meine Arbeit beeinflusst hat.

Ein zweifelhafter Trost ist es, zu erfahren, dass ich nicht die Einzige bin, die es so kalt erwischt hat. Eine Kollegin auf einer anderen Station hatte bei der Neuaufnahme eines Patienten eine Rötung im Steißbereich festgestellt. Per Definition bedeutet dies ein Druckgeschwür ersten Grades. Gemäß unserer Vorschriften dokumentierte sie den Befund und klebte ein spezielles Pflaster auf diese Stelle, um die Haut zu schützen. Am nächsten Morgen entfernte die Stationsschwester das Pflaster und konnte keine Rötung feststellen. Der betreffenden Kollegin wurde vorgeworfen, den Hautstatus fehlerhaft beurteilt zu haben, und sie erhielt eine Abmahnung für das Aufkleben des Pflasters.

Auf einer anderen Station schrieb eine Krankenschwester eine Beschwerde (Incident Report) über ihre Kollegin, die auf die Klingel ihres Patienten reagiert und in das Zimmer gegangen war. Damit habe sie die pflegerische Beziehung zu ihrem Patienten gestört. Jede Pflegekraft bekommt zu Schichtbeginn bestimmte Patienten zugeteilt. Es passiert nur zu häufig, dass sich dann jeder ausschließlich um seine Patienten kümmert, egal, ob sonst jemand klingelt. Eigentlich wird immer wieder dazu aufgerufen, auch auf die Klingeln der übrigen Patienten zu reagieren, wenn die eigentlich zuständige Pflegekraft nicht in der Nähe ist, weil sie zum Beispiel in einem anderen Zimmer beschäftigt ist. Und genau das hat die Kollegin getan. Da die verantwortliche Schwester aber ein persönliches Problem mit ihr hatte, nahm sie dies als Gelegenheit, ihr die Hölle heiß zu machen. Nun sollte man denken, dass sie damit nie im Leben durchkommt, es im Gegenteil sehr gewagt ist, überhaupt eine Anschuldigung in dieser Sache zu formulieren. Schließlich war die Kollegin diejenige, die in der Lage war, sich ungeachtet persönlicher Differenzen um den Patienten zu kümmern. Aber wir sind hier im Kalif Sutari Hospital und da werden die Dinge etwas anders bewertet. Die aushelfende Kollegin bekam tatsächlich eine Abmahnung. Wer sich beschwert, bekommt recht. Mir zeigt es, dass einen nichts vor einer Abmahnung schützt, egal wie korrekt man sich verhält. Das Ärgerlichste an dieser Geschichte ist nicht einmal die Unverfrorenheit der klagenden Schwester. Solche Leute finden sich überall. Die Katastrophe ist, dass einer solchen Beschwerde stattgegeben wird, eine Abmahnung verfasst und diese dann von mehreren Leuten in höheren Positionen unterschrieben wird.

Auf U2 fiel einer jungen Patientin zwei Tage nach ihrer Operation plötzlich ein, dass sie (angeblich) im Aufwachraum nach ihrer OP von einem Pfleger an ihren Brüsten angefasst wurde. Sie marschierte spätabends zum EOD und lieferte eine hysterische Heulszene ab. Der EOD erschien später persönlich auf Station, um in der Patientenakte nachzuforschen, welcher Pfleger dafür in Frage käme. Bei der Gelegenheit erzählte er unserem Nachtpersonal brühwarm die ganze Geschichte und scheute sich auch nicht, zu äußern, dass dieser Pfleger wahrscheinlich seinen Job verlieren wird. Keine Spur von Diskretion. Zu diesem Zeitpunkt wusste der betroffene Mitarbeiter weder etwas von dem Vorwurf, noch war er dazu befragt worden. Dieses Verhalten entbehrt jeglicher Professionalität – und das von einem Mitarbeiter des Managements (EOD). Derartiges sollte hier eigentlich nicht mehr überraschen, und doch macht es jedes Mal erneut wütend. Wer schreibt diesen Leuten eigentlich mal eine Abmahnung?

Ich höre so viele solcher Geschichten und frage mich langsam, ob es sich bei alldem auch um die bewusste Demontage ausländischen Personals im Sinne der „Saudization" handeln könnte. Eine andere plausible Erklärung erschließt sich hier jedenfalls niemandem. Ich frage mich, inwieweit solche Verläufe „saudi-spezifisch" sind oder nur von den Amerikanern abgeguckt und in saudischer Manier ausgeführt werden. Oder sind solche irrwitzigen Verfahrensweisen allgemein ein Phänomen stark hierarchisch strukturierter Großbetriebe? Ich weiß es nicht. Der Preis für das ohnehin hart verdiente Geld hier ist schon viel höher, als ich je gedacht hätte. Und doch scheint meine Leidensbereitschaft nicht erschöpft zu sein. Mangels sinnvoller Optionen werde ich versuchen, meinen Vertrag hier zu Ende zu bringen – und Gott sei Dank vergeht die Zeit wie im Fluge.

Als ob unbesiegbar, lugt meine gute Laune langsam schon wieder durch die düsteren Stimmungswolken – und lässt mich auf ein glückliches Ende hoffen.

Vor längerer Zeit hatte ich eingewilligt, für Irene ein Projekt zu Ende zu bringen, welches sie einmal geplant, aber nie umgesetzt hatte. Ich sollte ein

Infoheft für unsere plastisch-chirurgischen Patienten zusammenstellen, welches die häufigsten Fragen dieser Patientenklientel beantwortet. Ich hatte bereits handschriftlich ziemlich viele Notizen gemacht und ein Konzept erstellt, als all diese unschönen Dinge passierten und mir sämtliche Energie und Motivation raubten, weiter daran zu arbeiten. Irgendwann drängte Irene aber, und da ich mein Versprechen gegeben hatte, wollte ich es nun auch fertigstellen. Da die Computer hier in meinem Compound sehr unzuverlässig sind und häufig abstürzen, wollte ich lieber an einem gut funktionierenden PC und einem ordentlichen Schreibtisch arbeiten, als es ans Abtippen und endgültige Ausarbeiten der Texte ging. Also traf ich mich an einem Donnerstagmorgen (Wochenende) mit Kama, um zum East-Wing des Krankenhauses zu gehen, wo sie ihr Büro hat. Den Schlüssel hatte sie einem Kollegen gegeben, der am Mittwochabend ihren PC nutzen wollte. Kama meinte aber, es sei kein Problem, denn der Sicherheitsdienst könne uns die Tür aufschließen. Zu unserer Überraschung bekamen wir jedoch mitgeteilt, dass es seit genau diesem Wochenende eine neue Vorschrift gäbe, die allen, die im Krankenhaus ein Büro haben, verbietet, dieses am Wochenende zu betreten – es sei denn, man kann eine schriftliche Genehmigung vom jeweiligen „Head of Department" vorweisen. Kama rief daraufhin den Nursing Supervisor an und dieser versicherte ihr, es sei kein Problem, er würde mit dem Sicherheitsdienst reden. Leider blieb der Mann jedoch stur und wir mussten unverrichteter Dinge umkehren. Hätte Kama nicht zufällig ihren Schlüssel verliehen, hätten wir ihr Büro ohne Probleme betreten, es hätte sowieso keiner mitbekommen. Ich habe in der folgenden Woche mit einigen Leuten gesprochen, die ein eigenes Büro haben, und außer einem wusste keiner von dieser neuen Vorschrift; es gab keine offizielle Information darüber.

Letztlich habe ich Kama an einem Werktag in ihrem Büro besucht, um das Projekt zu Ende zu bringen. Aber ich konnte erst am Nachmittag kommen, nachdem ihr Programmdirektor nach Hause gegangen war, denn dieser hätte Kamas Einschätzung zufolge etwas dagegen gehabt, dass ich in ihrem Büro arbeite. Spätabends sind wir dann nach getaner Arbeit rausgeschlichen wie zwei Diebe in der Nacht. Es ist schon lächerlich, da soll ich ein Projekt ausarbeiten und bekomme nicht einmal einen ordentlichen Platz dafür zur Verfügung gestellt, sondern muss mich heimlich in ein Büro schleichen und dabei eine weitere Abmahnung riskieren.

In Saudi-Arabien neigt sich der Ramadan dem Ende zu und auch der Herbst hat Einzug gehalten. Die Sonne steht tiefer und taucht alles in goldenes Licht. Es wird nicht mehr so extrem heiß, nur noch bis etwa 40 Grad – genau richtig, sich im Bikini am Swimmingpool mit einem Buch zu entspannen, ohne dass einem der Schweiß runterläuft. Die warme Luft wirkt wie eine Droge auf mich und versöhnt mich selbst mit den schwärzesten Tagen, wenn sie über meine Haut streichelt. Es ist ein Balsam für die Seele, wenn ich aus dem Krankenhaus komme und mich die abendliche Wärme draußen empfängt und ich auf dem

Heimweg kleine Gruppen von Arabern beim Picknick unter den Palmen sehe. Am Compound sind die Katzen auf der Pirsch und der Swimmingpool leuchtet verlockend mit seinen Unterwasserlichtern. Auch wenn ich meist nach der Zwölfeinhalb-Stunden-Schicht zu müde zum Schwimmen bin, werde ich allein vom Anblick und der sanften, milden Nachtluft geradezu eingelullt.

Nach Einbruch der Dunkelheit brechen die Moslems im Ramadan ihr Fasten und versammeln sich mit ihren Familien zum Essen. Im Krankenhaus treffen sich die männlichen muslimischen Angestellten aus verschiedenen Abteilungen, um zusammen zu speisen. Es scheint, als ob nichts mehr geht in diesem Moment. Kürzlich habe ich gleich drei junge männliche Patienten erwischt, die in ihren Betten geraucht haben. Wir müssen dann den Sicherheitsdienst rufen, auch wenn das meist nichts bringt, da die Patienten überhaupt keine Konsequenzen zu fürchten haben und daher munter weitermachen. Der Mann am Telefon sagte mir aber nur, dass er gerade am essen sei und sich später um die Angelegenheit kümmern würde. Ansonsten habe ich dieses Jahr nicht so viel mitbekommen vom Ramadan. Nur, dass moslemische Kollegen mehr freie Tage bekommen als Nicht-Moslems, und wenn sie arbeiten, dann ist ihre Pause 30 Minuten länger. Der OP-Betrieb startet zwei Stunden später, die Ärzte sind noch träger als sonst (wenn das überhaupt noch möglich ist) und wir anderen müssen während unserer Mahlzeiten die Tür zum Personalraum geschlossen halten, weil in Saudi-Arabien während des Ramadan niemand öffentlich essen oder trinken darf. Viele Shopping-Malls öffnen erst spätabends und schließen frühmorgens. Das ganze Land ist auf Ramadan eingestellt.

An den Ramadan schließen sich die Eid-Feiertage an. Familien und Freunde besuchen und beschenken sich und es wird geschlemmt und gefeiert. Vor und während des Ramadan gibt es enorme Preissenkungen für Kleidung, Süßigkeiten, Haushaltswaren und so weiter und es wird wie verrückt für die Eid-Tage (Eid-al-Fatir) eingekauft. König Abdullah hat für dieses Jahr die Verlängerung des Eids von drei auf sechs Tage angeordnet. Viele Läden bleiben ohnehin bis zu fünf oder sogar zehn Tagen geschlossen, aber diese Anordnung gilt definitiv für alle staatlichen und militärischen Angestellten. Für uns bedeutet es, dass wir in unserem laufenden Vertragsjahr drei zusätzliche Urlaubstage nehmen können. Ich habe vorher noch nie von einem Land gehört, in dem auf Geheiß des Königs oder Präsidenten spontan die Feiertage vermehrt werden. Aber so ist das hier eben. Der König hat auch veranlasst, dass die Lautstärke der Gebetsrufe, die fünfmal täglich aus zahlreichen Lautsprechern über der Stadt dröhnen, leiser gestellt wird. Seit einigen Wochen ist der Geräuschpegel daher deutlich niedriger, wenn zum Gebet gerufen wird.

Kama hat endgültig ihre Toleranzgrenze bezüglich der Arbeitsbedingungen am KSH erreicht. Da sie nicht des Geldes wegen hier ist, hat sie gekündigt und wird Anfang Oktober nach Australien zurückkehren. Sie sagt, sie „goes bananas" hier in Saudi. Somit wären nun meine engsten Bezugspersonen weg

– Katri in Finnland, Kala in Schweden, und nun auch Kama. Das wird hart für mich. Meine neue Mitbewohnerin Clare ist schon nach einer Woche in den F-Complex gezogen, weil sie gerne ein Einzelappartement haben wollte. Seitdem bin ich wieder allein, aber nächste Woche soll wieder jemand Neues kommen.

Alles kann eigentlich nur noch besser werden.

Viele Grüße aus Riad,

*von Ulla*

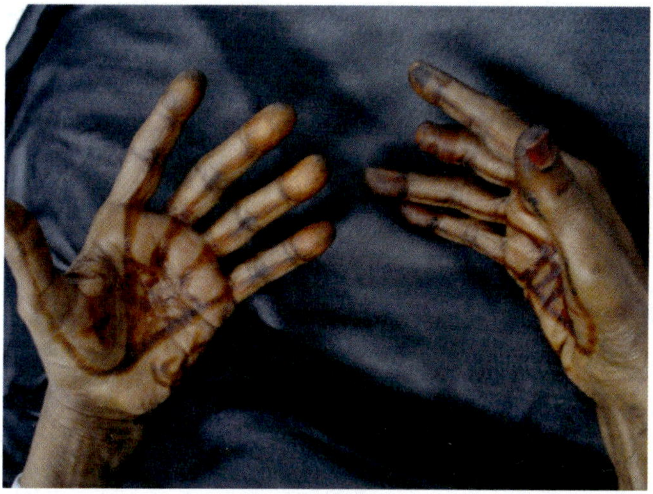

*Handbemalung einer älteren Patientin*

## 24. Die lieben Kollegen

### 12.11.2008, 18:55 Uhr

So langsam bekomme ich ein Gefühl für die saudische Kultur, den Umgang mit den Kollegen aus aller Welt und vor allem dem rassistischen und scheinheiligen Krankenhaus-Management. Leichter wird es dadurch nicht unbedingt, ich werde dessen nur mehr gewahr.

Einer der Verkäufer im Krankenhaus-Minisupermarkt stammt aus Pakistan und kam eigentlich nach Saudi-Arabien, um hier als Zahnhygieniker zu arbeiten. Das ist sein Beruf, in dem er auch hier arbeiten und entsprechend Geld verdienen wollte. Aber zu seinem Erstaunen landete er im Supermarkt. Einen Vertrag hatte er vor seiner Anreise nicht bekommen. Offenbar springt das Krankenhaus mit neuen Mitarbeitern aus Dritte-Welt-Ländern ganz anders um als mit „Westerners" (Europa, USA, Australien). Diese Leute sind so verzweifelt auf einen Job angewiesen, dass sie alles in Kauf nehmen.

Kürzlich mussten wir uns von Mohammed, einem Mitarbeiter aus der Putzkolonne, verabschieden. Die Fremdfirma, bei der er angestellt war, hat seinen Vertrag nicht verlängert und schickte ihn zurück in seine Heimat Bangladesch. Verstehen konnte das keiner von uns, da er mit Abstand der Beste in seinem Team war. Aber das interessiert die Fremdfirma nicht; aus irgendwelchen Gründen heuern sie jetzt nur noch indische Arbeiter an. Mohammeds Monatsgehalt lag umgerechnet unter 300 Euro, und davon musste er noch Miete für seine Unterkunft bezahlen. Das meiste Geld schickte er regelmäßig in die Heimat, um seine Familie zu unterstützen. Da seine Arbeitserlaubnis schon zwei Monate zuvor abgelaufen war, hat die Fremdfirma ihn zwar weiterarbeiten lassen, ihm jedoch die letzten beiden Gehälter nicht mehr ausgezahlt. An seinem letzten Tag haben wir eine kleine Party auf U2 veranstaltet und überreichten ihm das Geld, das wir für ihn gesammelt hatten.

Auch wenn es hoffentlich keine gängige Praxis ist, erfahre und erlebe ich immer wieder Geschichten von ausländischen Hausmädchen, die von ihren saudischen Arbeitgebern kein Gehalt bekommen. Die jungen Frauen müssen rund um die Uhr parat stehen, ohne geregelte Arbeitszeiten oder freie Tage. Der Lohn ihrer Arbeit ist lediglich Kost und Logis. Es gibt für sie weder eine Institution, die sich solcher Umstände annehmen würde, noch können sie einfach abhauen, da alle Arbeitgeber die Reisepässe ihrer Angestellten einbehalten. Zudem hätten sie gar kein Geld für ein Flugticket. Manche privaten Arbeitgeber behalten sogar die Arbeitserlaubnis ein – sofern sie denn überhaupt eine besorgt haben. Somit sind die betroffenen Mädchen vollständig ohne Rechte und haben den Status von Sklaven oder Leibeigenen. Die Maid einer Patientin auf

U2, die seit vielen Wochen bei uns ist, scheint in ähnlicher Lage zu sein. Bislang hatte sie keinen einzigen Tag frei, geschweige denn, dass sie sich mal aus dem Stationsbereich wagen würde. Morgens finde ich sie zusammengekauert schlafend auf zwei nebeneinandergestellten Holzstühlen vor, und mittlerweile wirkt sie auf mich so erschöpft, dass es kaum auszuhalten ist.

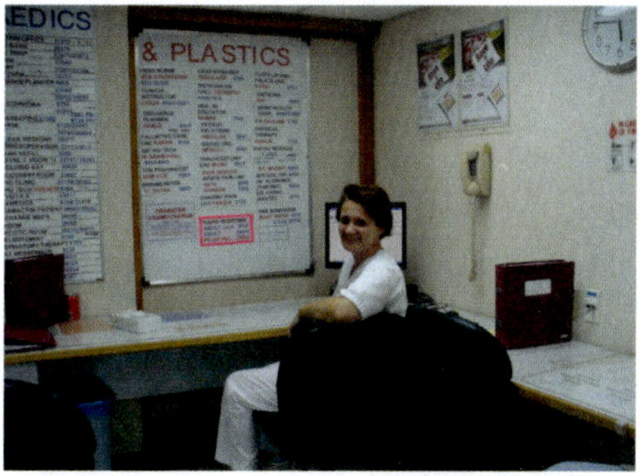

*Bei der Arbeit*

Vor einiger Zeit hatte ich eine interessante Unterhaltung mit einigen Leuten im Compound. Es ging um die vielen Mitarbeiter aus aller Welt, die sich an diesem seltsamen Ort zusammenfinden. Jeder einzelne hat seine privaten Gründe, warum er hier ist. Es ist sehr einfach, seine Vergangenheit zu verbergen und vor allen möglichen Situationen in der Heimat wegzulaufen. Man kann sich hier ganz neu definieren und präsentieren, gerade wie einem beliebt. Es ist ja niemand da, der einen aus dem bisherigen Leben kennt. Das hat schon was Unheimliches und ich bin sicher, dass es unter vielen Oberflächen nur so brodelt, ohne dass man erfährt, was es ist. In diesem Zusammenhang ist mir aufgefallen, dass ich eigentlich nicht viel über meine Kollegen weiß – und selbst was sie mir erzählen, muss nicht unbedingt stimmen. Manche haben viele Jahre in verschiedenen Ländern gelebt, haben mehrere Staatsbürgerschaften und Verwandte überall auf der Welt verteilt.

Tat mir vor einigen Monaten noch die philippinische Kollegin aus dem Aufwachraum leid, die im Heimaturlaub lediglich ihr Kind entbunden hat und dann gleich wieder zurück nach Riad kam, um weiterzuarbeiten, so beginne ich nun langsam zu verstehen. Zwar leidet sie immens unter der Trennung von ihrem Kind, dennoch war die Schwangerschaft beabsichtigt gewesen. In mehreren Gesprächen mit Frauen aus dem asiatischen Raum bekam ich erklärt, dass auf das enge Zusammensein von Mutter und Kind, besonders in den ersten Lebensjahren, nicht viel Wert gelegt wird. Man geht davon aus, dass Kinder in diesem Alter sowieso noch nicht bewusst mitbekommen, wer sich um sie kümmert. Deshalb nutzen Mütter mit Arbeitsstellen im Ausland diese Zeit, um Geld zu verdienen. Geplant und geboren werden diese Kinder, weil sie als Altersversorgung dienen. Sobald die Kinder erwachsen sind, wird von ihnen erwartet, die Eltern zu unterstützen und später im Alter voll zu versorgen. Wo es keine Rentenversicherung oder sonstigen Institutionen gibt, macht dieses System wohl Sinn.

Eine andere philippinische Kollegin, die seit über 16 Jahren auf U2 arbeitet, hat ebenfalls alles während ihrer Heimaturlaube erledigt: Einen Mann kennenlernen, heiraten, zwei Kinder entbinden. Daheim kümmern sich die Verwandten und Maids um die Kinder. Viele philippinische und indische Durchschnittsfamilien haben eine Maid, die wie ein Familienmitglied im Haushalt lebt, als „Mädchen für alles" dient und mit Taschengeld sowie Kost und Logis entgolten wird. Selbst jene, die mit Mann und Kindern in Saudi-Arabien leben, sind auf eine Maid angewiesen, ansonsten könnten sie nicht arbeiten gehen. So etwas wie Kinderhorte oder Tagesmütter gibt es hier nicht. Mir war nicht klar, warum sie sich nicht lieber Jobs in den USA, England oder Australien suchen. Dort wären sie finanziell mit ihren Kollegen gleichgestellt, was sich für sie im Vergleich zu Saudi-Arabien viel mehr lohnen würde. Aber laut einer Kollegin ist es nicht ganz einfach, philippinische oder indische Berufslizenzen in diesen Ländern anerkannt zu bekommen.

Dieses stark von Herrschaft und Dienerschaft geprägte Gesellschaftsgeflecht macht es mir so schwer, meinen Beruf professionell auszuüben. Mehrheitlich umgeben von Kollegen, die eher bedienen als pflegen, und von Patienten, die eher bedingungslosen Service als interaktive Pflege wünschen, ecke ich mit meinen hohen Qualitätsansprüchen immer wieder an. Anfangs versuchte ich noch, Dinge mit Kollegen oder Patienten auszudiskutieren, aber das habe ich mittlerweile weitgehend aufgegeben. Es ist vergebliche Liebesmüh, erst recht bei einem so kleinen gemeinsamen sprachlichen Nenner. Viele Kollegen haben überhaupt kein Interesse daran, sich ständig Konfrontationen mit den Patienten auszusetzen, und langsam kann ich das auch verstehen. Es kostet zu viel Energie und am Ende zieht man doch den Kürzeren. So wird also beispielsweise fast jede bettlägerige Patientin, auch wenn sie nur den Fuß gebrochen hat, in Pampers gewickelt und quasi zur Inkontinenz getrieben, weil das den Vorstellungen vieler Patienten und deren Angehörigen entspricht. Kranke werden gehoben, anstatt sie mit rückenschonenden Techniken umzulagern. Intimwäsche findet fast gar nicht statt, selbst nicht, wenn ein Urinkatheter liegt, der eigentlich gründliche Pflege benötigt. Viele Kollegen scheuen sich, den Patienten zu nah zu treten oder sie mit Unannehmlichkeiten zu konfrontieren. Es wird gepfuscht, was das Zeug hält. Hauptsache, es beschwert sich niemand und es sieht so aus, als hätte man alle Policys befolgt. Im Computer wird brav das „Low Fall Risk Assessment" (Routinemäßige Einschätzung der individuellen Sturzgefahr von Patienten) durchgeführt, aber es wird sich nicht darum gekümmert, ob die Bremsen am Krankenbett gesetzt sind, irgendwelche Kabel wie Stolperdrähte im Wege hängen oder jede Menge Müll auf dem Boden herumliegt. Aber wen interessiert's; wir arbeiten nach hohem amerikanischen Standard, bilden uns ständig fort und das Krankenhaus ist zertifiziert!

Nachdem ich erkannt habe, dass mich das Anrennen gegen so viel Ignoranz nur endlos viel Energie kostet und mich außerdem in Schwierigkeiten bringt, versuche ich, mich dem Verhalten der Kollegen anzupassen. Allerdings fühlt sich das oft genug an wie eine Selbstverleugnung. Ich versuche einfach, so korrekt zu arbeiten, wie mir das möglich ist, ohne anzustoßen, und hoffe, dass ich zumindest ohne körperlichen Schaden davonkomme.

Immer wieder braucht man die Assistenz von Kollegen, um Patienten vom Bett auf die Transport-Trolleys oder in den Sessel und umgekehrt zu befördern. Ich werde oft um Hilfe gebeten, da ich offenbar für stark gehalten werde. Allerdings bin ich nicht bereit, den Bulldozer zu spielen, verweigern kann ich mich aber nicht. Daher gehe ich bereitwillig mit, packe an, verziehe dabei das Gesicht wie vor Anstrengung, aber wende tatsächlich nur wenig Kraft an. Entweder packt dadurch die Kollegin, die glaubt, ich gebe alles, auch stärker mit an, oder wenn es einfach nicht klappen will, holen wir eine weitere Kraft dazu. Das funktioniert wunderbar und mein Rücken freut sich (im Gegensatz zum ersten Jahr, als ich noch so naiv war, wirklich zuzupacken und so starke Rückenschmerzen bekam wie nie zuvor). Ich ärgere mich regelmäßig, dass sowohl die männlichen Patiententransportarbeiter als auch männliche Angehörige fast nie mit anpacken. Sie stehen nur im Wege herum und geben dumme Vorschläge ab. Das sind Momente, in denen ich mir ganz extrem auf die Zunge beißen muss.

Innerhalb des Teams gibt es richtige „Mafias", die sich durch die Nationalitäten bilden. Sehr aggressiv und von allem gefürchtet sind die Südafrikaner. Die meisten von ihnen sind launisch, unverschämt und laut, und ich wundere mich, wie die hier überleben können, während ich ständig Ärger bekomme. Wenn einer von ihnen als Teamleiter im Nachtdienst arbeitet, kann man fast sicher sein, dass die Südafrikaner der folgenden Tagesschicht einen angenehmen Tag haben (die Teamleiter legen die Patientenzuteilung für die Kollegen der nächsten Schicht fest), während sich die anderen mit aufwändigen oder unbeliebten Patienten plagen müssen. Die Philippiner haben richtig Angst vor den Afrikanern. Sie bilden die zweite „Mafia". Bei ihnen geht es viel leiser und – zumindest nach außen – freundlicher zu. Sie lächeln und scheinen es jedem recht zu machen. Es wird kein Widerstand gezeigt, egal wie gegensätzlich die Anforderungen von Kollegen, Vorgesetzten, Patienten, Angehörigen und Ärzten auch sein mögen. Aber natürlich ist nichts daran echt, sie schummeln sich irgendwie durch und das funktioniert am besten durch hervorragende Zusammenarbeit und sprachliche Verständigung mit ihren Landsleuten. Die dritte größere Gruppe sind die Saudis/Araber. Auch sie genießen Verständigung in ihrer Muttersprache, wohl wissend, dass die anderen sie nicht oder kaum verstehen können. Für sie ist es ein „Heimspiel" und so nehmen sie sich viele lokale Rechte heraus, wie zum Beispiel häufiges und langes Verschwinden zum Gebet, gemeinsames Essen, auch wenn ihre Pausen auf der Tafel eigentlich unterschiedlich festgelegt wurden, häufiges Zuspätkommen und so weiter. Die arabische Gruppe besteht aus weniger Pflegekräften, dafür gesellen sich Stationssekretäre und

Transportarbeiter dazu, die auf U2 alle saudisch sind. Die zwei indischen und zwei malaysischen Kolleginnen gesellen sich eher zur Philippino-Mafia. Diese Struktur ist wohl der Grund, warum meine liebe Kollegin Marjaan aus Finnland (ursprünglich aus dem Irak) und ich so eng zusammenhalten. Dazu ist jetzt noch eine neue Kollegin aus Schweden (ursprünglich aus Bosnien) gekommen. Wir bilden den undefinierten Rest. Für uns ist es zuweilen nicht einfach und wir können uns untereinander nur auf Englisch verständigen.

Unsere saudische Kollegin Anoud ist inzwischen mit ihrem Mann nach USA ausgewandert und dort absolut glücklich. Sie schwärmt von dem freien Lebensstil und ist völlig erstaunt, dass niemand – und vor allem kein Mann – sie anstarrt, wenn sie dort ohne ihre schwarze Abaya unterwegs ist. Sie selbst prangert jetzt die saudische Männergesellschaft an, die so gerne alles kontrollieren und bestimmen will und alles und jeden verurteilt, der anders denkt oder sich von ihrer Norm abweichend verhält.

Wenn ich behaupte, dass die anderen – die „Afrikaner", „Philippiner", „Araber" – alle merkwürdig sind, spinnen oder sich komisch verhalten, ist das natürlich reiner Selbstschutz. Jede dieser Gruppen hat ihr eigenes Gefüge und ihren Verhaltenskodex; viele Verhaltensweisen werden untereinander ganz anders interpretiert und verstanden als von mir, da ich sie nicht nur wegen der fremden Sprachen oft nicht dekodieren kann. Während viele Leute „die Deutschen" als unfreundlich und grob empfinden, bezeichne ich Verhaltensweisen, die zu diesem Urteil führen, eher als direkt und sachlich. Genauso kommen Angehörige anderer Kulturen gut mit ihren Eigenheiten zurecht, die ich als negativ empfinde. Als Deutsche gehöre ich in meinem derzeitigen Umfeld einer absoluten Randgruppe an und so erkläre ich mir selbst mein erhöhtes Bedürfnis, meine eigene Kultur und „deutsche Ansichten" zu vertreten. Was das Zusammenspiel erträglich macht, ist mein Bewusstsein, dass ich es – bei aller Verallgemeinerung – mit Individuen zu tun habe. Ebenso wenig, wie ich nur als „die Deutsche" wahrgenommen werden will, versuche ich, die persönlichen Charaktere der Menschen um mich herum nicht ständig in Schubladen zu werfen. Der eine entspricht eben mehr, der andere weniger den Klischees seines Herkunftslandes. Und manch einer ist in der Lage, auch kritisch oder ironisch über sein eigenes Land zu sprechen. Bei solchen Gesprächen fängt „Multi-Kulti" an, Spaß zu machen.

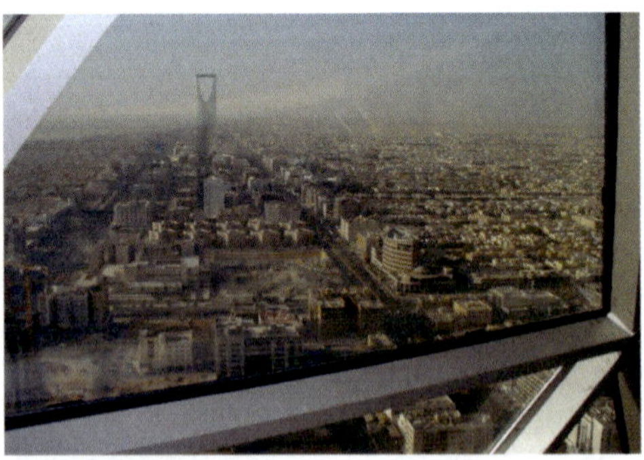

*Blick aus dem Al-Faisalia-Tower über Riad und auf das höchste Gebäude, den Kingdom-Tower mit Skybridge*

Meine Patienten fragen mich ganz oft gleich zu Anfang, wo ich herkomme. Meist tippen sie auf Amerika oder Südafrika. Wenn ich dann meine Herkunft preisgebe, sind sie voller Bewunderung und ich habe Mühe, sie davon abzuhalten, mir zu viele Vorschusslorbeeren zu geben. Ich frage mich dann, was sie von mir erwarten. Was verbinden sie mit „Deutschland"? Um ihre hohe Erwartungshaltung an meine Person etwas zu dämpfen, erzähle ich dann gerne negative Aspekte von Deutschland, von gesellschaftlichen wie politischen Problemen und dergleichen, die ihnen völlig unbekannt sind und sie in Erstaunen versetzen. Solch ein Austausch ist natürlich nur möglich, wenn der Patient oder ein Angehöriger einigermaßen passables Englisch spricht. Nach wie vor ist die Sprachbarriere eine der größten Frustrationen in meinem Arbeitsalltag, da sie das Niveau meiner Arbeit deutlich einschränkt.

Mental geht es mir seit kurzem schlagartig besser, und zwar ausgelöst durch die Ankündigung einer weiteren Abmahnung. Es wird jetzt so lächerlich mit diesen Abmahnungen, dass ich sie beim besten Willen nicht mehr ernst nehmen kann. Nachdem ich kurzfristig entsetzt darüber war, entwickelte sich bei mir über Nacht ein paradoxer Effekt. Am nächsten Morgen fühlte ich mich auf einmal so belebt und fröhlich wie schon lange nicht mehr. Als hätte die neue Abmahnung einen Trigger (Auslöseimpuls) angeschlagen, konnte ich über diesen ganzen wahnsinnigen Unsinn plötzlich herzhaft lachen! Wenn sie mich irgendwann wegen irgendeines Quatsches rausschmeißen wollen, bitte sehr, ich kann es nicht ändern. Ich habe keine Lust mehr, mich zu verdrehen und zu verbiegen, bloß um zu versuchen, das zu verhindern. Das Management hier ist so von Willkür gesteuert, da weiß man ohnehin nie, wie und was auf welcher Grundlage und mit welchem Interesse entschieden wird. Seit ich hier bin, versuche ich, mich einzufügen, so weit mir das möglich ist, allein schon, um meinen eigenen täglichen Stresspegel geringer zu halten. Aber es hat seine Grenzen. Ich habe erkannt, dass ich kein Talent habe, mich so unterwürfig zu verhalten, wie es gewünscht wird. Ich kann es einfach nicht. Und deshalb wird es für mich schwer bleiben bis zum Ende. Ein Anästhesist aus Kanada meinte letztens, wir „Westler" seien zu stolz für die saudische Gesellschaft, wir sträuben uns zu sehr gegen Dienerschaft, deshalb finden wir es so hart hier. Da hat er wohl recht.

Ein gutes Beispiel, dass hier der Patient absolut den Ton angibt, was Therapie und Pflege angeht, und wie dem nachgegeben wird, ist folgende Geschichte: Ich hatte einen sieben Wochen alten Säugling zu betreuen, der intravenöse Antibiotika bekam. Weil das Baby zu kleine Venen hatte, um einen Zugang am Arm oder Bein zu legen, hatte es einen zentralen Katheter am Hals bekommen. Eines Morgens machte mich die Nachtschwester darauf aufmerksam, dass laut der Anordnung nur noch eine letzte Dosis des Antibiotikums zu geben und damit die geplante dreiwöchige Therapie komplett sei. Als am späten Vormittag der Wochenend-Dienstarzt auf Station erschien, zeigte ich ihm die Akte und bat ihn, sowohl die Beendigung der antibiotischen Therapie als auch die Entfernung des zentralen Katheters schriftlich anzuordnen. Das tat er auch. Als ich das Krankenzimmer betrat, zeigte die Mutter des Babys kein Interesse daran, wer hereingekommen war, sondern schlief weiter. Ich hatte gerade den Katheter entfernt, als sie aufwachte und völlig hysterisch behauptete, das Kind müsse noch drei weitere Tage das Antibiotikum bekommen, und beschuldigte mich lauthals eines Fehlers. Anscheinend hatte irgendein Arzt ihr gesagt, die Therapie ginge länger, nur war das nirgendwo schriftlich festgehalten. Der saudische Dienstarzt entzog sich jeglicher Verantwortung, indem er sich darauf berief, dass er lediglich Rufdienst habe und nur angeordnet habe, was ich ihm gesagt hatte. Mir schwante schon, dass er mit dieser billigen Ausrede davonkommen und die volle Verantwortung auf mich abgeladen werden würde. Und natürlich kam es so. Als die Kindsmutter sich jedoch beim EOD (Executive on Duty) beschwerte, bekam die Geschichte eine neue Dimension. Der Nursing Supervisor kam auf Station und blätterte durch die Akte, um den Sachverhalt nachvollziehen zu können. Der Dienstarzt wurde nervös und telefonierte mit dem Facharzt, um sich abzusprechen, was zu tun sei. Nachdem zwei hinzugezogene Pflegekräfte von der Säuglings-Intensivstation vergeblich versuchten, einen Zugang in Arm, Bein oder Kopf für drei weitere Antibiotika-Gaben anzulegen, wurde entschieden, dass ich das Medikament stattdessen intramuskulär verabreichen sollte. Ich faxte die entsprechende Anordnung an die Apotheke und erhielt eine Spritze mit 3 Milliliter Flüssigkeit. Dies ist eine sehr große Menge, um sie in einen Muskel zu spritzen, sogar für einen Erwachsenen. Mir war sofort klar, dass ich das nicht machen würde, und ich bat den Nursing Supervisor, mir jemanden zu beschaffen, der das machen könne. Selbst die Kinderstation verweigerte die Durchführung der Injektion mit der Begründung, dass man bei einem Säugling nicht mehr als 0,5 Milliliter in den Muskel injizieren dürfe. Egal, dem Willen der hysterischen Mutter musste Folge geleistet werden. Dabei spielt es keine Rolle mehr, ob es medizinisch Sinn macht, geschweige denn gefährlich ist, was man da tut. Letztlich fand sich ein arabischer Pfleger von der Säuglings-Intensivstation, der sich bereit erklärte. Er kam angerannt und wollte die Spritze ansetzen, ohne vorher die Stelle zu desinfizieren. Ich kam ihm gerade noch zuvor, bevor er dann die Nadel in die winzige Pobacke stach und innerhalb weniger Sekunden 3 Milliliter injizierte. Als er genauso schnell verschwinden wollte, wie er gekommen war, stoppte ich ihn; ich bestand darauf, dass er diese Injektion auf dem Medikamentenplan einträgt und unterschreibt. Ich wollte nicht verantwortlich sein, wenn aus dieser Spritze ein Abszess entsteht. Meiner Meinung nach hätte man eher der Mutter etwas Valium verabreichen sollen, als dass wir uns derart an dem Baby vergehen. Alternativ hätte auch ein Arzt ganz normal mit ihr sprechen können und erklären, dass es dem Baby gut geht und es nach drei Wochen Therapie nun keinen Unterschied macht, ob das Antibiotikum noch weitere drei Tage gegeben wird oder nicht, oder dass man es bei Bedarf noch als Sirup verabreichen könnte. Aber das hätte Konfrontation bedeutet und war deshalb schon undenkbar.

Natürlich wurde ich nach dem Wochenende ins Büro gerufen und sollte Rede und Antwort stehen. Ich war es leid, logisch zu diskutieren, wusste ich doch, dass es nichts bringen würde. Also habe ich die Philippino-Strategie ausprobiert, mir demütig und einsichtig angehört, was ich falsch gemacht habe, mein Bedauern bekundet und Besserung gelobt. Das scheint funktioniert zu haben, jedenfalls kam kein weiterer Ärger hinterher… Ja, ich lerne es langsam!

Natürlich gibt es auch weiterhin kulturtypische Situationen und Aspekte, die mich amüsieren oder schmunzeln lassen. Einmal weckte ich morgens eine alte Frau. Als ich sah, dass sie ihre zu Fäusten geballten Hände in kleine Plastiktüten gewickelt hatte, wusste ich sofort, was das zu bedeuten hatte. In jeder Hand hielt sie Klumpen roten Hennas, die über Nacht intensiv ihre Farbe an die Handinnenflächen abgaben. Gefärbte Handinnenflächen sind ein beliebtes arabisches „Make-up", vor allem bei älteren Frauen; die jüngeren bevorzugen filigrane Handbemalungen. Viele Frauen entfernen ihre Augenbrauen komplett und malen stattdessen einen kräftigen schwarzen Bogen mit Kajal, meist ein ganzes Stück höher und geschwungener als die Haare vorher waren. Die weniger aufwändige Methode ist, die als zu buschig erachteten Haare der Augenbrauen blond zu färben und nur einen schmalen Streifen dunkel, also ungefärbt, zu belassen. Saudis gibt es übrigens in allen Hautfarben – von blass und rosig wie „Westler" bis hin zu tiefschwarz sind alle Schattierungen vertreten. Die meisten sind jedoch hellbraun, wobei der Farbton etwas anders aussieht als beispielsweise bei afrikanischen Mischlingen.

Ich wundere mich nicht mehr darüber, dass so viele saudische Kinder kaum mit Spielzeug spielen oder malen und die meisten Erwachsenen außer dem Koran nichts lesen. Wenn mir Mütter mit Kleinkindern begegnen, die sie in einem Buggy mit vorgebautem Tablett-Tisch vor sich her schieben, dann liegen darauf oft bloß ein Handy und ein paar Datteln, dann denke ich: „Ja, so wachsen die Saudis auf: Handys und Datteln, und daran wird sich ihr ganzes Leben lang nichts ändern."

Ich würde es nicht aushalten, hier zu leben, wenn nicht ein großer Teil der Leute, mit denen ich zu tun habe, einschließlich der Saudis, recht nette und verträgliche Gestalten wären. Trotz aller Diskrepanzen und destruktiver Strukturen gibt es auf der Arbeit doch oft so etwas wie Teamwork und gute Stimmung. Wie „echt" das ist, spielt dabei eigentlich gar keine große Rolle. Und deshalb gehe ich nach wie vor – trotz allem – meist ganz gerne zur Arbeit.

Liebe Grüße

*von Ulla*

# 25. Schnapsidee oder Jeddah am Roten Meer

## 29.11.2008, 21:55 Uhr

Obwohl sich die Wogen für mich wieder geglättet hatten, dachte ich, eine kleine Verschnaufpause könnte mir guttun. Kombiniert mit ein paar regulär freien Tagen nahm ich die drei zusätzlichen Eid-Feiertage und hatte so in der ersten Novemberhälfte eine ganze Woche frei.

Anfang November war es in Riad unangenehm kühl geworden und zwei Tage lang regnete es sogar heftig, da fühlte ich mich direkt heimisch. Auch wenn es hier noch deutlich wärmer ist als in Deutschland, verspürte ich Lust auf noch wärmere Gefilde. Also setzte ich mich in den Flieger, um drei Tage an Saudi-Arabiens Westküste am Roten Meer zu verbringen. In Jeddah herrscht das wärmste Klima unter Saudi-Arabiens Städten; außerdem ist diese Stadt für ihre relative Offenheit bekannt.

Tatsächlich war es in Jeddah mit 36–38 Grad etwa 12 Grad wärmer als in Riad. Gebucht hatte ich den Trip über einen Reiseveranstalter, der mir von mehreren Kollegen empfohlen worden war. Via Telefon vereinbarten wir die Flugdaten, Hotelunterbringung und Transport und am nächsten Tag erschien ein indischer Mitarbeiter vor dem Wohn-Compound. Er traute sich nicht einmal ins Foyer, so ging ich also nach draußen, nahm das Flugticket und den Hotelgutschein entgegen und bezahlte in bar.

Ich hatte mir das Hotel im Internet angesehen und mich sehr auf den großen Swimmingpool und die Sauna gefreut. Ich wurde aber herbe enttäuscht, als man mir bei meiner Ankunft sagte, dass ich als Frau keinen Zugang zu diesen Einrichtungen hätte. Verärgert wies ich den Hotelmanager darauf hin, dass dies weder im Internet noch in seinen Hochglanzbroschüren erwähnt sei. Das half natürlich nichts und war wohl eher albern in einem Land wie Saudi-Arabien, da solche Gepflogenheiten als selbstverständlich gelten. Ich konnte schon froh sein, als allein reisende Frau überhaupt ein Hotelzimmer buchen zu können. Saudischen Frauen ist so etwas untersagt; die Hotels dürfen ihnen gar kein Zimmer geben. Gerüchten zufolge wird sich das bald ändern, da es immer mehr saudische Geschäftsfrauen gibt, die sich durch diese Einschränkung behindert fühlen.

Um ans Meer zu gelangen, musste ich eine mehrspurige viel befahrene Straße überqueren. Fußgängerampeln gab es nicht, es war also ziemlich riskant und dauerte mehrere Minuten, bis ich wagte, loszurennen. Ich wollte nicht enden wie der Indonesier, der in Riad vor den Augen meines Kollegen totgefahren wurde. Über fünf Stunden lag der Leichnam auf der Straße, bis er entfernt wurde, und weder Polizei noch Krankenwagen wurden gerufen …

Der Küstenabschnitt nahe dem Hotel hat keinen Strand, er ist felsig und es gibt jede Menge Katzen, die sich von den Resten ernähren, die von den Familien zurückgelassen werden, die gegen Abend dort Picknick halten. Hatte ich in meiner Anfangszeit in Saudi-Arabien das Tragen der Abaya widerwillig akzeptiert und mich im weiteren Verlauf daran gewöhnt, so erlebe ich derzeit eine Phase von innerem Widerstand. Ich kann diese schwarze, wallende „Batman-Verkleidung" nicht mehr ertragen! Da nun Jeddah angeblich so offen ist und außerdem die Mutawas (Religionspolizei) nicht so stark vertreten sind wie in Riad, wagte ich es also, ohne Abaya loszuziehen, als ich gegen Abend erneut ans Meer ging. Natürlich war ich weit und breit die einzige Frau ohne Abaya, was viele neugierige Blicke anzog. Umgekehrt war ich völlig eingenommen von dem Anblick, der sich mir bot; noch nie habe ich eine derartig seltsame Kulisse gesehen: das Meer im Hintergrund und davor all die muslimischen Menschen. Trotz der Hitze trugen alle Frauen schwarze Abayas und das Haar bedeckende schwarze Schals und viele von ihnen zusätzlich einen Gesichtsschleier. Mit den Männern in ihren langen weißen Dishdashas ergab es das typische schwarz-weiße Bild saudischer Bevölkerung. Viele Gruppen von Frauen saßen getrennt von den Männern; nur wenige Familien aßen gemeinsam. Auf ausgebreiteten Teppichen und Bastmatten machten sie es sich auf dem dunklen, felsigen Untergrund gemütlich, grillten Fleisch, beobachteten die Kinder beim Spielen und schauten auf's Meer. Zu gerne hätte ich diese Szenerie fotografiert, aber das war zu riskant, zumal ich ja selbst ein auffälliges Beobachtungsobjekt darstellte.

Zum Hotel gehört ein Privatstrand außerhalb der Stadt; ein Shuttlebus bringt die Hotelgäste dorthin. Obwohl auch innerhalb der Hotelanlage und sogar im Bus zum Strand alle weiblichen Gäste eine Abaya trugen, konnte ich mich nicht überwinden, das Ding anzuziehen. Die 25-minütige Fahrt zog sich durch typisch saudische Landschaft: kleine Ansiedlungen von Gebäuden, weite, offene Flächen von Gestein, Schutt, Müll und Geröll, und kaum Menschen, erst recht keine Frauen, zu sehen. Es gibt auch viele freistehende Häuser, die wie Luxusvillen aussehen, aber in abscheulicher Umgebung von Schutt und Steinen mitten im Nichts gelegen sind. Und immer die gleiche Bauweise: Wenige und auffallend kleine Fenster, und ums Haus herum die obligatorische Sichtschutzmauer, sodass man von außen nur den oberen Teil des Hauses sehen kann.

Als wir an einer Reihe alter Gebäude und Toreinfahrten vorbeikamen, waren wir am Ziel angelangt. Ein verrostetes Rolltor öffnete sich, nachdem der Fahrer gehupt hatte, und gab den Weg in einen schäbigen Hof frei. Hinter einer weiteren verrosteten Tür war endlich das Meer zu sehen. Essen und Trinken konnte man an einem Pavillon bestellen. Der „Strand" war ein Sandstreifen, der sich schätzungsweise 80–100 Meter bis zum Meer zog, jedoch nur circa 30 Meter breit und von beiden Seiten durch Mauern und Sichtwände abgegrenzt war. Dennoch – hier herrschte Freiheit! Sonnenbaden und Essengehen im Bikini war kein Problem und Geschlechtertrennung kein Thema. Das Wasser hatte eine angenehme Temperatur und war bis weit draußen sehr flach. Obwohl ich keine Taucherbrille dabeihatte, konnte ich die vielen pinken, lila und gelben Korallen erkennen. Beim Schwimmen musste ich sehr aufpassen, dass ich mich nicht an ihrer rauen und scharfen Oberfläche verletzte.

Am Abend nahm ich den Shuttlebus in die Innenstadt. Nach der fast 45-minütigen Fahrt war es bereits dunkel. In Jeddah gibt es viele Kreisverkehre und in der Mitte stehen oft Skulpturen und Kunstwerke, ansonsten weist das Stadtbild eine ähnliche Sterilität auf wie in Riad. In der Ferne konnte ich die angeleuchtete King Fahd's Fountain sehen, derzeit der höchste künstliche Springbrunnen der Welt mit einer Höhe von bis zu 312 Meter.

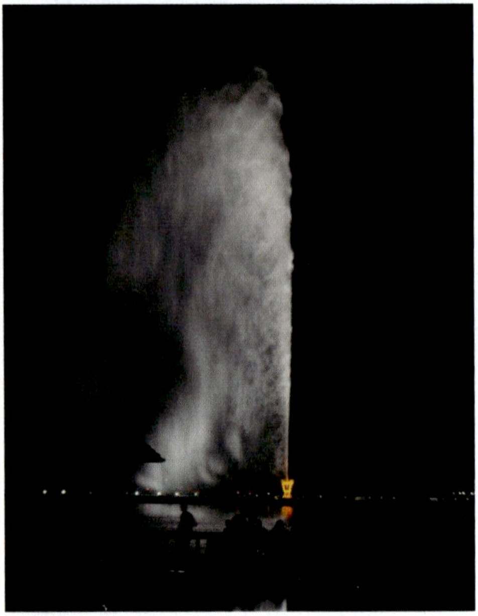

*Höchste Wasserfontäne der Welt in Jeddah (bis 312 Meter hoch)*

Im Gegensatz zu Riad gibt es in Jeddah einen richtigen Stadtkern – und dort gibt es Leben! Eine große Fußgängerzone, in der Männer, Frauen und Kinder unterwegs sind, wo es Kaufhäuser, kleine Läden und offene Märkte gibt. Warme Mahlzeiten jeglicher Herkunft, Obst, Schuhe, Schmuck, einfach alles wird dort verkauft. Auch hier war ich ohne Abaya unterwegs. Anfangs noch etwas unsicher, wurde ich bald von ausnahmslos positiven Reaktionen überrascht. Von Männern wurde ich freundlich, jedoch nicht aufdringlich behandelt. Sie zeigten sich erstaunlich anerkennend und erfreut, eine Frau ohne Abaya im Gewühl zu sehen, sogar Polizisten und Wachmänner hatten kein Problem damit. Auch viele Frauen schauten neugierig, sogar begeistert. Manchmal riefen mir ganze Gruppen von Frauen hinterher und wenn ich mich umdrehte, lachten sie und hielten ihre Daumen hoch. Um nicht zu sehr zu provozieren, hatte ich mich bewusst schlicht gekleidet: Locker sitzende, langärmelige Kleidung in einfachen Farben und Trekkingschuhe – also nicht besonders ladylike. Und das kam gut an. In der Menge trieben sich viele junge Männer herum, die versuchten, Parfüm an die Passanten zu verkaufen. Einige von ihnen liefen mir so hartnäckig hinterher, dass mir nichts anderes einfiel, als vorzuschlagen, die Polizei zu rufen. Das wirkte Wunder und sie verschwanden blitzschnell.

Am nächsten Vormittag lief ich vom Hotel aus ein paar Kilometer die Straße entlang, einfach so. Vorbei an einzelnen Häusern und endlosen offenen Plätzen mit der allgegenwärtig unaufgeräumten Felswüstenlandschaft, Schutt, Müll und Baustellen. Auf den Straßen war kaum Verkehr und einziges Fotoobjekt waren ein paar Skulpturen an einigen Kreisverkehren. Aus purer Langeweile fotografierte ich auch mal ein Haus; es war eigentlich nur die umgebende Mauer zu sehen, grüne Hecke und ein paar blühende Büsche. Ich wechselte dann auf die entfernt liegende Straßenseite und startete meinen Rückweg zum Hotel. Erst da bemerkte ich, dass das Haus ein Wachhäuschen hatte, von dem aus ich offenbar beim Fotografieren beobachtet worden war. Zum Glück war ich schon relativ weit weg, als sie nach mir riefen, so ignorierte ich sie und ging ohne in ihre Richtung zu schauen, zügig weiter.

Mir war klar, dass ich nun in Schwierigkeiten war. Ohne stehen zu bleiben, griff ich also in meine Schultertasche, entfernte mit einer Hand die SD-Karte aus meiner Kamera und ließ sie blitzschnell in meiner Unterwäsche verschwinden. Und das war keinen Moment zu früh! Von vorne fuhr ein Polizeiauto auf mich zu und stellte Fragen wegen des Fotografierens. Es waren einfache Patrouille-Polizisten, die wohl gerade ihres Wegs kamen und mir von den Wachmännern hinterhergeschickt worden waren. Sie wollten, dass ich einsteige, um zu dem Wachhäuschen zu fahren. Ich zeigte ihnen aber nur meine Kamera und erklärte, dass ich kein Foto von dem Haus hätte –, und ging dann einfach weiter.

Erstmal ließen sie sich das gefallen, aber ein paar Minuten später holten sie mich ein und schnitten mir den Weg ab. Es folgten etwa zweieinhalb Stunden Vernehmung auf dem Bürgersteig. Immer mehr Polizeiautos kamen dazu, weil die Polizisten ihren Boss dazugerufen hatten und der wiederum seinen Boss. Meine Kamera wurde ständig hin und her gereicht, aber keiner von ihnen wusste damit umzugehen, ja nicht einmal sie einzuschalten. Zwischendurch fuhren sie mit meiner Kamera davon, kamen dann wieder. Da keiner von ihnen Englisch sprach, wurde der Housing Supervisor des fotografierten Hauses hinzugezogen. Er war Äthiopier und sprach sehr gut Englisch. Durch ihn erfuhr ich, dass es sich bei dem Haus um einen ganz normalen Wohncompound handelte, in dem Amerikaner und Europäer, auch Deutsche, wohnten. Dank seiner Übersetzung konnte ich nun meine Story an den Mann bringen, die ich mir zurechtgelegt hatte: Ich hätte das Kunstwerk am Kreisverkehr fotografieren wollen, als ich merkte, dass mit der Kamera irgendwas nicht stimmte. Da aber die Sonne direkt auf mein Display schien, hätte ich darauf nichts erkennen können. Deshalb hätte ich mich umgedreht und die Kamera auf das Haus gerichtet. Dabei hätte ich dann herausgefunden, was los war, dass nämlich keine SD-Karte in der Kamera sei, die ich wohl zu Hause in Riad vergessen haben müsse! Fotografiert hätte ich das Haus keinesfalls.

Damit hatte ich eine schlüssige Erklärung dafür geliefert, dass es überhaupt keine Bilder in der Kamera gab. Die Jungs füllten Formulare über Formulare aus, es gab kein Ende. Ich musste in der ganzen Zeit in der prallen Sonne stehen, bekam aber auf mein Verlangen hin wenigstens eine kleine Flasche Wasser. Insgeheim tat mir das Land leid, in dem Fotografieren als so bedrohlich empfunden und solch ein Aufwand betrieben wird, nur weil jemand ein einfaches Wohnhaus ablichtet. Und es amüsierte mich, die Männer so leicht ausgetrickst zu haben. Der Äthiopier erklärte mir, dass die Polizisten mir deshalb so viele Fragen stellten, weil sie sicherstellen müssen, dass ich keine Angestellte bin, die von ihrem Arbeitgeber wegläuft. Wie konnte ich das vergessen? Für alles, was ich in diesem Land mache, trägt mein Arbeitgeber die Verantwortung und es gibt große Probleme mit Angestellten, die weglaufen und aus dem Land fliehen wollen. Auch wenn das in meinem Fall wohl nicht sehr nach Flucht aussah, mussten sie ihre ganze Bürokratie durchziehen.

Als es Zeit für Salah (das moslemische Mittagsgebet) wurde, stiegen alle in ihre Autos und fuhren zur Moschee. Ich wurde mit zwei bewaffneten Soldaten, die auf mich aufpassen sollten, zurückgelassen. Nach ungefähr 20 Minuten kamen sie zurück und das Spiel ging weiter.

Irgendwann löste sich der Pulk dann doch auf und ich fuhr mit einem Polizisten zum Hotel, gefolgt von meinem äthiopischen Dolmetscher. Dort zeigte ich meinen Reisepass und eine gestempelte Kopie meiner Arbeitserlaubnis vor. Aber natürlich reichte das nicht. Der junge Polizist rief das Kalif Sutari Hospital in Jeddah an (die „Zweigstelle" des KSH in Riad) und recht bald fuhr ein Government Representative des Krankenhauses vor. Dieser schien mit solchen Situationen vertraut zu sein und teilte meine halb amüsierte, halb genervte Haltung. Nachdem der Polizist so eine Art Schulheft fast ganz voll geschrieben hatte, musste der Krankenhaus-Vertreter alle Seiten unterschreiben und dann sollte auch ich das tun. Auf meinen Einwand, dass ich gar nicht lesen könne, was ich da unterschreiben soll, weil es auf Arabisch war, wurde gar nicht eingegangen. Also unterschrieb ich auf jeder Seite und prustete beinahe laut los, weil sich niemand daran störte, dass ich als

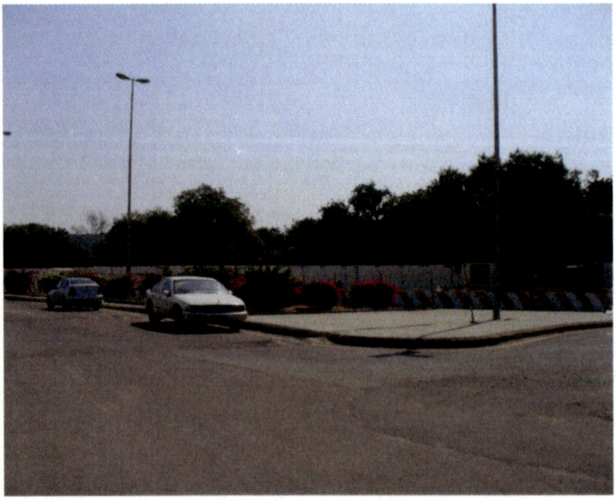

*Das Foto, welches mir ein langes Verhör in Jeddah einbrachte*

Unterschrift lediglich jeweils drei Kreuzchen, „XXX“, hinkritzelte. Ich bekam meine Kamera zurück, mir wurde erklärt, dass „der Fall“ abgeschlossen sei – und damit war der Spuk so plötzlich vorbei, wie er begonnen hatte. Es störte übrigens niemanden, dass ich auch bei dieser Gelegenheit ohne Abaya unterwegs war.

Eigentlich hatte ich den Nachmittag noch einmal am weit entfernten Hotelstrand verbringen wollen, aber es war spät geworden und der Bus war längst weg, also steckte ich nach meinem speziellen Abenteuer in der Einöde der Hotelumgebung fest. Ich erfrischte mich kurz in meinem Hotelzimmer, pulte die SD-Karte heraus, steckte sie in die Kamera und machte mich wieder auf Wanderschaft. Trotzig fotografierte ich weiter – diesmal nur etwas vorsichtiger…

Die Idee, einen Kurzurlaub innerhalb des Landes zu verbringen, war sicher nicht die beste. Der fast eineinhalbstündige Flug und der Aufenthalt am Meer, der zur Erholung gedacht war, suggerierten mir irgendwie, dass ich mich frei bewegen könnte. Es fiel mir schwer, nicht zu vergessen, dass ich noch immer im selben Land war, an einem Ort, wo die gleichen Regeln gelten wie in Riad. Und dass Jeddah so viel offener ist als Riad, kann ich nicht bestätigen. In Riad fällt es mir jedoch leichter, mich den Gepflogenheiten anzupassen. Es liegt mitten in der Wüste und ich bin in erster Linie zum Arbeiten dort, nicht zum Vergnügen – das hilft.

Ich wäre nicht überrascht gewesen, wenn meine Vorgesetzten durch das Krankenhaus in Jeddah über den „Vorfall“ unterrichtet worden wären und ich eine weitere Abmahnung bekommen hätte. Aber bis jetzt ist alles ruhig…

Seit ich zurück in Riad bin, ist das Wetter durchweg sonnig mit milden Temperaturen. In der Mittagssonne wird es sogar noch warm genug, um sich am Pool zu sonnen, aber im Schatten ist es schon unangenehm kühl. Ideal ist das Wetter jetzt für Wüstenwanderungen, deshalb habe ich mich letztes Wochenende mal wieder einem Hash-Walk angeschlossen. Auf der Arbeit läuft alles seinen Trott, ohne besondere Vorkommnisse… und die Zeit, die rast nur so voran!

Liebe Grüße

*von Ulla*

# 26. Professionelle Pflege versus Dienerschaft

**24.3.2009, 10:28 Uhr**

Den Winter hat Saudi-Arabien nun hinter sich gelassen, und der Frühling präsentiert sich mit Phasen angenehm milden Wetters, aber auch relativ häufigen Sandstürmen. Am 10. März saß ich gerade in meinen Compound an den Gemeinschafts-Computern, als es so heftig losstürmte, wie selbst viele Saudis es noch nicht erlebt haben: Kurz zuvor war draußen noch blauer Himmel und Sonnenschein, und plötzlich verdunkelte es sich. Rote Sandwolken umhüllten das Gebäude und die ganze Stadt! Einige Minuten sah es aus wie ein Höllenfeuer, weil von oben die Sonne durch die rötlichen Staubwolken schien – ein unglaublicher Anblick! Ich griff meine Kamera und rannte raus, um ein paar Bilder einzufangen. Kurz danach wurde es noch dunkler und der sandige Staub drang durch alle Ritzen ins Gebäude. Nach kurzer Zeit war die Luft derart von Staubpartikeln geschwängert, dass das Hauskeeping-Personal Mundschutz anlegte. Ich verzog mich in mein Appartement, welches zur Innenseite des Gebäudes und daher geschützter liegt. Soweit ich weiß, hat der Sturm außer der Verschmutzung keinen direkten Schaden angerichtet; es gab jedoch zahlreiche Autounfälle, weil viele Fahrer nicht früh genug anhielten, als sich die Sicht rapide verschlechterte. Auf dem Grund des Swimmingpools im Innenhof hatte sich durch den Sturm eine dicke Sandschicht abgelagert, die abgesaugt werden musste.

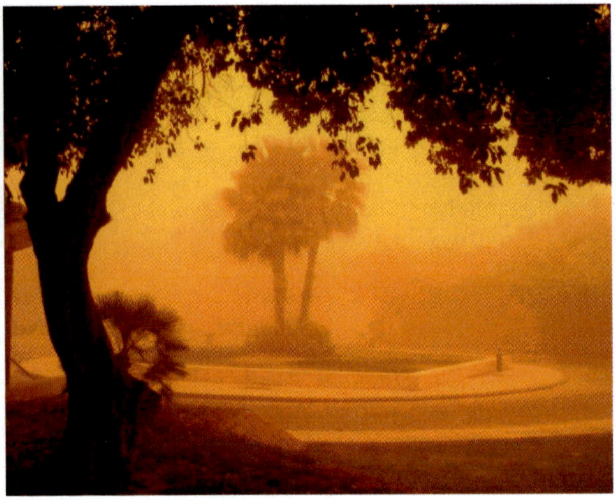

*Rot leuchtender Sandsturm in Riad*

So stürmisch es gelegentlich draußen war, so ruhig verlief der Winter für mich auf meiner Station U2. Die letzte angekündigte Abmahnung habe ich nie erhalten und es gab auch keine weiteren. Gelegentlich dachte ich, es wäre mal wieder so weit, wenn es zu einem kleinen Zwist mit Patienten kam, aber nichts passierte. Keine Ahnung, ob man mich jetzt einfach in Ruhe lässt, weil es ansonsten einfach zu lächerlich wird, oder bloß, weil mein Vertrag bald endet. Ich bin selbst erstaunt, dass ich mittlerweile fast wieder so happy hier bin wie am Anfang. Solange es keinen unangemessenen Ärger für die nichtigsten Anlässe gibt, lässt es sich hier gut aushalten – es bleibt nur der „ganz normale Wahnsinn" zu ertragen.

Es gibt immer wieder kleine Ärgernisse, zum Beispiel kann ich mich nicht an die Handy-Manie der Saudis gewöhnen. Wenn das Handy klingelt, dann gerät alles andere in Vergessenheit: Ehre, Familiensinn, Verwandte und Respekt gegenüber anwesenden Personen – als ob ihr Leben davon abhinge, das Telefonat anzunehmen! Es kommt vor, dass mir ein Verwandter, der als Sitter mit im Krankenzimmer untergebracht ist, bei der Pflege des Patienten hilft. Wenn es dann dazu kommt, dass wir den alten Vater oder die Mutter auf die Seite drehen, damit ich den Rücken waschen und die Laken wechseln kann, bin ich ein ums andere Mal entsetzt, wenn Sitter ihren sonst so hoch verehrten Anverwandten auf der Stelle loslassen, sobald ihr Handy klingelt! Es ist nicht so, dass sie den Anrufer nur kurz bitten würden, später noch mal anzurufen, nein, es wird dann ausführlich geredet und ich kann zusehen, wo ich anderweitig Hilfe herbekomme, um weiterzumachen. Ebenso passiert es, dass Patienten klingeln und gerade in dem Moment, in dem ich ins Zimmer komme, ihr Handy bimmelt. Anstatt mir mitzuteilen, was sie eigentlich von mir wollten, führen sie lieber in aller Ruhe ihr Telefonat. Ich stehe dann ungehalten da und warte, bis sie endlich fertig sind. Am liebsten würde ich in solchen Momenten umgehend kehrtmachen; der Haken ist nur, dass sie Minuten später wohl erneut klingeln würden und ich den Weg zum Zimmer doppelt laufen müsste.

Einmal half mir eine Tochter, ihren Vater aufzusetzen, als ihr Handy klingelte. Augenblicklich ließ sie den alten Mann in die Kissen zurückplumpsen und widmete sich dem Anruf. Ich wartete einen Augenblick den Verlauf des Gesprächs ab, und als ich den Eindruck bekam, dass es wohl länger dauern würde, machte ich tatsächlich auf dem Absatz kehrt und verließ das Zimmer. Die Tochter bemerkte meine abrupte Reaktion und versuchte, mich zurückzurufen: „Wait, sister, I'm finished now!". Ich drehte mich nur kurz an der Tür um und antwortete: „Thanks, I'm finished, too"! – und verschwand. Ich kann so etwas nicht mehr ertragen. Die Familie beschwerte sich daraufhin und wollte mich nicht mehr als Pflegerin haben. Ich wartete gar nicht erst, bis Irene mich ihrerseits in ihr Büro zitierte, sondern erzählte es ihr direkt und fügte hinzu, dass ich mir auch künftig solches Verhalten nicht mehr bieten lassen würde. Oh Wunder, es gab keinerlei „Nachspiel".

Besonders Frauen stürzen sich sofort auf ihr Handy, sobald es klingelt. Ich vermute, dass das Handy häufig von Männern instrumentalisiert wird, um ihre weiblichen Verwandten zu kontrollieren – und wenn sie nicht erreichbar sind, bekommen sie Ärger. Wahrscheinlich steht es den Frauen auch nicht zu, ihrerseits das Gespräch zu beenden; das würde ihr Verhalten etwas verständlicher machen. Daher verkniff ich mir meinen Ärger, als mir eine alte Beduinen-Mama beim Bandagieren des gebrochenen Beins ihrer Tochter half und es prompt fallen ließ, als das Handy in der Handtasche losging. Man sollte dennoch meinen, dass wenigstens so viel Zeit übrig sein sollte, das Bein vorsichtig abzulegen. Auf der anderen Seite beschwören mich Anverwandte oft mit besorgt wiederholtem „Shweia, shweia" (langsam, langsam!), noch bevor ich einen Patienten überhaupt angefasst habe. Für mich passt das nicht so recht zusammen.

Nachdem Patienten zum OP gebracht wurden, beziehen wir die Betten komplett neu und bereiten die Zimmer auf ihre Rückkehr vor. Immer wieder erlebe ich, dass sich danach die Verwandten auf dem frischen Bett breitmachen und schlafen, fernsehen oder essen. Üblicherweise werden pro Zimmer zwei Essenstabletts geliefert, je eins für den Patienten und seinen Sitter. Ist der Patient aber im OP, werden oft beide Tabletts von der wartenden Verwandtschaft leer gegessen – und nach der Rückkehr des Patienten fragen sie dann, ob dieser denn kein Essen bekäme …

Zum Verzweifeln ist zuweilen auch die Mithilfe von Maids bei der Pflege. Ihre Aufgabe ist der meinigen so entgegengesetzt, dass die Zusammenarbeit nur unter großen Kompromissen möglich ist. Professionelle Pflege kann ich in solchen Zimmern total vergessen. Während mir daran gelegen ist, den Patienten so aktiv und selbstständig wie möglich werden zu lassen, kommt die Maid der ihr zugedachten Pflicht des Bedienens nach. Auch wenn ihre Herrin am Knie operiert wurde und ansonsten keinerlei körperliche Einschränkungen hat, wäscht sie ihr das Gesicht und die Arme, kämmt ihre Haare und cremt sie ein. Das Dumme ist nur, dass so mancher Patient auch von mir solchen Service erwartet. Das sind die typischen Situationen, die nach Ärger riechen, besonders, weil viele meiner Kollegen (besonders die Philippiner und Inder) genau dieser Erwartungshaltung nachkommen und ich dann die erste Pflegeperson bin, die sich dagegen sträubt. Es scheint auch kaum eine Kollegin an rückenschonenden Techniken interessiert zu sein. Es wird den laienhaften Vorstellungen des Patienten und seiner Familie Folge geleistet – und diese erwarten, dass der Patient gehoben wird: vom Bett in den Rollstuhl, vom Fußende zum Kopfende und so weiter. Den meisten meiner Kollegen sind Alternativen weitgehend unbekannt und wenn ich versuche, sie ihnen beizubringen, wird abgewunken. Es fehlt aber nicht nur an Kenntnis besserer Techniken, sondern auch an brauchbaren Hilfsmitteln.

Manchmal schaffe ich es dennoch, gute Miene zum bösen Spiel zu machen und den Kompromiss einigermaßen akzeptabel zu gestalten. Die Patienten strahlen dann und loben mich, „Queyes, sister!" (sehr gut, Schwester!), und die Maids stopfen meine Taschen mit Schokolade voll. Noch immer versuche ich, die Mentalität dieser (oft malaysischen) Maids nachzuvollziehen. Sie passen sich scheinbar so mühelos in ihre Sklavenrolle ein; bei manchen habe ich den Eindruck, sie wären völlig überfordert, wenn man sie aus dieser Rolle befreite;

wahrscheinlich würden sie freiwillig bei ihren Herren bleiben. Mich erfüllt es dennoch mit Unbehagen, wenn ich das Zimmer eines eigentlich sehr netten Patienten betrete und die zierliche Maid hockt wie ein Hündchen auf einem kleinen Teppich auf dem Boden – unter dem Beistelltisch! Zahlreiche Verwandte sitzen ringsherum auf Stühlen, es duftet nach arabischem Kaffee und Datteln, die in reich verziertem Geschirr dargeboten werden. Will ich dem Patienten seine Tabletten geben und die Tochter macht Anstalten, dass sie das übernehmen will, dann weiß die Maid dennoch sofort, was sie zu tun hat: Sie springt auf, gießt etwas Wasser in einen Becher und reicht ihn der Tochter – damit diese dann die Tabletten verabreichen kann.

Ich hatte vor einigen Monaten eine Maid erwähnt, die Tag und Nacht bei ihrer Herrin verweilte bis zur Erschöpfung. Die Patientin ist noch immer bei uns und die arme Maid lebt seit nunmehr fast sechs Monaten mit in diesem Zimmer – ohne einen freien Tag oder eine freie Stunde. Seit langem versuchen wir, die 85-jährige Patientin zu entlassen, aber die Familie verzögert dies ein ums andere Mal. Es gab unzählige Interventionen seitens des Krankenhausmanagements, Konferenzen, Gespräche, aber über die Effizienz des Managements brauche ich mich wohl nicht weiter auszulassen. Mir ist noch immer unbegreiflich, warum die Patienten hier solche Macht haben. Sie bekommen einfach alles, was sie wollen, auch wenn es medizinisch keinen Sinn macht oder sogar unverantwortbar ist. Auf der Herzstation beispielsweise verlangte ein Patient ein neues Herz, obwohl die Ärzte ihm sagten, dass eine Transplantation in seinem Fall noch gut 15–20 Jahre warten könne. Er bestand dennoch darauf – und selbstverständlich bekam dieser Patient ein neues Herz eingepflanzt!

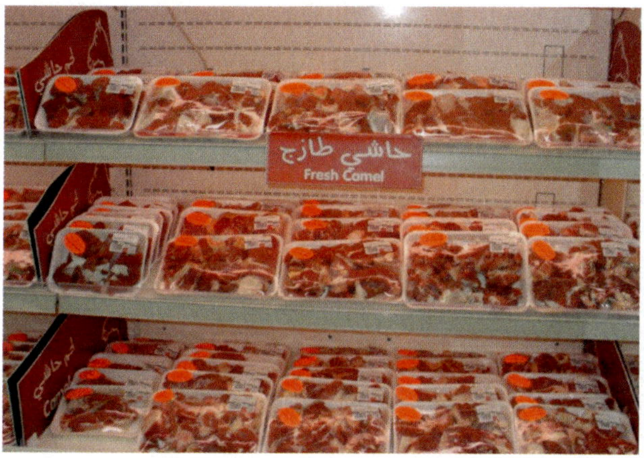

*Normaler Artikel im Supermarkt: Kamelfleisch*

Kurios finde ich es, wenn Patienten und Angehörige das Zimmerinventar zweckentfremden: Die Kanne für Trinkwasser finde ich oft im Badezimmer wieder, da die Saudis sie zur Intimwäsche nach dem Toilettengang benutzen; die Plastikschüssel für die Patientenwäsche wird zur Fußwäsche vor dem Gebet gebraucht und dann dreckig auf dem Boden hinterlassen; Einwegwaschlappen werden zum Einwickeln von Speisen verwendet. An solche Dinge habe ich mich längst gewöhnt und sie bereiten mir keine Kopfschmerzen mehr. So sind sie halt, die

Saudis... Auch dass sie minutenlang die Motoren ihrer Autos laufen lassen, während sie für einen kleinen Einkauf in einen Laden gehen oder auf jemanden warten, ist nicht ungewöhnlich.

Das Arbeitsklima auf U2 ist meist recht angenehm und daran hat Irene sicherlich ihren Anteil. Ich frage mich oft, wie sie es schafft, als offene, geradlinig und fair erscheinende Person in diesem System zu überleben. Das Management über ihr ist so arrogant und kontraproduktiv, dass es kaum auszuhalten ist. Ein Kollege ging vor einiger Zeit rüber in das Gebäude, in dem Teile der Verwaltung sitzen, um irgendwelche Formalitäten zu erledigen. Man teilte ihm dort mit, dass die zuständige Person im Urlaub sei, und schickte ihn stattdessen zum Programmdirektor, dessen Büro gerade um die Ecke lag. In diesem Gebäude stehen alle Bürotüren offen und mein Kollege betrat daher ganz unbefangen das Büro und war überrascht, vom Programmdirektor barsch abgewiesen zu werden. Über Irene erfuhr er dann, dass sich der Direktor über ihn beschwert hatte. Der Kollege sei nicht befugt, ihn direkt anzusprechen, sondern habe den offiziellen Weg über die Head Nurse zu gehen, wenn er irgendetwas von ihm wolle!

Ebenso wurden Mitarbeiter, die sich wegen Unstimmigkeiten auf der Gehaltsabrechnung direkt ans Payroll-Büro (Lohnbüro) wandten, angewiesen, dies nicht zu tun. Hier darf längst nicht jeder mit jedem reden, sondern es wird darauf bestanden, dass der lange Dienstweg, egal wie unsinnig er im Einzelfall erscheint, eingehalten wird. Unterdessen wird hier die „Saudization" kräftig vorangetrieben. Mehr und mehr saudisches Personal wird ausgebildet und eingestellt, vor allem in höheren Positionen. Kala, die im Januar nach sechsmonatiger „Saudi-Pause" aus Schweden zurückgekehrt ist, prophezeit schon einen daraus resultierenden düsteren Werdegang des Krankenhauses in den nächsten zehn Jahren und ich denke, sie könnte recht behalten. Was für eine Genugtuung, wenn saudische Patienten sich zukünftig von ihresgleichen bedienen lassen müssen. Auch die größtenteils eher untalentierten, jedoch sehr von sich überzeugten saudischen Ärzte können sich dann auf Pflegepersonal ähnlichen Kalibers verlassen.

Direkt nach meinem zweiten Südostasien-Urlaub im Februar war ich für einige Nachtdienste eingeteilt. Die Routine in dieser Schicht ist etwas anders als am Tage. Insgesamt ist es ruhiger, da nachts weder OP-Betrieb herrscht noch Diagnostik durchgeführt wird und weniger Personal anwesend ist. Unangenehm fand ich, dass sich die meisten Kollegen, zumindest während sie Papierkram und Computerarbeit erledigen, per MP3-Player völlig „wegschalten". Mit Knopflautsprechern in den Ohren, aus denen laute Musik herausdröhnt, sind sie für niemanden ansprechbar. Natürlich ist das verboten, aber nachts kontrolliert es niemand.

Angesichts all dieser negativen Aspekte mag man sich wundern, dass es mir so gut geht. Das liegt daran, dass ich mich weitgehend an die Umstände gewöhnt habe, die zudem eingeflochten sind in eine ansonsten durchaus angenehme, wenn auch sehr eingeschränkte Lebensweise. Für eine Weile lässt es sich in solch einem Vakuum gut aushalten. Beinahe tut es mir leid, dass mein Vertrag bald endet! Saudi-Arabien ist mittlerweile mein Zuhause; ich habe mich hier eingelebt, bin eingearbeitet und habe mich mit den Gegebenheiten arrangiert. Und es ist ja nicht so, dass in Deutschland alles rosig wäre, dennoch freue ich mich auch auf die Rückkehr!

Liebe Grüße,

*Ulla*

# 27. Janadriyah Festival

## 28.3.2009, 20:23 Uhr

Einmal jährlich findet in Riad das größte und bedeutendste Volksfest der arabischen Welt statt: Das Janadriyah Festival, welches sich über die Jahre zu einer Mischung aus traditionellem Festival, Volksfest und Messe entwickelt hat. Der Veranstaltungsort liegt etwas außerhalb von Riad, nicht allzu weit vom Flughafen entfernt. Gewöhnlich für Februar anberaumt, wurde das zehntägige Event in diesem Jahr aus irgendeinem Grund im März abgehalten.

In der ersten Woche darf das Festival ausschließlich von Männern besucht werden. Da das Gelände nahe einer Kamelrennbahn liegt, ist auch das Spektakel mehrerer Kamelrennen Teil der ersten Festivaltage (Frauen dürfen generell nicht bei Kamelrennen anwesend sein; und wenn, dann nur in Begleitung ihrer Ehemänner). In der Vergangenheit war die erste Woche gefolgt von drei Festtagen für die Frauen. In diesem Jahr wurden diese Frauentage erstmals in Familientage umgewandelt und viele Saudis sind sehr stolz und froh über diesen Fortschritt. Für die Mutawas (Religionspolizei) war natürlich Hochkonjunktur angesagt, fühlen sie sich doch dazu berufen, die Moral zu erhalten. Saudi-Arabiens erstes geschlechtergemischtes Volksfest stellte eine große Herausforderung für sie dar und entsprechend stark zeigten sie Präsenz.

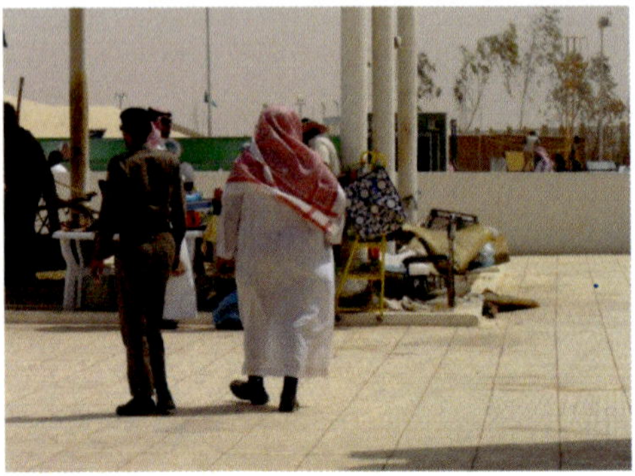

*Das meistgefürchtete Duo: ein Religionspolizist (Mutawa) in Begleitung eines normalen Polizisten*

Nur wenn ein Mutawa in Begleitung eines normalen Polizisten auftritt, hat er das volle Recht, sein Amt auszuüben. Deshalb traten sie beim Janadriyah Festival ausschließlich in dieser Kombination auf. Überall sah man diese „Pärchen" über das Gelände patrouillieren; manche fuhren mit Polizeiautos durch die Straßen und wiesen über einen Lautsprecher Leute zurecht, vor allem die wenigen westlichen Besucher. Abaya und komplette Haarbedeckung war angesagt, und ich habe kaum eine saudische Frau gesehen, die ihr Gesicht gezeigt hätte. Zu Beginn hatte ich meinen Schal noch in der Tasche und trug nur meine Abaya, so wie ich es gewohnt bin, aber schon bald schnauzte mich der erste Mutawa an:

„Cover your hair". Da ich mir sicher bin, dass dies für viele dieser Religionswächter der einzige Satz ist, den sie auf Englisch kennen, antwortete ich frech: „And you shave your beard!" Ich hatte Glück – er schien es nicht zu verstehen. Den Schal habe ich mir dann um den Kopf gewickelt, um meine Ruhe zu haben. Ein paar Tage später traf ich im Krankenhaus eine Physiotherapeutin, die ebenfalls das Festival besucht hatte und von einem Mutawa des Geländes verwiesen worden war, weil sie sich irgendwo hingesetzt hatte und dabei die Abaya ein Stück hochgerutscht war, sodass man einen Teil ihres nackten Beins sehen konnte.

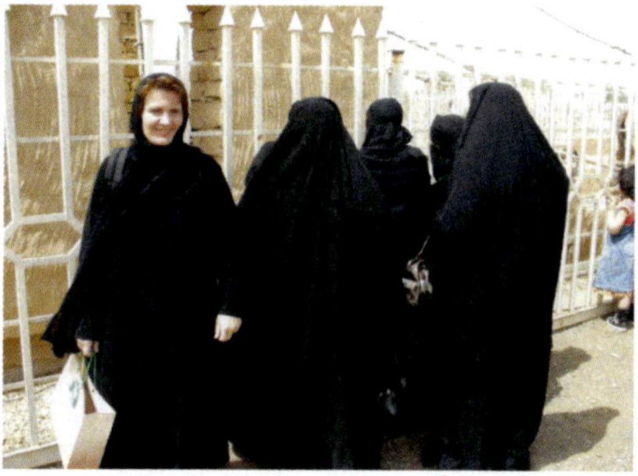

*Auf dem Janadriyah-Festival war nicht nur die übliche Abaya, sondern auch Kopfbedeckung Pflicht*

Selbst der saudischen Bevölkerung geht die Macht und übertriebene Religiosität der Mutawas zunehmend gegen den Strich und es werden mehr und mehr Beschwerden laut. Es ist interessant, welche Artikel diesbezüglich manchmal in der Zeitung „Arab News" erscheinen. Einmal besuchte eine saudische Geschäftsfrau aus Jeddah eine Zweigstelle ihrer Firma hier in Riad. Weil sich ein Meeting verzögert hatte, trank sie derweil mit einem Mitarbeiter Kaffee und besprach dabei Geschäftliches. Die beiden wurden von Mutawas verhaftet und eingesperrt, weil sie miteinander redeten, ohne verheiratet zu sein, und ihnen deswegen unmoralisches Verhalten vorgeworfen wurde. Erst der einflussreiche Ehemann der Geschäftsfrau konnte nach mehreren Stunden eine Freilassung bewirken.

In einer Provinz regten sich Eltern darüber auf, dass die örtliche Schule verlangte, dass schon achtjährige Mädchen komplett verschleiert zur Schule gehen sollten. Gemäß dem Koran ist das Tragen der Abaya erst ab der Pubertät obligatorisch, aber die Schule bestand auf die neu eingeführte Regel. Den scheinbar unaufhaltsam fortschreitenden Lockerungen im Land wird immer wieder versucht, mit solchen Maßnahmen und übertriebener Strenge entgegenzuwirken.

Gut eingepackt in Abaya und Schal ließ sich das Festival dennoch genießen, zumal es nicht zu heiß war und ein angenehmer Wind wehte. Es war höchst interessant, einmal so viele Saudis in freier Wildbahn zu beobachten. Ein bisschen sah es aus wie auf einem Schachbrett: Alle Frauen völlig in Schwarz gehüllt und alle Männer in weißer Thobe (lange Tunika) und meist rot-weißer Ghutra auf dem Kopf. Farbtupfer entstanden lediglich durch Kinder und bunte Taschen. Für mich war es die erste und einzige Gelegenheit, Saudis relativ offen zu fotogra-

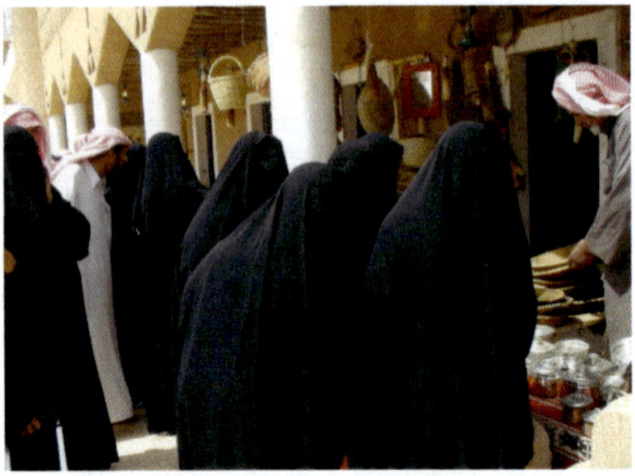

*Auf dem Markt des Janadriyah-Festivals*

fieren; dezente Zurückhaltung war dennoch geboten.

Zusammen mit einer finnischen Krankenschwester war ich rund sieben Stunden auf dem Gelände unterwegs und habe dennoch längst nicht alles sehen können. Die Darbietungen reichten von Open-Air-Demonstrationen traditioneller Arbeitsweisen (zum Beispiel Vorrichtungen, an denen eingespannte Kamele Wasser aus einem Brunnen fördern) über Ausstellungen in Zelten und Museen bis hin zu massiven Gebäuden, in denen Banken, Privatkliniken, Mobilfunk- und Autofirmen ihre Geschäfte vorstellten. Auch manche Ministerien waren – teilweise in eigenen Gebäuden – mit Ausstellungen und Vorträgen vertreten (zum Beispiel Ministry of Health, Ministry of Human Rights) und auch das Saudi Red Cross hatte eine Bühne aufgebaut und veranstaltete Kinderanimation.

Ein besonderes Highlight war der Souk, auf dem allerlei Selbstgemachtes verkauft wurde; von Holzschüsseln und Ledersandalen bis hin zu Gebäck, Datteln, Honig und Gewürzen sowie kommerziell hergestellten Waren wie Shishas (Wasserpfeifen) oder Messingkannen mit langem Schnabel und omanischen Krummdolchen fand sich hier vieles, was man gemeinhin mit Arabien verbindet. Kinder wurden auf bunt geschmückten Kamelen herumgeführt. Die Atmosphäre war jedoch anders, als man sie sich auf einem orientalischen Volksfest vorstellen würde. Es gab keine Musik und die Trauben schwarz verhüllter Frauen vor den Verkaufsständen wirkten doch etwas befremdlich; dazu die allgegenwärtige Präsenz der strengen Mutawas. Natürlich fehlte es auf dem Gelände nicht an offenen Plätzen mit riesigen ausgebreiteten Gebetsteppichen, auf denen die Männer den obligatorischen Gebeten nachkommen konnten. Moscheen dienten der Ausstellung von islamischen Lehren und Traditionen.

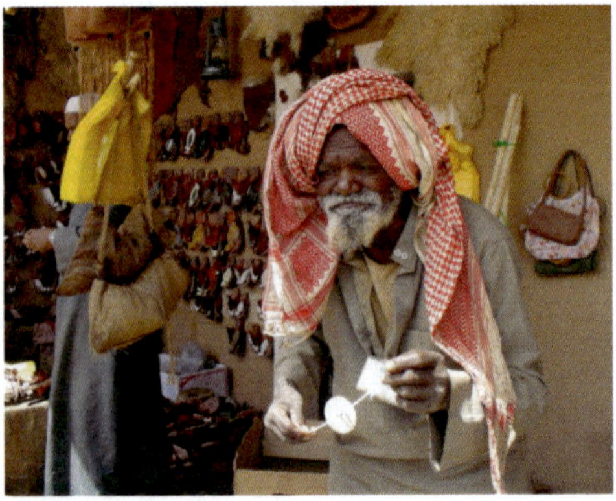

*Ein Beduine verkauft Ledersandalen*

Gegen Mittag hielten wir Ausschau nach etwas Essbarem. Viele Alternativen gab es nicht, es gab keine bunten Imbissbuden oder Ähnliches. So erstanden wir an einer Art Kantine ein paar Portionen Reis, Fisch, Soße und Brot (das aussah wie ein schwammiger Vileda-Lappen), welche aus riesigen Töpfen abgefüllt wurden. Der offene Gastraum war nicht nach Geschlechtern getrennt. Immer wieder fielen wir an diesem Tag als westliche Besucher auf, und wurden des Öfteren von gänzlich verschleierten saudischen Frauen, aber auch einigen Männern, gefragt, wie uns das Festival gefällt, die dazu stolz die wenigen Brocken Englisch benutzten, über die sie verfügten.

Am Nachmittag sichteten wir ein größeres Gebäude, welches wie ein Stadion anmutete. Gemäß saudischer Bauweise war es von einer weiteren Mauer umgeben. Um eingelassen zu werden, musste sich jeder einem Check mit dem Metalldetektor unterziehen: Keine Kameras waren erlaubt, und kein Zutritt für Männer. Der größte Teil des inneren Gebäudes war Baustelle und wir folgten dem Strom von Frauen, die sich hineindrängten. An der Rückseite von Absperrungen und Baumaterialien kamen wir zu einem halbwegs fertiggestellten Bereich. Wir überquerten eine leicht abschüssige Bühne mit Betonboden, um zum Zuschauerraum zu gelangen. Dieser befand sich hinter riesigen Glasscheiben und teilte sich in drei Bereiche. Der mittlere war etwas höher gesetzt und sah vergleichsweise nobel aus. Da es dort die meisten freien Plätze gab, schlug ich vor, dass wir es dort zuerst versuchen. Tatsächlich hinderte uns niemand daran oder stellte Fragen, und so wählten wir die erste Reihe und nahmen auf sehr bequemen Stühlen Platz. Die Bereiche links und rechts von uns waren nur durch hüfthohe Mauern abgeteilt, so konnten wir den gesamten Zuschauerraum beobachten, der sich wie ein Hörsaal hochstufte und in dem sich schätzungsweise 200 Frauen und Mädchen in schwarzen Gewändern tummelten; einige hatten ihren Gesichtsschleier abgelegt oder über den Kopf nach hinten geklappt.

Es dauerte nicht lange, bis eine Serviererin die Reihen entlangkam und Trinkwasser verteilte, aber danach passierte irgendwie gar nichts mehr und wir fragten uns, ob dort überhaupt etwas veranstaltet wurde – oder hatten wir uns nur in einen überdimensionalen Warte- oder Pausenraum für Frauen verirrt? Wir beschlossen, den Rückweg anzutreten und vorher noch eine Toilette aufzusuchen. Nahe der Bühne fragten wir nach dem „Hammam" (Badezimmer, WC)

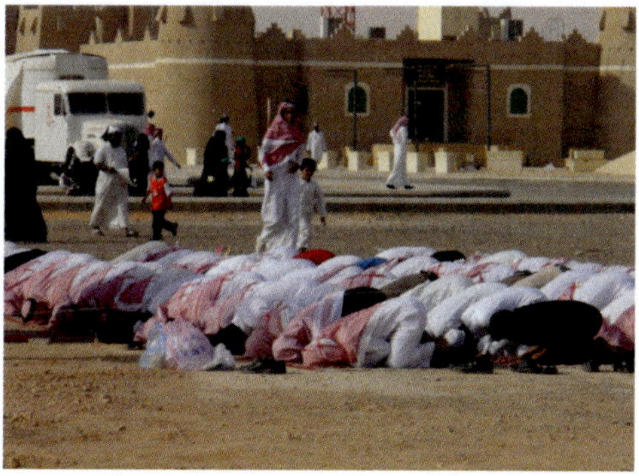

*Auch während des Festival-Besuchs fällt kein Gebet aus*

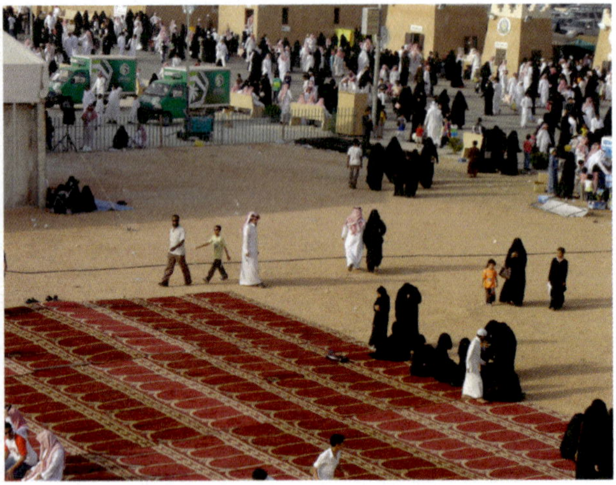

*Saudische „Schachbrett-Gesellschaft"*

und wurden in einen Korridor verwiesen, an dessen Ende es Toiletten gab. Noch ehe wir diese erreichten, wurde klar, dass wir im Backstage-Bereich gelandet waren. Junge Mädchen und Frauen in weit wallenden, farbigen Kleidern und Theaterschminke huschten von Zimmer zu Zimmer und plötzlich waren wir von ihnen umringt. Einige sprachen ein wenig Englisch und fragten uns neugierig aus, vor allem, wo wir herkommen. Nachdem sie unsere Antworten für die anderen übersetzt hatten, ging der Jubel los und es wurden Kameras und Handys gezückt, um sich mit uns fotografieren zu lassen. Nur von unseren Kameras (die wir natürlich mit reingeschmuggelt hatten) wollten sie sich nicht fotografieren lassen – typisch saudische Frauen. Noch bevor wir endlich die Toiletten benutzen konnten, informierten sie uns darüber, dass ihre Theatervorstellung in ein paar Minuten anfangen würde und wir sie unbedingt ansehen müssten.

Nun also gingen wir wieder zurück in unsere „V.I.P.-Lounge", erste Reihe. Wir wurden königlich bewirtet, ständig kamen in Tracht gekleidete Damen mit riesigen Tabletts herum und reichten Erfrischungen: Tee in schicken silberverzierten Gläsern, Wasser, arabischen Kaffee, gefüllte Datteln, Schokoladen, Knabbergebäck, dann Souvenirs wie kleine saudische Flaggen, und sogar Zeitungen (ausschließlich in arabischer Sprache, so wie alles auf dem Festival). Irgendwann wurde es auf der Bühne rege. Anfangs wunderten wir uns darüber, dass die helle Beleuchtung im Zuschauerraum weder abgedunkelt noch ausgeschaltet wurde und es dagegen unten auf der Bühne die ganze Zeit recht dunkel blieb. Wir konnten nur darüber spekulieren, dass dies vielleicht so beabsichtigt war: Die Frauen auf der Bühne zeigten alle ihr unverschleiertes Gesicht, und obwohl sowohl die Zuschauer als auch das Personal ausnahmslos weiblich waren, sollten ihre Gesichter wohl nicht allzu deutlich zu sehen sein. Die Lichtverhältnisse und die Glaswand, die uns vom Bühnenbereich trennte, stellten ein wirksames Hindernis zur Erstellung brauchbarer Fotos dar. Man hatte also gut vorgesorgt, dass die Gesichter der Schauspielerinnen nirgendwo öffentlich erscheinen. Es wurde bald klar, dass es sich um eine eher semi-professionelle Tanzvorstellung handelte, die von einer Moderatorin unablässig und in ohrenbetäubender Lautstärke über Mikrofon kommentiert wurde. Die Frauen rings um uns herum jubelten ein ums andere Mal laut los und klatschten, und wir lachten uns kaputt über diese ulkige Veranstaltung. Zeitweise kümmerte sich kaum jemand um die Darbietung unten auf der dunklen Bühne, denn man war so beschäftigt mit den Aufmerksamkeiten, die alle paar Minuten verteilt wurden, und manche lugten nur gelegentlich mal über den Rand der Zeitung hinweg, um das Treiben auf der Bühne zu verfolgen.

Zurück auf den Straßen und Gassen des Janadriyah-Geländes, stürzten wir uns in die inzwischen merklich verdichtete Menge von Festivalbesuchern. Wir betraten ein Haus, welches erst kürzlich errichtet worden war und auf drei Stockwerken typisch saudische Wohnkultur zeigte. Einer der Aussteller lud uns ein, im Hinterzimmer mit seiner Familie zu speisen – und ehe wir uns versahen, wurden wir durch eine Tür geschoben, die direkt hinter uns wieder verschlossen wurde. Wir standen in einem Raum mit winzigen Fenstern, bunt bemalten Wänden und Fensterläden. Auf dem Boden hockten sechs oder sieben verschleierte Frauen um eine Art Picknick herum, die sofort Platz machten und uns in ihren Kreis einluden. In der Mitte stand ein riesiger Topf mit einer weißlich-bräunlichen puddingähnlichen Masse, die etwas angebrannt roch. Wir bekamen Löffel und sollten, nachdem immer wieder etwas Honig auf die Oberfläche gegossen wurde, davon essen. Es gab auch lange, breite Brotlaibe, die über offenem Feuer gebacken worden waren, außerdem verschiedene Schüsseln mit undefinierbaren Pasten und Cremes.

Später schlenderten wir weiter und sahen uns eine russische Fotoausstellung an, die wegen der großen Population von Russen in Saudi-Arabien ein Gebäude für das Festival zur Verfügung gestellt bekommen hatte. Langsam wurde es dunkel, aber der Besucherstrom schwoll weiter an. Viele Ausstellungen schlossen während der Gebetszeiten ihre Tore – wie könnte es auch anders sein – und langsam wurden wir müde von den vielen Eindrücken und dem Laufen. Leider wurden an diesem allerletzten Festivaltag keine traditionellen Tänze mehr aufgeführt. Wir hätten gerne live gesehen, wie die Männer ihre Schwerter kunstvoll synchron in die Luft werfen und dabei drehende Tanzbewegungen machen.

Sei's drum, es war ein rundum interessanter Tag, der uns Einblicke in die saudische Kultur bot, wie wir sie in unserem Krankenhausalltag nicht haben.

Liebe Grüße

*von Ulla*

# 28. One-Way Ticket, please!

## 07.04.2009, 11:05 Uhr

Während meiner letzten Wochen in Saudi-Arabien versuche ich noch alles mitzunehmen, was geht: das Festival, Wüstenwanderungen so oft wie möglich, Extradienste – und einmal habe ich mich sogar auf eine der vielen Partys schleifen lassen, die oft in den verschiedenen Botschaften im Diplomatic Quarter, der amerikanischen Army-Base oder irgendwelchen westlichen Firmen-Compounds stattfinden. Wie erwartet zeigte sich jedoch, dass ich während der letzten zwei Jahre nichts verpasst habe. Es sollte eine irische Feier anlässlich des St. Patrick's Day in Irland sein und wurde in Salwa, einem britischen Compound am anderen Ende der Stadt, abgehalten. Um überhaupt eingelassen zu werden, musste man sich per E-Mail anmelden und auf die Gästeliste setzen lassen. Erst landete ich auf einer Warteliste, aber nachdem einige Leute abgesagt hatten, war ich definitiv dabei. Das war die erste Hürde. Als wir am Tag der Party am Eingang zum Compound ankamen, wurde unser Taxi angehalten und wir wurden gefragt, wohin wir wollen. Nach diesem ersten Check durch den Wachmann ging es zu einem groß angelegten Einfahrtsbereich. Dort stiegen wir aus, das Taxi wurde durchsucht, wir mussten in ein Gebäude gehen und uns ausweisen, unsere Handtaschen wurden geröntgt und wir wurden mit einem Metalldetektor abgesucht wie am Flughafen. Erst dann ging die Taxifahrt weiter, ein Tor wurde geöffnet und schloss sich direkt hinter uns wieder – und wir waren endlich auf dem Gelände. Salwa ist wie eine in sich abgeschlossene Ortschaft – von Mauern umgeben und streng bewacht, es gibt etliche Straßen, Kreisverkehre, unzählige Doppelhäuser. Die größtenteils westlichen Bewohner haben ihre eigenen Autos vor dem Haus stehen, führen in sommerlicher Kleidung ihre Hunde spazieren, es gibt mehrere Restaurants und Bars – hier wird westliches Leben geführt!

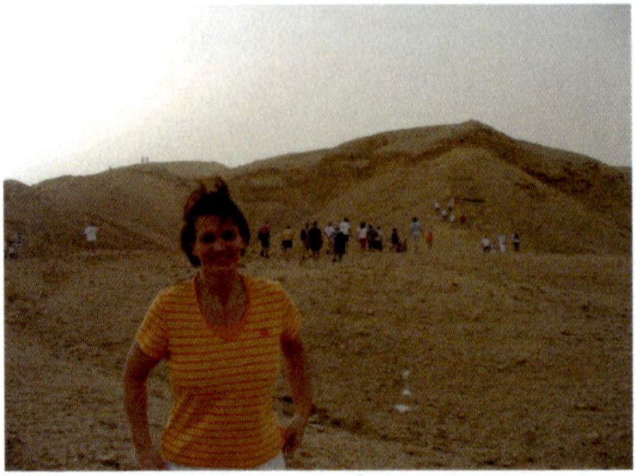

*Beim Hashwalk (Wüstenwanderung)*

Einige Straßen weiter wurden wir am Besucherzentrum abgesetzt und unser Fahrer trat seinen Rückweg an. Wir mussten uns erneut ausweisen, und nachdem unsere Namen auf der Liste gefunden und abgehakt waren, wurden wir fotografiert und bekamen einen Besucherausweis. Wir gaben unsere Pässe (alternativ die Iqama) ab und bekamen sie erst beim Verlassen des Geländes wieder ausgehändigt. Ein Compound-Fahrdienst brachte uns zur gewünschten Bar. Da es erst 20.30 Uhr war, hatten sich noch nicht allzu viele Gäste eingefunden. Ich wusste schon vorher, dass ich keine kommerziellen Partys mag, so fragte ich mich schon bald, warum ich dennoch mitgekommen war. „Du musst es wenigstens mal gesehen haben", war das Argument der Kollegen gewesen. Nun, jetzt hatte ich es ja gesehen. Als sich auch nach einiger Zeit keine Partylaune bei mir einstellen wollte, fuhr ich zum Besucherzentrum zurück, wo ich über eine Stunde auf mein Taxi wartete, weil der Fahrer im Stau steckte. Währenddessen konnte ich den einsetzenden Besucherstrom beobachten – so manches Gesicht kannte ich entweder aus dem Krankenhaus oder den Wüstenwanderungen, teilweise waren sie jedoch beinahe bis zur Unkenntlichkeit aufgetakelt. Ich passte da einfach nicht ins Bild und war froh, bereits auf dem Weg nach draußen zu sein.

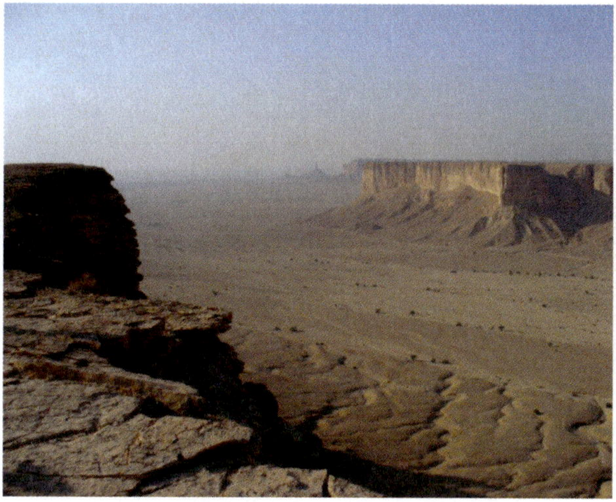

*In der Wüste; der schmal aufragende Felsfinger in der Ferne wird „Faisals Finger" genannt.*

Da sagte mir unsere kleine Party Anfang März auf U2 schon eher zu. Irene hatte Geburtstag, Carson, unser Clinical Instructor, gab seinen Abschied, weil er nun einen anderen Job innerhalb des Krankenhauses macht, und außerdem war U2 auf diversen Recognition-Veranstaltungen (Anerkennungsveranstaltungen) ausgezeichnet worden (Irene = „Best Head Nurse", U2 = „Best Teamwork"). Einige Kollegen hatten Salate und Kuchen mitgebracht und zusätzlich wurde noch Essen bestellt. Unser Dienstzimmer quoll geradezu über von Speisen und Leuten. Ich war im Dienst und konnte deshalb nur immer mal wieder reinspringen, aber es war sehr schön.

Letztes Wochenende war ich mal wieder beim Hashwalk dabei. Auch dieser stand wegen des St. Patrick's Day unter irischem Motto. Die Location in der Wüste, genannt „Faisal's Finger", ist eine tolle Felslandschaft mit hoch aufragenden Formationen, von denen sich ein einzelner schmaler Felsen deutlich abhebt und deshalb diesen Namen trägt. Die Wanderung war eher eine Klet-

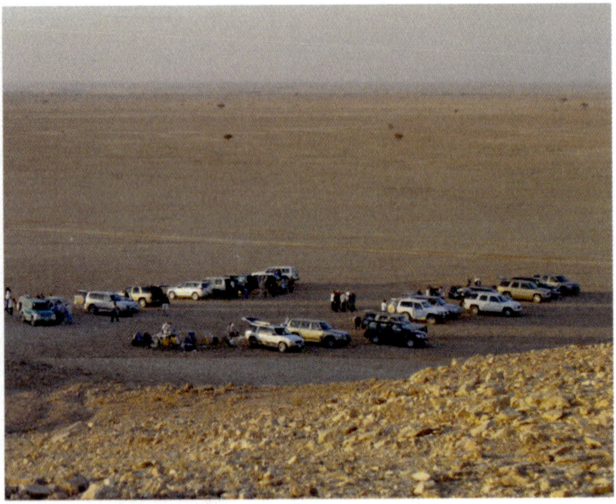

*Die Autos der Wüstenwanderer bilden den CP (Car Park)*

teraktion, aber da die Temperaturen noch nicht zu hoch sind, hat es viel Spaß gemacht. Bei den Autos hatten viele ihre Zelte aufgeschlagen, da der Ausflug als Wochenendtrip geplant war. In der Mitte waren große Teppiche ausgebreitet (wahrscheinlich als Tanzfläche am Abend) und Campingstühle aufgestellt. Über Lautsprecher lief irische Musik und ein Buffet wurde aufgebaut und viele mitgebrachte Leckereien und Getränke standen zum Verzehr bereit. Die übliche Nummer mit unserem „Mutawa" und die „Bestrafung der Sünder" blieb natürlich auch nicht aus. Außer mir gab es noch genügend andere Leute, die ebenfalls am selben Tag wieder nach Riad zurückwollten, und so war es kein Problem, am frühen Abend eine Mitfahrgelegenheit zu finden. Diese Ausflüge in die Wüste sind immer wieder toll – sie bieten Gelegenheit, aus dem Krankenhausgelände und der Stadt rauszukommen, sich mal ohne Abaya zu bewegen, tolle Ausblicke zu genießen, etwas Bewegung zu bekommen und interessante Leute zu treffen.

Am 10. Mai steht meine Rückkehr nach Deutschland an und ich habe ganz gemischte Gefühle, wenn ich daran denke. Auch wenn ich mit Schwierigkeiten und Hindernissen durch diese zwei Jahre gestolpert bin, so verspüre ich doch eine gewisse Trägheit bei dem Gedanken, dass bald wieder Aufbruch angesagt ist. Hier habe ich mich eingelebt, habe meine Routine, mein vertrautes Umfeld, neue Freunde. Wieder neu zu starten benötigt viel Kraft und Energie. Deutschland wird nicht einfach werden – und wenn es mir „zu deutsch" wird, werde ich mich wohl auch wieder zurück in die Wüste sehnen. Ich werde das warme Klima, den einfachen Lebensstil, den Swimmingpool, das Englischsprechen und vor allem einige Freunde vermissen. Kollegin Marjaan brachte es neulich auf den Punkt, warum wir hier sind: „We are here for sun and salary!" Dieser Spruch kursiert zurzeit als Running Gag. Na, wenigstens werde ich in Good Old Germany kein Persil Black Abaya mehr brauchen …

Auch wenn mir hier vieles aufstößt, weil es anders ist als daheim, so wird mir in Deutschland wohl eher bewusst werden, was in Saudi-Arabien vielleicht gar nicht so schlecht ist. So viele Probleme ein derart multikulturelles Umfeld auch bereitet, ist es dennoch interessant und lehrreich. Ich kenne jetzt verschiedene Akzente von Leuten unterschiedlichster Herkunft, wenn sie Englisch reden. Ebenso habe ich hier die Gelegenheit, vielen Fremdsprachen zu lauschen. Es macht mir auch Spaß, Leute zu beobachten und einen Blick dafür zu bekommen, welche Mimiken und Gestiken typisch für welchen Kulturkreis sind und welche Charaktere und Verhaltensweisen jeweils vorherrschen. Auch erkenne ich die verschiedenen Körperbauten und Bewegungsmuster, was mich oft schon von weitem die ethnische Herkunft einer Person erraten lässt.

Zwar habe ich vermehrt von negativen Erlebnissen berichtet; das liegt zum einen daran, dass diese unterhaltsamer und interessanter zu beschreiben sind, zum anderen haben sie mich teilweise leider intensiver beschäftigt als schöne Erlebnisse. Dennoch hätte ich meine schwärzesten Zeiten hier nicht durchgestanden und mich zum Ausharren entschlossen, wenn nicht auch genügend Schönes dabei gewesen wäre. Immer wieder gab es entspannte Zeiten, Spaß mit Kollegen, eindrückliche Situationen mit warmherzigen Patienten und deren Familien, gutes Arbeitsklima, Freunde in schweren Stunden und schöne Ausflüge in der Freizeit. Das darf nicht unerwähnt bleiben. Es war auch eine wichtige Erfahrung, immense Schwierigkeiten zu überwinden und letztlich wieder Boden unter die Füße zu bekommen.

Ab 15. Mai arbeite ich wieder in Köln. Ich hoffe, dass sich mein angeschlagenes berufliches Selbstbewusstsein schnell wieder erholen wird. Zum Wiedereinstieg habe ich meine Stelle auf 50% reduziert, weil ich denke, ich brauche erstmal ein bisschen Zeit für mich selbst, meine Familie und Freunde; außerdem will ich den deutschen Frühling und Sommer ausgiebig genießen. Im Oktober hoffe ich dann auf einen Studienplatz.

Es wartet viel Ungewissheit auf mich, aber es ist auch spannend und ich freue mich darauf. Wie sagte schon Hermann Hesse in seinem Gedicht „Stufen“: „... und jedem Anfang wohnt ein Zauber inne“, „Nur wer bereit zu Aufbruch ist und Reise, mag lähmender Gewöhnung sich entraffen ...“! Nun, ich werde also bald zu Fursan's Reiseagentur im Krankenhaus marschieren und mir mein Flugticket für Mai abholen, welches ich bereits Ende Januar gebucht habe. Ich bin selbst erstaunt, aber ich könnte mir sogar eine Wiederkehr nach Saudi-Arabien vorstellen, und das nach so einer turbulenten Zeit. Ich habe Abstand zu den schlechten Erlebnissen gewonnen und verzeihen können. Bevor ich mich hier aber zu gut fühle, was den Abschied nur erschwert, bin ich fast dankbar für kleine Ärgernisse, welche meine Vorfreude auf die baldige Abreise erneuern! Es ist doch echt zum Verrücktwerden, oder? Jedenfalls fühlte es sich gut an, bei der Buchung des Flugtickets zu sagen „One-way ticket, please!“

Liebe Grüße aus der Wüste

*von Ulla*

# 29. Der Abschied

### 10.05.2009, 17.30 Uhr

Eigentlich hatte ich gedacht, meine letzten Dienste auf U2 arbeiten zu können, ohne mich außerordentlich anzustrengen: mit dem Gedanken im Hinterkopf, dass es mir doch jetzt egal sein könnte. Aber irgendwie hat das nicht funktioniert; der eigene Anspruch an die Arbeit lässt sich nicht einfach so abstreifen.

Eines Morgens ging mir jedoch im Dienst die Puste aus – in Form eines Kreislaufzusammenbruchs. Irene packte mich in einen Rollstuhl und brachte mich in den Emergencyroom. Dort wurde ich den ganzen Tag lang mit Infusionen aufgepäppelt. Abends ließ man mich zögernd nach Hause, aber für den nächsten Tag wurde ich noch krankgeschrieben.

Danach fühlte ich mich noch immer schlapp, und die verbleibenden Dienste auf U2 wollten einfach nicht verstreichen.

Meine Freizeit war zuletzt angefüllt mit Vorbereitungen auf die Heimreise. Die Beendigung des Arbeitsverhältnisses am KSH ist – wie sollte es auch anders sein! – eine äußerst umfangreiche Angelegenheit. Ich erhielt eine Checkliste mit 19 Anlaufstellen, die ich abzuarbeiten hatte. Quer über das riesige Gelände verteilt und bei sehr unterschiedlichen Öffnungszeiten nahm das viel Zeit in Anspruch: Rückgabe der Dienstkleidung und des Dienstausweises, Endabnahme des Appartements, Abmeldung bei zahlreichen Abteilungen, die ich zum Teil nie benutzt hatte (zum Beispiel Social Club, Bibliothek). Erst nachdem ich alle erforderlichen Stempel auf dem Zettel abgegeben und meinen letzten Dienst abgeleistet hatte, überreichte Irene mir das „Final Release Authorization Form", mit welchem ich die abschließende Gehaltsauszahlung, das Flugticket, und – im Austausch gegen die Iqama – meinen Reisepass mit Ausreisevisum bekommen konnte.

Während der letzten zwei Jahre hatte ich einiges angeschafft, was nur für den Gebrauch in Saudi-Arabien gedacht war. Ich habe die letzten Tage tütenweise Hausrat und Kleidung mit zur Arbeit genommen und an die Kollegen verschenkt. Auch die Putzfrauen im Wohn-Compound bekamen etwas ab. Es ist doch ziemlich viel Zeug, was ich hier zurücklasse, aber ich möchte nur mit einem Koffer heimreisen, nicht wieder mit drei!

Und dann war er da, der letzte Arbeitstag. Für die anderen war es ein ganz normaler Tag, und weil sehr viel zu tun war, vergaß auch ich zwischendurch, dass meine Zeit auf U2 sich stündlich dem Ende neigte.

Am späten Nachmittag wurde ich plötzlich ins Dienstzimmer gerufen. Überraschung! Irene hatte eine kleine Abschiedsfeier für mich vorbereit: Auf dem Tisch standen zwei Torten und ein Extrastück Käsekuchen (mein Lieblingskuchen). Die Kollegen wurden herbeigerufen, Irene hielt eine kurze Rede und dann wurde ausgelassen geplaudert und genascht. Irene schenkte mir ein kleines Accessoire für meine neue Bleibe in Köln und von den Kollegen erhielt ich einen Bildband über Saudi-Arabien, in dessen Einschlag sie ihre Abschiedsgrüße gekritzelt hatten. Es gab Umarmungen und gute Wünsche für die Zukunft… ich war sehr gerührt.

So spontan, wie die kleine Zeremonie begonnen hatte, so schnell waren die Kollegen hinterher wieder an die Arbeit zurückgekehrt. Ich saß noch kurz in Irenes Büro für ein letztes privates Gespräch, während draußen eine neue Patientin für mich angekommen war, die aufgenommen werden musste – die Zeit lief davon – und dann war ich bis zum Dienstende am Rotieren, um meine Arbeit noch zu schaffen.

Es war ein seltsames Gefühl, als ich ein letztes Mal den langen Korridor im Krankenhaus entlanglief, durch die riesige weiße Marmorhalle nach draußen trat und die abendliche Hitze auf der Haut spürte, die jedes Mal wie eine Droge auf mich gewirkt hatte. Vorbei an der Al-Raji-Bank und den vielen Parkplätzen mit den Sonnendächern, näherte ich mich meinem Compound.

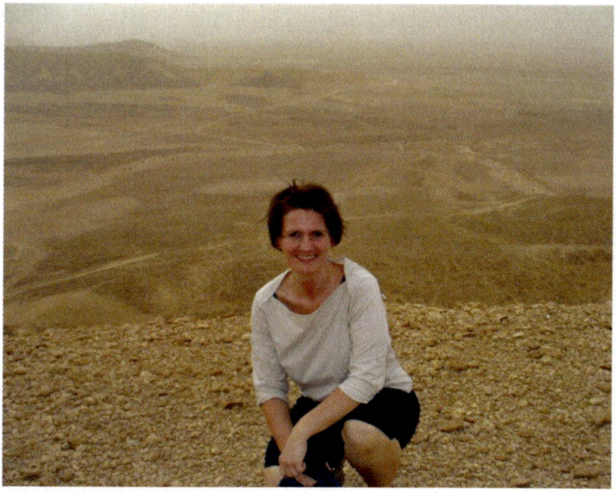
*Zum letzten Mal beim Hashwalk*

Am Eingang hielten sich einige Katzen auf; von der Verwaltung werden sie eigentlich als Ungeziefer angesehen und deshalb verbietet sie die Fütterung. Dennoch findet sich immer jemand, der sie mit Futter versorgt. Ich freue mich jeden Abend, sie zu sehen; irgendwie wirken sie beruhigend auf mich, und manchmal lässt sich das eine oder andere dieser ansonsten scheuen Tiere sogar kurz streicheln.

Den Swimmingpool, der abends mit seiner Unterwasserbeleuchtung sehr einladend wirkt, habe ich letztlich doch viel weniger zum richtigen Schwimmen benutzt, als anfangs gedacht. Zum einen war ich oft viel zu erschöpft, um mich noch sportlich zu betätigen, zum anderen ist die Luft so staubig, dass ich durch das tiefe Luftholen beim zügigen Schwimmen meist eine Halsentzündung bekam. Dennoch, allein der Anblick des Pools hatte bei der Heimkehr nach einem langen Arbeitstag immer etwas Entspannendes, und als Erholungsoase an freien Tagen zum Plantschen und Abkühlen hätte ich ungern auf ihn verzichtet.

Die Computerecke im Gemeinschaftsbereich meines Compounds war schon kurz nach meiner Ankunft zu meinem „Wohnzimmer" geworden. Ein eigener Internetanschluss in meinem Zimmer wäre unerwartet teuer gewesen, andererseits fand ich es angenehm, die vielen am Computer verbrachten Stunden nicht allein und in der Enge meines kleinen Zimmerchens zu verbringen. Hier im Computerbereich traf ich auch andere Bewohner, mit denen es immer wieder zu interessanten Gesprächen kam, oder manchmal auch nur zum Smalltalk oder einem kurzen Gruß. Die Zeit in dieser Umgebung stellte einen beträchtlichen Anteil meines Privatlebens dar, und dafür nahm ich auch die schlechte Qualität der veralteten Computer, die ausgenudelten Tastaturen und die nervtötend langsame Internetverbindung in Kauf.

Die vergangenen zwei Jahre waren angefüllt mit neuartigen Erfahrungen. Oft habe ich mich beim Schreiben schwergetan, aus der Fülle von Erlebnissen und Eindrücken auszuwählen; es wäre unmöglich gewesen, alles niederzuschreiben. Auch wenn vieles unerwähnt blieb, habe ich das Gefühl, ein realistisches Bild davon geschaffen zu haben, was ich hier erlebt habe.

Heute ist mein letzter Tag in Saudi-Arabien. In einer Stunde geht's zum Flughafen. Den halben Tag habe ich mit Kofferpacken und Aufräumen verbracht und für ein paar Stunden am Pool war auch noch Zeit.

Nun bin ich innerlich und äußerlich fertig zur Abreise und freue mich auf einen neuen Abschnitt meines Lebens. Mal sehen, was der für mich bereithält. Jedenfalls ist das Leben nicht langweilig, so viel ist sicher.

Liebe Grüße aus Riad

*von Ulla*

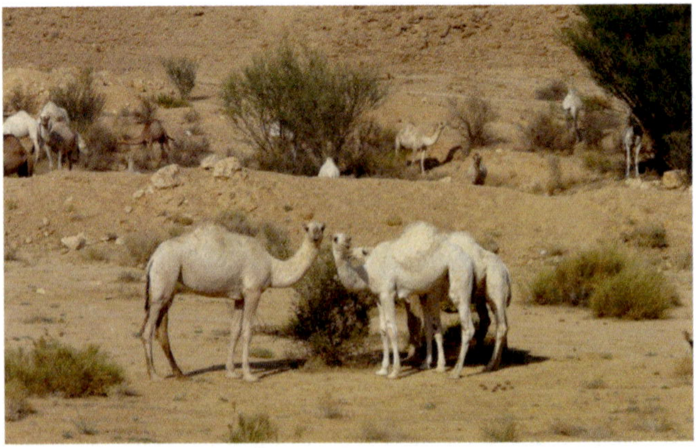

*Weiße Kamele in der Wüste*

# Nachwort

Nun ist es über zwei Jahre her, dass ich Riad hinter mir ließ und wieder in Köln landete.

Den heftigen Kontrast, der bei meinem Heimaturlaub noch so überwältigend auf mich gewirkt hatte, empfand ich bei meiner endgültigen Heimreise nicht mehr so stark. Diesmal war ich besser auf den großen Unterschied vorbereitet.

Am Tag meiner Ankunft ließ mich strahlender Sonnenschein für einige Stunden meine Müdigkeit vergessen und das Wiedersehen mit meiner Familie genießen.

Mir blieben nur wenige Tage, um die nötigsten Erledigungen zu machen, bevor zum Auftakt direkt eine ganze Reihe von Diensten im Krankenhaus auf dem Plan stand.

Der Wiedereinstieg in die Arbeit gestaltete sich für mich äußerst schwierig und kräftezehrend. Leider konnte ich nicht in meiner alten Abteilung eingesetzt werden, sondern musste mich in einen neuen, mir völlig unbekannten Bereich einarbeiten.

Im Verlauf weniger Wochen machte sich eine unsagbare physische und mentale Erschöpfung breit, die über Monate hinweg spürbar blieb und bis heute nicht gänzlich überwunden ist. Zeitweise befürchtete ich sogar, meinen Beruf aufgeben zu müssen. Ich hatte keine Kraft mehr. Wie froh war und bin ich über meine Entscheidung, nur noch im Umfang einer halben Stelle zu arbeiten!

Während es mir privat relativ leichtfiel, wieder deutsch zu sprechen und ich nur gelegentlich ins Englische abdriftete, dauerte die Umstellung im Beruf viel länger. Da ich in Saudi-Arabien die meiste Zeit auf der Arbeit verbracht hatte und mir die berufliche Terminologie in Fleisch und Blut übergegangen war, wurde mir oft erst durch den verwirrten Gesichtsausdruck von Patienten oder Kollegen bewusst, dass ich mal wieder ein deutsch-englisch-arabisches Kauderwelsch von mir gegeben hatte. Es kostete mich viel Konzentration, mich durchgängig auf Deutsch auszudrücken, besonders in Stresssituationen.

Überdies musste ich mir erst wieder abschauen, wie ich mit deutschen Patienten umgehen sollte: In Deutschland wird von mir ein ganz anderes Auftreten und ein anderes Leistungsspektrum erwartet als in Saudi-Arabien, auch der Tagesablauf im Dienst gestaltet sich völlig anders.

Die Souveränität und Selbstsicherheit, mit der ich hier früher gearbeitet habe, scheinen mir nachhaltig verloren gegangen zu sein. Obwohl ich doch an Erfahrung gewonnen habe, fühle ich mich weniger kompetent als vorher. Zum Teil hängt das sicher mit den vielen verschiedenen Vorgehensweisen zusammen, mit denen ich in den letzten Jahren konfrontiert wurde. War ich früher von einer Methode überzeugt und habe diese selbstbewusst angewandt, musste ich inzwischen lernen, andere Arbeitsweisen zu akzeptieren, und war oft gezwungen, gegen meine Überzeugung zu handeln. Letztlich hat es mir aber die Augen dafür geöffnet, dass auch ganz verschiedene Wege zum Ziel führen können. Gleichzeitig hat es mich jedoch auch unsicher gemacht.

Wenn ich jetzt Kollegen vehement argumentieren höre, wie das eine oder das andere zu machen sei, dann entlockt mir das manchmal ein mildes Lächeln … und erinnert mich daran, dass ich einmal genauso geredet habe.

Es gibt aber auch Umstände, die mir die Arbeit erleichtern: Während die Arbeit am KSH, einem Betrieb mit fast 9000 Mitarbeitern aus über 60 Nationen, ein ständiges Sich-Anpassen an verschiedene Kulturen erforderte, habe ich es in Deutschland im Vergleich dazu mit einer Monokultur zu tun. Hier sprechen Mitarbeiter und Patienten zumindest formal eine Sprache; Unterschiede und Konflikte spielen sich auf anderen Ebenen ab. Zumindest kann ich wieder detailliert kommunizieren und fühle mich meinem Umfeld zugehörig.

Mittlerweile habe ich mich einigermaßen eingelebt und bin meinem Arbeitgeber, der mir größtmögliche Rücksicht entgegenbringt, dankbar für meine Arbeitsstelle.

Nach meiner Rückkehr aus Saudi-Arabien hatte ich mich zunächst in einem Zimmer im Personalwohnhaus einquartiert. Als die Freundin, in deren Keller ich meine Möbel eingelagert hatte, um baldige Räumung bat, verspürte ich eine seltsame Trägheit, mir eine Wohnung zu suchen.

Nach einigen Monaten ließ es sich nicht mehr vermeiden: Ich mietete ein Appartement und war alsbald wieder von altbekannten Möbeln und meinem Hausrat umgeben. Zu vielen meiner Sachen hatte ich den Bezug verloren und sortierte sie kurzerhand aus.

Eine feste Bleibe mit eigenen Möbeln erschien mir anfangs wie ein Klotz am Bein. Dreieinhalb Jahre hatte ich quasi aus dem Koffer gelebt.

Die anfänglich als Entbehrung empfundene Trennung vom Großteil meines Hab und Guts hatte sich irgendwann in ein starkes Freiheitsgefühl verwandelt. Es war eine wunderbare Erfahrung, wie befreiend es sein kann, wenig zu besitzen.

Ein Bedürfnis nach persönlicher Wohnkultur musste ich erst wieder neu entwickeln.

Im Herbst 2009 hatte ich eigentlich mit dem ersehnten Studium beginnen wollen. Aufgrund der vermehrten Nachfrage für mein Wunschfach Wirtschaftspsychologie hatte sich der Numerus clausus jedoch weiter verschärft, sodass meine Bewerbungen um einen Studienplatz keinen Erfolg hatten.

2010 erfuhr ich von der Möglichkeit, dieses Fach an einer privaten Fern-Fachhochschule zu studieren. Im Herbst begann ich dann tatsächlich mit dem Studium, stellte aber nach kurzer Zeit fest, dass ich mich mit den Inhalten dieser Disziplin nicht mehr identifizieren kann. Auch das schnöde Lernmaterial und das Umfeld eines Universitäts-Campus fehlten mir. Etwas verdattert gab ich daher auf; weniger, weil ich nun doch nicht studieren wollte, sondern weil ich so lange auf dieses Ziel hingearbeitet hatte, und es mir auf einmal so bedeutungslos schien, es zu erreichen.

Die Jahre im Ausland haben mich sehr verändert: Ich bin als anderer Mensch zurückgekehrt als der, der ich war, als ich weggegangen bin. Das Heraustreten aus meiner Komfortzone, in erster Linie in beruflicher Hinsicht, aber auch in fast allen anderen Lebensbereichen, lässt mich bis heute anders denken und empfinden als vorher. Das Akzeptieren von Andersartigkeit, das Aushalten schreiender Ungerechtigkeit, die Überwindung großer Frustration, das Überdenken eigener Vorstellungen und Überzeugungen hat mich Demut und Toleranz gelehrt. Täglich umgeben von Menschen, denen größtenteils weder die genaue geografische Lage Deutschlands noch seine Kultur bekannt ist, wurde mein Heimatland auch für mich zeitweilig zu einem eher unbedeutenden Fleck auf der Weltkarte.

Das Schreiben meiner Rundmails hatte auch einen Zweck für mich selbst: Das Feedback der einzelnen Empfänger und die daraus resultierende Korrespondenz stellten eine unverzichtbare Verbindungsleine für mich dar. Das Reflektieren und Zusammenfassen des Erlebten half mir bei der Verarbeitung meiner Gefühle, was wiederum maßgeblich mein Durchhaltevermögen stärkte.

War ich früher ein eher ungeduldiger Mensch, der sich schnell über Kleinigkeiten ärgern konnte und in seinen Meinungen sehr festgelegt war, so erlebe ich mich heute deutlich ausgeglichener und zufriedener. Ich sehe viele Dinge aus einem anderen Blickwinkel und kann in schwierigen Situationen mehr Gleichmut und Toleranz zeigen.

Es gibt auch Tage, an denen ich mit den seelischen Wunden hadere, die ich mir während dieser lehrreichen, aber auch sehr schwierigen Zeit eingehandelt habe.

Ich bin empfindsamer geworden und stoße schneller an meine Grenzen; sowohl körperlich als auch mental. Noch gelingt es mir nicht immer, diese neuen Grenzen zu erkennen und zu akzeptieren, aber ich beginne, sie nicht als Einschränkung, sondern als Bereicherung zu empfinden.

Ich denke, meine Zufriedenheit entspringt einer tiefen Dankbarkeit. Dankbarkeit ist eine Fähigkeit, die sich erlernen lässt und eine hohe Lebensqualität erzeugt.

Mein Aufenthalt in Saudi-Arabien hat sich für mich als geeignete Lektion erwiesen.

Ulla Frei

Mai 2011

# Glossar

| | |
|---|---|
| **Mutawas** | Religionspolizisten |
| **Abaya** | körperlanges schwarzes Gewand der Frauen |
| **Iqama** | Arbeitserlaubnis in Saudi-Arabien |
| **haram** | tabu, schlecht, inakzeptabel |
| **Sitter** | pflegender Familienangehöriger |
| **Dishdasha** | körperlanges weißes Gewand der Männer |
| **Ghutra** | Kopfbedeckung der Männer |
| **Imam** | Vorbeter |
| **inshallah** | „so Gott will", Floskel an Aussagen über zukünftige Ereignisse |
| **Khanjar** | Krummdolch |
| **Maid** | Haus- und Kindermädchen |
| **Head Nurse** | Oberschwester |
| **Policy** | Prinzipien, Regeln |
| **Compound** | Wohnanlage |
| **Prayertime** | Gebets- beziehungsweise Andachtszeit |
| **Hashwalk** | Wüstenwanderung |
| **Souk** | Markt, Wochenmarkt |